Impressum

Stéphanie Mezerai und Sophie Pensa
ENDOMETRIOSE
Ein ganzheitlicher Weg zur Linderung der schmerzhaften Krankheit
1. deutsche Auflage 2024
ISBN: 978-3-96257-308-9

Titel der Originalausgabe:
Soulager L´endométriose SANS MÉDICAMENTS
ALIMENTATION, HOMÉOPATHIE, PLANTES, RELAXATION, YOGA... Votre programme en 2 semaines pour surmonter la douleur

Übersetzung aus dem Französischen:
Monika Berger
Layout und Satz: Angelika Marx
Coverlayout: Narayana Verlag
Coverabbildungen: Vorne: Im Uhrzeigersinn: Shutterstock 665547724_©Cora Mueller, Shutterstock 1940730787_©NIKCOA, Shutterstock 1905500254_©Kamyshnikova Viktoria, Shutterstock 552134401_©Dani Vincek, Shutterstock 1051033280_©Sergey Saulyak, Shutterstock 148025582_©Elena Schweitzer
Hinten: Von oben nach unten: Shutterstock 2138294175_©New Africa, Shutterstock 1914640642_©sweet marshmallow, Shutterstock 2359923923_©Funstock
Illustrationen: Fotolia, Nicolas Trève, Delétraz
Herausgeber:
Unimedica im
Narayana Verlag GmbH,
Blumenplatz 2, D-79400 Kandern
Tel.: +49 7626 974 970-0
E-Mail: info@unimedica.de
www.unimedica.de

Anmerkung des Verlags:

Die Gleichberechtigung aller Geschlechteridentitäten ist in unserem Unternehmen eine Selbstverständlichkeit. Wir sehen daher davon ab, diese Haltung auch in unseren Publikationen zu betonen und verzichten zugunsten des Leseflusses auf Mehrfachnennungen, um einzelne Geschlechter ansprechen. Mit der Verwendung des generischen Maskulinums als neutrale, klassische Schreibweise sind alle Identitäten gemeint.

Stéphanie Mezerai Sophie Pensa

ENDO METRIOSE

Ein ganzheitlicher Weg zur Linderung der schmerzhaften Krankheit

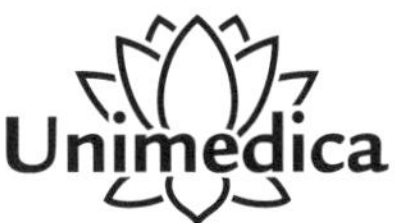

Ich widme dieses Buch meinem Ehemann Dr. Mezerai
als Dank für seine wertvolle Hilfe.
Meinen Kindern, meinen Eltern, meiner Oma,
meiner Schwester Angel,
meinen Brüdern, meiner Freundin Sanaa.

Stéphanie Mezerai

Für meine Tochter Clara in der Hoffnung,
dass dieses Buch für sie von Nutzen sein wird.

Sophie Pensa

Inhaltsverzeichnis

Vorwort von

Dr. Luce Bergeret

Vielen Dank für dieses äußerst umfassende Buch, in dem sowohl das Krankheitsbild mit seinen Symptomen als auch die Heilmethoden der Schulmedizin in Verbindung mit der Komplementärmedizin zur Behandlung von Endometriose dargestellt werden. Es ist ein sachkundiger, unvoreingenommener und mit größter Sorgfalt zusammengestellter Leitfaden, der auch die jüngsten Forschungsergebnisse miteinbezieht.

Lebensqualität als ganzheitliches Konzept ist für jeden von uns von großer Bedeutung: Sie ist nicht nur eine notwendige, wenngleich für sich genommen nicht ausreichende Voraussetzung für das persönliche Wohlbefinden und die eigene Gesundheit, sondern auch immens wichtig bei Behandlungen, worauf in diesem Buch näher eingegangen wird. Sie schafft nämlich die Grundvoraussetzung, damit Betroffene sich auf die verschiedenen Therapien überhaupt erst einlassen können. Vorgestellt werden hier zum einen Methoden, um gesünder zu leben (Schlaf, ausgewogene Ernährung, Entgiftung, Bewegung), aber auch Maßnahmen, um den Krankheitsverlauf positiv zu beeinflussen

(Nährstoffe, Beckenbeweglichkeit, Umgang mit Schmerzen und Hormonhaushalt), und schließlich Techniken, um mit der Erkrankung besser leben zu lernen (Bewusstseinsarbeit, Auflösen von Traumata, Kenntnis des eigenen Körpers, des Krankheitsbilds und der Symptomatik).

In diesem Buch ist es zudem gelungen, die unterschiedlichen Heilmethoden der Schulmedizin und der Komplementärmedizin zur Behandlung von Endometriose aufeinander abzustimmen, indem es deren Vor- und Nachteile sowie die Möglichkeiten ihrer wechselseitigen Ergänzung ergründet. So lassen sich potenzielle Überschneidungen durch die gleichzeitige Inanspruchnahme mehrerer komplementärmedizinischer Therapien verringern. Ich habe in meiner beruflichen Praxis festgestellt, dass dieses Risiko tatsächlich besteht, wenn die Patientin verschiedene Therapeuten konsultiert, ohne diese darüber in Kenntnis zu setzen. Da weiß dann der eine nicht, was die andere tut. Daher ist dieses Buch so interessant: Es gibt den Leserinnen präzise und kompakte Ratschläge an die Hand, an denen sie sich orientieren können.

Mit diesem Buch erhalten Frauen die Selbstbestimmung über ihren Körper zurück, was bei einer schulmedizinischen Behandlung nur eingeschränkt der Fall ist. Es schafft einen Raum für Möglichkeiten, in dem Frauen die Therapien auswählen können, die zu ihnen passen, um auf den Körper und den Geist, auf die Symptome und den Krankheitsverlauf einzuwirken. Bei der Behandlung von Endometriose ist allein dieser Umstand der Selbstbestimmtheit an sich schon heilsam.

Ich kann Frauen daher nur raten, dieses Buch zu lesen und sich von ihm auf der Suche nach Ausgeglichenheit und dem „Schweigen der Organe“ inspirieren zu lassen. Endometriose ist zwar eine chronische Erkrankung, doch deshalb sind die Aussichten nicht zwangsläufig düster und hoffnungslos. Im Gegenteil, eine neue, andere Lebensweise ist möglich und muss vor dem inneren Auge Form annehmen und umgesetzt werden. Zugegeben, Ausgewogenheit ist relativ – ein dehnbarer Begriff. In meinen Augen steht sie vor allem für ein Gefühl von innerer Balance, von Bereitwilligkeit und Freiheit. Dies ist für Endometriose-Betroffene von unschätzbarem Wert.

Dr. Luce Bergeret, Allgemeinmedizinerin,
Klassische Homöopathin und Phytotherapeutin

Vorwort von

Dr. Erick Petit

Als klassischer Schulmediziner und Spezialist für Endometriose habe ich dieses Buch mit großem Interesse gelesen, denn es bietet einen sehr umfassenden Überblick über alle Methoden der sogenannten Komplementär-, Parallel- oder Alternativmedizin, die von Endometriose betroffenen Frauen eine große Hilfe sein können.

Nach einem gut recherchierten Einführungskapitel über das Krankheitsbild der Endometriose und die Grundzüge ihrer Behandlung werden verschiedene Wege zur Schmerzlinderung genauestens erklärt und deren praktische Anwendung ausführlich beschrieben – von Ernährung über Naturheilverfahren bis hin zu Meditation oder Osteopathie. Diese Krankheit ist in der Tat dermaßen komplex und vielgestaltig und außerdem individuell so unterschiedlich stark ausgeprägt, dass der ganzheitliche Ansatz der Autorinnen überaus gerechtfertigt ist. Sie geben einen detaillierten Überblick über Techniken, anhand derer es den Betroffenen gelingen soll, sich eine neue, schmerzlindernde Lebensweise anzugewöhnen, worauf die

Autorinnen großen Wert legen. Die Behandlung von Endometriose kann nicht nur auf eine Operation reduziert werden, was selbst heute noch allzu oft empfohlen wird, und auch nicht ausschließlich auf eine Hormonbehandlung. Die Hormontherapie – mit dem Ziel, die Menstruation zu unterbrechen und damit das Fortschreiten der Krankheit zu stoppen – bleibt meist der wesentliche Behandlungsansatz. Und in den schwersten Fällen (30 bis 40 Prozent) ist auch heute noch eine Operation zur kompletten Ausräumung der Endometrioseherde unumgänglich. Für eine optimale Schmerzbehandlung reicht dies jedoch bei Weitem nicht immer aus, wie unsere tägliche klinische Praxis im Rahmen eines multidisziplinären Ansatzes gezeigt hat. All diese schmerzlindernden Maßnahmen sollten daher sinnvoll eingesetzt und von ausgebildeten Schmerztherapeuten mit einem möglichst umfassenden paramedizinischen Team koordiniert werden. Idealerweise findet dies in einem Schmerzzentrum statt, das wiederum in ein Expertenzentrum und -netzwerk für Endometriose integriert ist. Dort könnten Patientinnen an einen neuen Lebensstil herangeführt und darin geschult werden, ohne den eine deutliche Verbesserung ihrer allgemeinen Lebensqualität nicht möglich wäre. So könnte es der einen oder anderen gelingen, komplett auf Medikamente und in leichten Fällen vielleicht sogar auf Hormonbehandlungen zu verzichten, wenn sich die Endometriose kaum oder gar nicht weiterentwickelt; Voraussetzung dafür ist allerdings, dass sie jährlich mit speziellen bildgebenden Verfahren überwacht werden.

In den meisten Fällen werden diese Ansätze jedoch per Definition komplementär bleiben, wobei sie für das maximale Wohlbefinden der Patientinnen nicht nur notwendig, sondern auch überaus hilfreich sind. Wir hoffen, dass dieses umfassende und kluge Buch mit seinen zahlreichen praktischen Tipps allen Frauen, die an dieser weit verbreiteten chronischen Erkrankung leiden, als Ratgeber dienen wird, denn Endometriose ist selbst im 21. Jahrhundert noch eine Herausforderung für die Medizin.

Dr. Erick Petit, Radiologe und Gründer des Endometriose-Zentrums der Krankenhausgruppe Paris Saint-Joseph sowie Vorsitzender des französischen Endometriose-Netzwerks RESENDO

Bitte beachten Sie:

Kein Buch kann einen Arztbesuch ersetzen, auch dieses nicht. Alle hierin enthaltenen Ratschläge und Empfehlungen sind unverbindlich und sollten mit Ihrem behandelnden Arzt und/oder Heilpraktiker besprochen werden.

Einleitung

Ein ausgeglichenes Leben ist möglich

Endometriose ist immer noch eine rätselhafte und tabuisierte Erkrankung, über die sehr wenig bekannt ist. Glücklicherweise finden immer mehr Frauen klare Worte, reden offen über ihre Beschwerden und heben so den Schleier des Mysteriösen, was auch der Öffentlichkeit nicht verborgen bleibt. Ihr tägliches Leiden wird nicht mehr auf die leichte Schulter genommen. In diesem Zusammenhang kann man die Grundlagenarbeit von Patientenvereinigungen und einigen engagierten Ärzten nur lobend anerkennen. Seit Jahrzehnten setzen sie sich gemeinsam dafür ein, dass dieses Krankheitsbild endlich an Bekanntheit gewinnt und nicht länger als eine Befindlichkeit von allzu empfindlichen Frauen angesehen wird. Denn die Zahlen sprechen für sich: Endometriose ist eine der häufigsten Unterleibserkrankungen bei Frauen und viel weiter verbreitet, als man gemeinhin annehmen mag. Offiziellen Statistiken zufolge leiden 10 bis 15 Prozent der Frauen im gebärfähigen Alter an Endometriose, einige Studien sprechen sogar von 20 Prozent, d. h. fast jede fünfte Frau ist daran erkrankt! Ist man selbst nicht betroffen, hat man vielleicht eine Tochter, eine Schwester, eine Cousine, eine enge Freundin, eine Kollegin ... Endometriose betrifft uns also alle.

Die Tatsache, dass es abgesehen von einigen Erfahrungsberichten wie dem Bericht der französischen Schauspielerin Laëtitia Milot kaum Literatur für die breite Öffentlichkeit über diese Erkrankung gibt, hat uns dazu veranlasst, dieses Buch zu schreiben. Nur wenige Bücher enthalten praktische Ratschläge, wie man im Alltag besser mit Endometriose umgehen kann, wie man mit natürlichen und für jede erschwinglichen Mitteln die lähmenden Schmerzen lindern kann, wie man Atem-, Entspannungs- und Visualisierungstechniken erlernt, die es den Frauen ermöglichen, sich trotz der Erkrankung wieder wohl in ihrem Körper zu fühlen. Endometriose betrifft mehr als jedes andere Krankheitsbild die weibliche Intimsphäre, unsere Fortpflanzungsorgane und Sexualität und hat deshalb auch eine symbolische und psychosomatische Dimension, die nicht außer Acht gelassen werden darf. Wir haben dieses Buch mit dem Ziel verfasst, ganzheitliche und leicht anwendbare Behandlungsansätze zu bieten. Wir möchten vor allem, dass Sie, liebe Leserin, sich diese Ratschläge zu eigen machen, dass Sie hier Empfehlungen finden, die Ihnen zusagen, die Sie in Ihren Alltag übernehmen können und die Ihrer Gesundheit guttun. Wir bieten Ihnen genaue Behandlungsprotokolle für Naturheilkunde, Mikronährstoffe oder Pflanzenheilkunde, Reflexzonenmassage, Yoga oder Meditation. Uns ist bewusst, dass nicht jede Frau Zugang zu Therapeuten hat, die ihr helfen können, ihre Lebensweise zu verändern und ihre Gesundheit zu stärken. Daher hoffen wir, dass dieses Buch Ihnen dabei eine wertvolle Stütze sein wird. Denn trotz der Erkrankung ist ein gutes Leben möglich, und alle Ansätze, die wir Ihnen hier vorstellen, tragen dazu bei.

Kapitel 1

22 Fragen und Antworten zum besseren Verständnis von Endometriose

Selbst in der heutigen Zeit weiß man wenig über diese Erkrankung, über die immer noch zahlreiche Missverständnisse kursieren. Als tabuisierte Frauenkrankheit im Zusammenhang mit der Menstruation ist Endometriose immer noch von Mysterien, Geheimnissen, Unausgesprochenem und ungenauen oder falschen Vorstellungen umgeben. Es kommt sogar vor, dass medizinische Fachkräfte bestreiten, dass es Endometriose gibt. Unten finden Sie einfache Antworten auf Fragen und Unklarheiten zu Endometriose.

1. Was ist Endometriose?

Es handelt sich um eine gynäkologische Erkrankung, bei der Endometriumgewebe, also Gewebe, das die Gebärmutter normalerweise von innen auskleidet, sich außerhalb der Gebärmutterhöhle an abnormalen Stellen ansiedelt, etwa an Eierstöcken, Bauchfell, Darm oder Blase. Sie äußert sich in Form von starken Schmerzen während der Menstruation, starken Regelblutungen, Krämpfen im Becken, im Unterleib oder sogar im unteren Rücken. Diese Schmerzen können auch außerhalb der Menstruation auftreten und chronisch werden.

2. Ich leide unter Regelschmerzen – habe ich Endometriose?

Die Menstruation ist ein natürliches körperliches Phänomen, das bisweilen mit Beschwerden, einem Schweregefühl im Unterleib und leichter Abgeschlagenheit einhergehen kann. Manche Frauen haben Regelschmerzen, die noch erträglich sind und mit der Einnahme eines leichten Schmerzmittels vom Typ Paracetamol nachlassen. All dies ist völlig normal und hindert die Frau oder das Mädchen nicht daran, während ihrer Periode ein normales Leben zu führen, arbeiten zu gehen, Sport zu treiben, sich um ihre Kinder zu kümmern, einzukaufen, auszugehen und Spaß zu haben.

Nicht normal ist es, wenn eine Frau so starke Schmerzen hat und ihr Alltag deswegen so eingeschränkt ist, dass sie nicht die Schule besuchen oder arbeiten kann. Diese Frauen suchen jeden Monat die Schulkrankenstation oder die Notaufnahme auf. Sie müssen vor lauter Schmerzen erbrechen oder fallen in Ohnmacht. Sie haben das Gefühl, als würden sich Dolche in ihren Bauch bohren oder als müssten sie bei jeder Menstruation ein Kind gebären. Genauso wenig ist es normal, dass Ihre Schmerzen sich nicht mit Schmerzmitteln der Stufe I (Paracetamol und Ibuprofen) lindern lassen. Wenn der empfundene Schmerz auf einer Schmerzskala von 0 bis 10 bei 7–8 liegt, ist dies ebenfalls nicht normal. Alle diese Anzeichen sind Alarmzeichen des Körpers. Dann sollten Sie einen Arzt aufsuchen, da möglicherweise (sehr wahrscheinlich) Endometriose die Ursache dieser Schmerzen ist.

Diese Diagnose wird noch wahrscheinlicher, wenn weitere Symptome die Regelschmerzen begleiten: chronische Schmerzen im Becken (Unterleib), auch außerhalb der Menstruation, Verdauungsstörungen (abwechselnd Verstopfung und Durchfall), Blähungen, Schmerzen beim Stuhlgang oder Wasserlassen, vor allem während der Menstruation, schmerzhafter Geschlechtsverkehr. Schließlich sollten Sie an Endometriose denken, wenn Sie Schwierigkeiten haben, schwanger zu werden, insbesondere wenn eines der oben genannten Symptome vorliegt.

3. Welche Ursachen hat Endometriose?

Paradoxerweise weiß die Wissenschaft bis heute nicht genau, welche Ursachen dieser Erkrankung zugrunde liegen, obwohl sie seit dem alten Ägypten bekannt ist (die ersten Schilderungen von Endometriose stammen aus dem Jahr 1850 v. Chr.). Trotz erheblicher Fortschritte in der Medizin und der Forschung sind die pathophysiologischen Mechanismen, die zu ihrer Entstehung führen, noch immer nicht genau bekannt. Es wurden zu wenige Untersuchungen und Forschungen durchgeführt, um diese Mechanismen zu ermitteln. Selbst heute noch spricht man meistens von der Theorie der retrograden Menstruation, wie sie der amerikanische Gynäkologe John A. Sampson 1927, also vor über 90 Jahren, beschrieben hat. Normalerweise fließt während der Menstruation das Blut aus der Gebärmutterschleimhaut (*Endometrium*) ab. Bei Frauen mit Endometriose, so die Theorie von Prof. Dr. Leyendecker (siehe Abbildung 1, S. 11), ist dies nicht der Fall, da sich die Gebärmutter zu stark, zu häufig und mit viel größeren Bewegungen als normal zusammenzieht. Diese übermäßigen Kontraktionen (*Hyperperistaltik*) gingen mit einer überdurchschnittlich hohen Östrogenausschüttung einher und hätten zwei Folgen:

- *Ein massiver Rückfluss des Menstruationsblutes durch die Eileiter*, wodurch sich Endometriumzellen außerhalb der Gebärmutter ansiedelten: auf den Eileitern oder Eierstöcken (in Form von Zysten), aber auch außerhalb der Fortpflanzungsorgane, insbesondere am Bauchfell (der Membran, welche die Bauchhöhle auskleidet), an der Blase, dem Rektum, dem Dickdarm und dem Dünndarm. Sie könnten sich auch an den Narben eines Kaiser- oder Dammschnitts einnisten oder entlang des *Ligamentum sacrouterinum* (das zum Bandapparat der Gebärmutter gehört und deren Lage nach hinten zum Kreuzbein stabilisiert); dieses Band befindet sich direkt über dem Boden der Vagina, was Schmerzen beim Geschlechtsverkehr erklären würde. Endometriumzellen könnten ebenso den Ischiasnerv einklemmen, was zu Ischiasschmerzen während der Menstruation führen würde.

- *Die Bildung von kleinsten Rissen in der Gebärmutterwand.* Die Endometriumzellen wanderten dann durch diese kleinen Risse und würden mit dem Muskel selbst verwachsen (in diesem Fall spricht man von Adenomyose oder Endometriose der Gebärmutter).

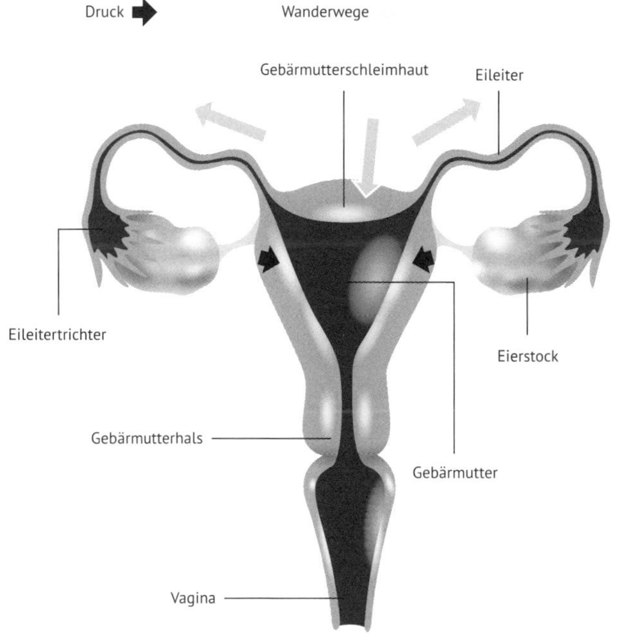

Abbildung 1: Eine der plausiblen Ursachen für Endometriose ist der Rückfluss von Menstruationsblut durch die Eileiter aufgrund von übermäßigen Kontraktionen der Gebärmutter.

Diese Beschreibung mag vielversprechend klingen, sie ist und bleibt jedoch nur eine Hypothese. Erwiesenermaßen haben etwa 90 Prozent der Frauen mit durchlässigen Eileitern eine retrograde Menstruation, bei der endometriale Fragmente in die Eileiter oder die Eierstöcke gelangen, anstatt mit der vaginalen Blutung abzufließen. Allerdings leiden nur 10 bis 15 Prozent der Frauen an Endometriose. Ihre Entstehung scheint also komplexer zu sein und es sind wahrscheinlich noch andere Phänomene an ihr beteiligt. Man spricht insbesondere von der Möglichkeit einer Verschleppung von gebärmutterschleimhautähnlichem Gewebe über Lymph- und Blutgefäße oder eine mögliche Umwandlung von Zellen anderer Organe und Gewebe (z. B. des Bauchfells) in Endometriumzellen. Es handelt sich hierbei um die gleiche Hypothese wie bei Krebs: Eines Tages entartet eine Zelle, ohne dass man weiß, warum. Eine Fehlregulation des Immunsystems könnte die Ursache sein. In der Forschung werden auch chemische Schadstoffe, die als endokrine Disruptoren wirken (sie stören die Funktion des Hormonsystems), als potenzielle Mitverursacher von Endometriose erachtet. Aber es gibt auch eine genetische Komponente. Kurzum: Wissenschaftliche Forschung ist mehr als notwendig, um all diese Rätsel zu lösen und die genauen Ursachen dieser Erkrankung zu ermitteln.

Denn ohne die genaue Ursache lässt sich keine Therapie vorschlagen, mit der die Erkrankung endgültig geheilt werden kann.

Doch eines ist sicher: Das gebärmutterschleimhautähnliche Gewebe vermehrt sich unkontrolliert, aber die Erkrankung ist trotz der Schmerzen, die sie verursacht, gutartig. Aus diesem Grund wird Endometriose manchmal auch als „Krebs ohne Krebszellen“ bezeichnet.

MENSTRUATION, GEBÄRMUTTER, HORMONE … WIE HÄNGT DAS ZUSAMMEN?

Während der ersten Hälfte des Zyklus verändert sich die Gebärmutterschleimhaut (das Gewebe, das die Innenseite der Gebärmutter auskleidet): Sie wird dicker und zunehmend stärker durchblutet. Dieser Prozess wird durch die Östrogenausschüttung der Eierstöcke beeinflusst. Nach dem Eisprung bereitet das vom Gelbkörper produzierte Hormon Progesteron die Gebärmutterschleimhaut auf die mögliche Einnistung einer befruchteten Eizelle vor, indem es deren weiteres Wachstum einschränkt. Wenn es nicht zu einer Befruchtung gekommen ist, sinken die Östrogen- und Progesteronspiegel abrupt ab. Die oberste Schicht der Gebärmutterschleimhaut löst sich, die kleinen Blutgefäße in ihr öffnen sich und bluten, wodurch die Menstruation einsetzt. Die Gebärmutter, ein hohles und sehr kräftiges Muskelorgan, zieht sich wiederholt zusammen, was die Abstoßung der obersten Schichten der Gebärmutterschleimhaut fördert. Diese Kontraktionen erklären die Schmerzen, die viele Frauen empfinden. Bei Frauen, die an Endometriose leiden, sind die Schmerzen jedoch um das Zehnfache oder gar Hundertfache stärker.

4. Besteht die Erkrankung nur in den Fortpflanzungsorganen?

Endometriose entwickelt sich bevorzugt an den weiblichen Fortpflanzungsorganen – an der Gebärmutter, den Eileitern und Eierstöcken. Die Endometriumzellen können sich aber auch durch den gesamten Bauchraum bewegen und sich am Bauchfell, an der Blase oder an den verschiedenen Abschnitten des Verdauungstraktes (Mastdarm, Rektum, Dickdarm, Dünndarm) einnisten. Bei einem Drittel der Patientinnen ist der Verdauungstrakt betroffen. Bisweilen wandert dieses gebärmutterschleimhautähnliche Gewebe bis zum Zwerchfell hinauf, was zu einem sehr spezifischen Symptom mit Schmerzen in der rechten Schulter während der Menstruation führt. In seltenen Fällen können sie auch in den Brustkorb und in die Lungen gelangen. Die Einteilung der Endometriose in Stadien erfolgt in Abhängigkeit von ihrer Ausbreitung: Je mehr Endometrioseherde es gibt und je tiefer sie liegen, desto schwerer die Erkrankung.

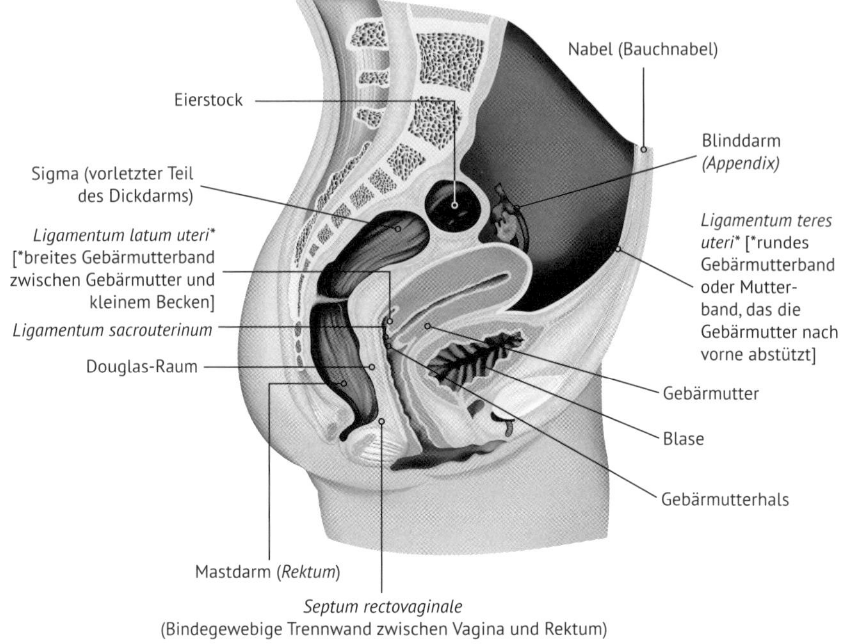

Abbildung 2: Die verschiedenen Bereiche, die von Endometriose betroffen sein können

5. Warum ist Endometriose so schmerzhaft?

Mehrere Faktoren können zu Schmerzen bei Endometriose beitragen. Das abnormale Endometriumgewebe außerhalb der Gebärmutter kann entzündliche Reaktionen im Körper auslösen, die möglicherweise mit Nervenreizungen einhergehen.

Die Erkrankung entsteht durch die Wanderung von Fragmenten der Gebärmutterschleimhaut, die sich außerhalb der Gebärmutter ansiedeln. Diese Endometriumzellen verhalten sich weiterhin so, als ob sie sich in der Gebärmutterhöhle befänden. In jedem Menstruationszyklus verdicken sie sich, bluten in den Bauch und werden abgestoßen, denn sie stehen weiterhin unter dem Einfluss der von den Eierstöcken ausgeschütteten Hormone. Doch an ihrem neuen Standort können sie den Körper nicht verlassen und so reizen diese Blutungen außerhalb der Gebärmutter die betroffenen Organe, was zu Entzündungen und verstärkten Regelschmerzen führt. Im Laufe der Zeit begünstigen diese Blutungen die Bildung von Verklebungen, Knoten und Verwachsungen zwischen den Organen, welche wiederum chronische Schmerzen verursachen. Schlimmstenfalls können Endometriumzellen auch in Nerven (z. B. den Ischiasnerv) eindringen und neuropathische Schmerzen auslösen.

Ohne entsprechende Behandlung werden diese Schmerzen mit der Zeit immer stärker. Sie können von zyklischen zu chronischen Schmerzen, von entzündungsbedingten zu Nervenschmerzen oder zu einer Kombination aus beidem werden. Hinzu kommt eine fortschreitende Störung der für die Schmerzkontrolle zuständigen Schaltkreise im Gehirn. Anstatt uns zu schützen, ist das Gehirn überfordert und beginnt, die Schmerzempfindung zu verstärken (siehe Interview mit Dr. Bouhassira, S. 175).

6. Verstärkt sich die Erkrankung im Laufe der Zeit?

Auch hier gibt Endometriose Rätsel auf, denn sie kann sich verschlimmern oder auch nicht. Das Problem besteht darin, dass Fachleute bis heute nicht in der Lage sind, zu bestimmen, bei welchen Frauen sich die Endometrioseherde weiterentwickeln und bei welchen die Symptome stabil bleiben. Manche Frauen können bereits in der Pubertät unter einer schweren und schnell fortschreitenden Form leiden, während andere Frauen nur kleine Herde haben, die nicht weiter wachsen und sich nicht ausbreiten. In den meisten Fällen wird eine Hormonbehandlung durchgeführt, um die Menstruation zu unterdrücken. Es ist bekannt, dass bei jeder Menstruation Endometriumzellen in Bereiche außerhalb der Gebärmutter gelangen und die Erkrankung weiter vorantreiben.

7. Ist Endometriose in Stadium 4 „schlimmer" als Endometriose in Stadium 1?

Die US-amerikanische Organisation *American Society for Reproductive Medicine* (*ASRM*), früher *American Fertility Society* (*ASF*), hat Endometriose in verschiedene Stadien unterteilt. Diese Klassifizierung basiert auf der Anzahl der Endometrioseherde in den verschiedenen Bereichen und hängt davon ab, ob Zysten an den Eierstöcken bestehen oder Verwachsungen zwischen den Organen vorhanden sind. Nach dieser Einteilung spricht man von Endometriose im Stadium 1, 2, 3 oder 4. Tatsächlich wird diese Einteilung von der Fachwelt zunehmend aufgegeben, da diese nichts über die Stärke der Schmerzen oder die Fortpflanzungsfähigkeit einer Frau aussagt (im Gegensatz zur Meinung vieler Patientinnen, die allzu oft in Panik geraten, wenn ihnen die Diagnose Endometriose im moderaten bis schweren Stadium mitgeteilt wird). Außerdem setzt diese Klassifizierung die Durchführung einer Bauchspiegelung (*Laparoskopie*) voraus, obwohl derartige Untersuchungen heutzutage nicht mehr notwendig sind. Die zuverlässigste diagnostische Untersuchung ist heute der endovaginale Ultraschall (oder die Kernspintomografie bei Frauen, die noch keinen Geschlechtsverkehr hatten).

8. Welche Erkrankungen können mit Endometriose einhergehen?

In der Tat ist es nicht ungewöhnlich, dass zum klassischen Bild der Endometriose andere Krankheitsbilder hinzukommen. Am häufigsten handelt es sich dabei um:

- das Reizdarmsyndrom,
- das chronische Erschöpfungssyndrom,
- periphere Muskel- und Skelettschmerzen, u. a. in den Gelenken,
- Fibromyalgie,
- Stimmungsschwankungen oder Depressionen im Zusammenhang mit chronischen Schmerzen und der dadurch verursachten Beeinträchtigung,
- Autoimmunerkrankungen (z. B. Schilddrüsenunterfunktion, Morbus Crohn, Multiple Sklerose, chronische entzündlich-rheumatische Erkrankungen), die auf eine Störung des Immunsystems hinweisen.

9. Bedeuten starke Schmerzen automatisch ein weit fortgeschrittenes Stadium?

Hierin liegt wieder eines der Paradoxa dieser Erkrankung. Die Schmerzen stehen nicht unbedingt im Verhältnis zum Schweregrad der Endometriose. Im Klartext heißt das: Nur weil man starke Schmerzen hat, muss die Erkrankung nicht zwangsläufig weit fortgeschritten sein. Bisweilen können oberflächliche Endometrioseherde je nach ihrer Lage starke Schmerzen verursachen. Umgekehrt sind bestimmte tiefere Endometrioseherde eher asymptomatisch und können lange Zeit oder gar ein Leben lang unbemerkt bleiben. Manchmal werden sie bei einer Untersuchung im Rahmen einer Kinderwunschbehandlung aufgrund von Unfruchtbarkeit entdeckt. In einigen Fällen werden sie nie erkannt, weil die Frau keine Schmerzen oder Fruchtbarkeitsprobleme hat. Endometriose ist so verschieden wie die Frauen selbst. Genau deshalb ist diese Erkrankung so verwirrend und nebulös.

10. Kann Endometriose eine Schwangerschaft verhindern?

Viele Frauen mit Endometriose müssen sich auch heute noch von schlecht informierten Ärzten im Brustton der Überzeugung sagen lassen: „Sie haben Endometriose, also können Sie nicht schwanger werden.“ Eine völlig unangebrachte Verallgemeinerung. Wenn man den Zahlen Glauben schenkt, leiden 30 bis 40 Prozent der Frauen mit Endometriose an Unfruchtbarkeit. Das ist noch nicht einmal die Mehrheit! Demnach geht Endometriose nicht zwangsläufig mit Unfruchtbarkeit einher, und die meisten betroffenen Frauen können ihren Kinderwunsch auf völlig natürliche Weise verwirklichen. Bei anderen kann eine Operation zum Entfernen der Knoten und Lösen der Verwachsungen und/oder eine Kinderwunschbehandlung erforderlich sein. Der zweigleisige Ansatz führt in 50 bis 70 Prozent der Fälle zu einer Schwangerschaft.

OPERATIONEN SIND NICHT GANZ UNPROBLEMATISCH

Eine Operation kann helfen, schwanger zu werden, wenn dabei Verwachsungen, die sich zwischen den Organen gebildet haben (z.B. zwischen Gebärmutter und Mastdarm oder zwischen Eileitern und Gebärmutter) gelöst, und alle Endometrioseherde ausgeräumt werden. So wird die chronisch entzündliche Masse verringert. Durch eine Operation ist man in der Lage, auch entzündete oder durch äußere Kompression nicht mehr durchgängige Eileiter zu öffnen oder zu entfernen, wenn sie geschwollen sind und sich in ihnen Flüssigkeit angesammelt hat (*Hydrosalpinx*), sodass sie eine *In-vitro-Fertilisation* verhindern. Größte Vorsicht geboten ist dagegen bei der Entfernung von Endometriosezysten am Eierstock (*Endometriome*, auch Schokoladenzysten genannt). Denn es besteht die Gefahr, dass ein kleiner Teil des gesunden Eierstocks dabei verletzt wird, wodurch die ovarielle Reserve (der Vorrat an befruchtungsfähigen Eizellen im Eierstock) verringert würde. Daher ist es wichtig, dass diese Art von Zysten so selten wie möglich operiert wird und dass bei einer komplexen und mehrere Organe betreffenden Erkrankung auf jeden Fall ein oder mehrere Chirurgen (Gynäkologe, Internist und Urologe) hinzugezogen werden.

11. Ich habe Endometriose, ist meine Tochter auch davon betroffen?

Es gibt in der Tat eine genetische Komponente bei der Entwicklung von Endometriose. Studien mit Endometriose-Betroffenen haben gezeigt, dass das relative Risiko, daran zu erkranken, bei Verwandten ersten Grades (Schwestern und Töchter) fünfmal so hoch ist. Obwohl die genetische Komponente nicht zu vernachlässigen ist, liegt sie nicht bei 100 Prozent. Umwelteinflüsse, insbesondere die Exposition gegenüber endokrinen Disruptoren oder anderen Giftstoffen im Mutterleib, werden zunehmend als auslösende Faktoren von Endometriose in Betracht gezogen.

12. Kann die Erkrankung sich bereits in der Pubertät entwickeln?

Es ist durchaus möglich, dass Endometriose sich bereits ab der ersten Regelblutung entwickelt. Man sollte zwar die Menstruationsschmerzen eines jungen Mädchens nicht unterschätzen, aber auch nicht gleich in Panik geraten. Denn in der Pubertät kommt es häufig zu hormonellen Schwankungen. Das Einsetzen der Zyklen kann Schmerzen verursachen, die mit der Zeit nachlassen. Wenn herkömmliche Schmerzmittel (Paracetamol und Ibuprofen) jedoch nicht gegen die Schmerzen helfen, sollten Sie Endometriose in Betracht ziehen und einen qualifizierten Spezialisten aufsuchen. Schieben Sie den Arztbesuch und eine eventuelle Diagnose nicht auf die lange Bank. „Je länger sich Schmerzen manifestieren, desto schwerer lassen sie sich behandeln. Ihr Körper hat ein Schmerzgedächtnis und je öfter die Schmerzen auftreten, desto mehr bleiben sie im Gedächtnis haften", so Prof. Michel Canis vom Universitätsklinikum in Clermont-Ferrand.[1] Je früher die Diagnose gestellt wird, desto besser.

13. Hört die Erkrankung mit der Menopause auf?

In der Menopause versiegt die Östrogenausschüttung und die Menstruation bleibt aus. Damit verschwinden die beiden Faktoren, welche die Entwicklung der Erkrankung begünstigen. Infolgedessen sind die Endometriose-Herde nicht mehr aktiv und die Schmerzen lassen deutlich nach. Manchmal bleiben jedoch alte Läsionen, Verwachsungen, Nervenschädigungen oder Spasmen des Dickdarms, die bei manchen Frauen immer noch Schmerzen verursachen können.

14. Wie wird die Erkrankung diagnostiziert?

Theoretisch ganz einfach! Nach den neuesten Empfehlungen der französischen Behörde für Gesundheitsfragen HAS (*Haute Autorité de Santé*, Dezember 2017) werden für die Diagnose eine Anamnese, eine gynäkologische

Untersuchung und ein Ultraschall oder ein MRT des Beckens durchgeführt. (Laut Leitlinienprogramm der jeweiligen deutschen, österreichischen und schweizerischen Gesellschaften für Gynäkologie und Geburtshilfe wird neben der Diagnose mittels laparoskopischer Biopsie inzwischen auch die Feststellung per Ultraschall oder MRT anerkannt, Anm. d. Verlags.)

In der Praxis ist es viel komplizierter, da Endometrioseherde nicht immer einfach zu erkennen sind. Bisweilen sind Gynäkologen in der Lage, bei einer Spekulum-Untersuchung bläuliche oder rötliche Zysten am oder hinter dem Gebärmutterhals zu sehen. Das ist jedoch nicht die Regel. In der Hälfte der Fälle wird eine vaginale Tastuntersuchung durchgeführt. Nur ein Gynäkologe, der sich mit der Krankheit gut auskennt und darin geschult ist, Endometrioseherde zu erkennen, kann sich hier zurechtfinden. Und längst nicht alle Gynäkologen sind darin so gut ausgebildet.

Daher ist es so immens wichtig, die Diagnose anhand eines bildgebenden Verfahrens zu bestätigen. Aber auch hier gilt, dass der endovaginale Ultraschall und/oder die Kernspintomografie von einem hochspezialisierten Radiologen durchgeführt werden sollten, da das Erkennen und Quantifizieren von Endometrioseherden ein äußerst versiertes Auge erfordern. Andernfalls kann ein Radiologe, der sich mit dem Krankheitsbild nicht gut auskennt, die Herde komplett übersehen. Leider ist die Zahl spezialisierter Radiologen recht begrenzt.

Deshalb dauert es bei vielen Frauen bisweilen Jahre, bis bei ihnen Endometriose diagnostiziert wird. Vielleicht gehen sie eines Tages zu einem Arzt, der sich mit Endometriose auskennt und sie an einen erfahrenen Radiologen überweist, und die Erkrankung wird endlich erkannt. Manchmal geschieht dies erst nach jahrelangen Schmerzen und einer Ärzte-Odyssee.

Eines ist sicher: Es wurden zwar lange Zeit Laparoskopien (Bauchspiegelungen; hierbei wird eine Kamera über den Nabel eingeführt) durchgeführt, um Herde im Bauchraum aufzuspüren, aber es wäre besser, dieser Praxis heutzutage ein Ende zu setzen (selbst wenn sie in manchen Krankenhäusern immer noch viel zu häufig angewendet wird!). Sie trägt nämlich zur Verbreitung der Endometriosezellen bei, verschlimmert also die Erkrankung, indem sie die Zahl der Endometrioseherde erhöht. Außerdem zeigt sie nur die Spitze des Eisbergs, denn der Großteil der Endometrioseherde kann sich unter und hinter der Gebärmutter befinden. In diesem Fall spricht man von einer tief infiltrierenden Endometriose (im sogenannten Subperitonealraum). Die Laparoskopie stellt daher ein sehr unzureichendes Verfahren für eine präzise Diagnosestellung und eine umfassende Kartierung der Erkrankung dar.

15. Warum dauert es manchmal Jahre, bis Endometriose diagnostiziert wird?

In ihrem Buch *Endométriose, la maladie taboue* (zu Deutsch: ‚Endometriose, die tabuisierte Erkrankung') erklärt die Autorin Marie-Anne Mormina: „Als ich 1999 erkrankte, wurde mir gesagt, dass es sieben Jahre dauern könnte, bis ich eine Diagnose hätte. Fast 20 Jahre später hat sich daran nichts geändert." Diese Verzögerungen sind auf zwei Umstände zurückzuführen:

- *Unzureichende fachliche Ausbildung der Ärzte.* Wie bereits erwähnt, kennen sich die meisten Allgemeinmediziner und Gynäkologen nicht gut mit Endometriose aus. Und wenn ein Arzt diese Option in Betracht zieht, veranlasst er Untersuchungen, die entweder ungeeignet sind oder nicht ordentlich durchgeführt werden – etwa von Radiologen ohne entsprechende Fachkenntnisse. Und das bei einer Erkrankung, die bereits seit der Antike bekannt ist. Wir leben inzwischen im 21. Jahrhundert – mit künstlicher Intelligenz und Hightech-Medizin. Und dennoch ist dies die traurige Realität.

- *Das Tabu „Menstruation".* Auch heute noch hängt sie wie ein vermeintlicher „Fluch" über den Frauen". Sie sollen nicht darüber reden, und wenn sie Schmerzen haben, ist das völlig „normal", denn es liegt ja in der weiblichen Natur, jeden Monat zu leiden. Folglich gibt die Ärzteschaft nicht viel auf die Schmerzen. Wenn eine Frau zum Arzt geht und die Untersuchungen nichts ergeben (weil sie nicht ordentlich durchgeführt wurden!), wird man ihr erklären, dass sie sich nicht so anstellen soll, oder, schlimmer noch, dass sie sich das vermutlich nur einbildet ...

Trotz alledem gibt es Anzeichen, die auf eine Veränderung und Sensibilisierung hoffen lassen. Seit vier bis fünf Jahren wird in den Medien immer häufiger über Endometriose gesprochen: Betroffene Schauspielerinnen und Künstlerinnen trauen sich, von ihrer Erkrankung zu erzählen, und setzen sich dafür ein, dass sie endlich ins Blickfeld gerät. Aktive Patientinnenvereinigungen wie die Endometriose-Vereinigung Deutschland e. V. oder die europäische Endometriose-Liga (*European Endometriosis League*) arbeiten daran, die Erkrankung mehr ins Bewusstsein der Öffentlichkeit zu rücken. Durch Initiativen wie die Kampagne *Endomarch*, die seit 2014 jedes Jahr stattfindet, werden immer mehr Frauen sensibilisiert. Seit 2016 ist der 13. März der Internationale Tag der Endometriose, in Deutschland ist der nationale Tag der Endometriose am 29. September mit dem viel beachteten Slogan: „Menstruation ist normal. Menstruationsbeschwerden nicht". Die gelbe Schleife ist inzwischen zum Erkennungszeichen geworden.

Wo stehen wir heute? „Dank besserer Informationen sind viele Frauen inzwischen in der Lage, sich die Diagnose selbst zu stellen. Die meisten von ihnen suchen von sich aus die richtigen Fachärzte auf", erklärt Dr. Erick Petit, Radiologe und Endometriose-Experte.

EIN WEITERER SCHRITT NACH VORNE MIT DEM *ENDORUN* PARIS

Der *Endorun* in Frankreich wird von dem französischen Verein *ENDOmind* organisiert und fand erstmalig im November 2018 in Paris statt. Im Rahmen einer festlichen Veranstaltung, die Patientinnen, ihre Familien und ihr privates oder berufliches Umfeld zusammenbringt, soll das Krankheitsbild Endometriose bekannter gemacht werden. Es gibt unterschiedliche Distanzen (3, 5 und 10 km) und zwei Disziplinen: Laufen und Walken. Der 10-km-Lauf ist ganz klar eine starke Botschaft, die zeigt, dass Sport ein nicht zu unterschätzender Faktor bei der Behandlung von Endometriose ist. Die Teilnahme erfordert Einsatz und Selbstüberwindung. Zwei starke Werte, für die die Patientinnenvereinigung *ENDOmind* steht,

die seit vielen Jahren dafür kämpft, die Erkrankung bekannter zu machen, ihre Behandlung zu verbessern und die Forschung nach neuen Behandlungsmethoden voranzutreiben.
Weitere Informationen auf www.endomind.org/endorun (Seite in französischer Sprache, Anm. d. Verlags).

16. Kann man an Endometriose sterben?

Die Erkrankung ist zwar schmerzhaft, aber gutartig. Allerdings mit einer ganz kleinen Einschränkung: Bei Frauen in den Wechseljahren, die eine Endometriosezyste hatten, welche sich nach der letzten Monatsblutung nicht zurückgebildet hat, könnte sich Eierstockkrebs entwickeln, allerdings ist das Risiko sehr gering. In der Regel verschwinden diese Zysten jedoch von selbst. Wenn dies nicht der Fall ist, operieren Ärzte lieber und entfernen den betroffenen Eierstock, als auch nur das geringste Risiko der Entwicklung einer Krebserkrankung einzugehen.

17. Ist der Besuch eines Endometriosezentrums sinnvoll?

Angesichts der Komplexität von Diagnosestellung und Behandlung der Erkrankung haben manche Krankenhäuser Endometriosezentren für die multidisziplinäre Behandlung eingerichtet. Die medizinischen und paramedizinischen Teams (bestehend aus Gynäkologen, Radiologen, Chirurgen, Physiotherapeuten, Psychologen usw.) in diesen Zentren verfügen über eine erstklassige Ausbildung und sind in der Lage, eine sorgfältige Diagnostik vorzunehmen und die Endometrioseherde genau zu lokalisieren sowie die am besten geeigneten und individuell zugeschnittenen Behandlungen vorzuschlagen. Denn jeder Einzelfall wird im Rahmen von fachübergreifenden Sitzungen des gesamten Teams gemeinsam geprüft. Wenn ein chirurgischer Eingriff geplant ist, wird die Patientin gemeinsam von einem gynäkologischen Chirurgen und einem Viszeralchirurgen oder Urologen behandelt, die mit den neuesten minimalinvasiven Techniken vertraut sind. Außerdem verfügen diese Zentren häufig über eine Schmerztherapie-Sprechstunde. Die Ärzte bieten hier medikamentöse Behandlungen an, verweisen aber auch auf andere Ansätze wie Osteopathie, Akupunktur, Mesotherapie, Hypnotherapie oder Entspannungstherapie. Für die Patientinnen bieten diese Zentren das gesamte Behandlungsspektrum an einem Ort mit Teams, die mit der Erkrankung vertraut sind. Dort sind sie auf jeden Fall in guten Händen. Leider gibt es immer noch zu viele Fehldiagnosen und Behandlungsfehler, weil immer noch viele Ärzte, darunter auch Fachärzte für Gynäkologie oder Radiologie, noch nie etwas von Endometriose gehört haben.

18. Welche Behandlungsmöglichkeiten gibt es?

Es gibt unterschiedliche medikamentöse oder chirurgische Behandlungsmöglichkeiten. Die Wahl der geeignetsten Behandlungsoption hängt von der Schwere der Schmerzen, dem Alter der Frau, ihrem Kinderwunsch, der Lage der Endometrioseherde und dem Ausmaß der Beschwerden ab. Diese Wahl muss daher ganz individuell für jede Frau getroffen werden. Zusätzlich oder je nach Fall können stattdessen Naturheilverfahren angewendet werden, die wir Ihnen in den Kapiteln 2, 3 und 4 ausführlich beschreiben, u. a. Pflanzenheilkunde, Akupunktur, Thermalbäder, Homöopathie oder entzündungshemmende Ernährung. An dieser Stelle beschränken wir uns auf eine kurze Zusammenfassung der klassischen Behandlungen.

Medikamente

- *Nichtsteroidale Antirheumatika* (*NSAR*) werden in der Regel als erste Maßnahme verschrieben, um die Entzündung zu hemmen und so die Schmerzen zu bekämpfen. Bei der Einnahme muss die Dosierung unbedingt eingehalten werden, um nicht zu viel davon aufzunehmen. Außerdem kann die langfristige Einnahme von NSAR zu Nebenwirkungen führen (Leber-, Nieren- oder Magenschäden). In der Praxis werden diese Medikamente sehr häufig mit einer Hormonbehandlung kombiniert.

- *Hormonbehandlungen.* Es gibt zwei Arten:
  - ▶ Verhütung mit Östrogen-Gestagen-Kombinationen in Form von Tabletten (der Pille), Pflastern oder einem Vaginalring. Die Pille kann anfänglich auf herkömmliche Weise verordnet werden, mit einer siebentägigen Pause während der Menstruation. Meistens erweist sie sich jedoch als wirksamer gegen Schmerzen, wenn sie fortlaufend eingenommen wird. So soll die Menstruation verhindert und somit die Produktion von Schleimhaut gestoppt werden, die dann nicht mehr aus der Gebärmutter wandern kann.
  - ▶ Hormontherapie nur mit Gestagenen. Sie wird gewählt, wenn die Patientin die Pille nicht gut verträgt. Diese Hormontherapie kann oral, vaginal oder in Form einer Hormonspirale, die Gestagen abgibt (Mirena®), zur Anwendung kommen. Gestagene blockieren den Eisprung und die Östrogenproduktion. Daher sind sie von Nutzen, um das Wachstum von Endometriumgewebe außerhalb der Gebärmutter zu vermeiden.

- *GnRH-Antagonisten.* Sie werden verschrieben, wenn die oben angegebenen Hormonbehandlungen nicht den gewünschten Erfolg bringen. Sie können aber auch vor oder nach einem chirurgischen Eingriff verabreicht werden. Der Arzt möchte damit entweder die Entzündung lindern und die Größe der Endometrioseherde vor der Operation verringern, oder er setzt sie nach der Operation ein, wenn er der Meinung ist, dass noch oberflächliche Schädigungen vorhanden sind, die nicht operativ entfernt werden konnten. Die GnRH-Antagonisten werden als intramuskuläre Injektionen verabreicht und versetzen die Frau für 3, 6 oder sogar 12 Monate in eine vorübergehende künstliche Menopause. Viele Frauen fürchten sich vor dieser Behandlung – zu Recht, denn ihre Nebenwirkungen sind erheblich. GnRH-Antagonisten verursachen die Symptome einer plötzlichen Menopause, ohne dem Körper Zeit zu geben, sich daran zu gewöhnen, wie es bei einer natürlichen Menopause der Fall ist, die sich über mehrere Monate oder Jahre hinweg einstellt. Dies kann zu starken Hitzewallungen, Osteoporose, Gewichtszunahme, verminderter Libido und Scheidentrockenheit führen. Um das Ausmaß dieser Nebenwirkungen abzumildern, kombinieren Ärzte sie immer häufiger mit reinem Östradiol (Add-Back-Therapie). „Diese Art der Behandlung sollte jedoch vermieden und nur als letztes Mittel in sehr speziellen Fällen eingesetzt werden, bei denen keine andere Behandlung Erfolg gezeigt hat. Die meisten Expertenteams sind der Meinung, dass die Verabreichung von GnRH-Antagonisten nur präoperativ vor einem komplexen chirurgischen Eingriff sinnvoll ist, bei dem ein Teil des Darms entfernt werden muss," gibt Dr. Erick Petit zu bedenken.

Operation

Ein chirurgischer Eingriff kann notwendig werden, wenn die Schmerzen trotz Behandlung anhalten oder Verwachsungen zwischen den Organen die Fruchtbarkeit beeinträchtigen. Es handelt sich um einen ultrapräzisen chirurgischen Eingriff, der mittels Bauchspiegelung (*Laparoskopie*) vorgenommen wird (Einführung chirurgischer Instrumente und einer Minikamera durch kleine Öffnungen, die unter Betäubung im Bauchraum angebracht werden, ohne ihn zu öffnen). Er sollte von hoch kompetenten gynäkologischen Chirurgen durchgeführt werden, da der Eingriff heikel ist und Risiken birgt: Blutungen oder Verletzungen von Nerven oder benachbarten Organen. Dabei ist das Ziel, möglichst alle Endometrioseherde auf einmal auszuräumen, um erneute Eingriffe möglichst zu vermeiden. Denn diese erhöhen die damit einhergehenden Risiken oder Verteilung um ein Vielfaches.

Der Eingriff erfordert oft ein multidisziplinäres Team, bei dem neben einem Gynäkologen auch ein Viszeralchirurg oder ein Urologe einbezogen wird. Im Anschluss an eine Operation muss immer eine kontinuierliche Hormontherapie erfolgen, um ein Ausbleiben der Menstruation zu erreichen, damit ansonsten fast unvermeidliche Rezidive und jeder weitere riskante Eingriff vermieden werden.

Übrigens bedeutet eine Entfernung der Gebärmutter (Hysterektomie) entgegen der landläufigen Meinung nicht unbedingt Heilung. „Es können winzige Spuren von Endometriose beispielsweise im Bauchfell zurückbleiben, die bei der Operation übersehen wurden. Wenn die Eierstöcke nicht ebenfalls entfernt werden, besteht die Gefahr, dass die Endometrioseherde wieder aktiv werden. Eine Ovulationshemmung durch die Pille ist manchmal selbst nach einer Hysterektomie erforderlich, um die schmerzfreie Zeit zu verlängern und das Wiederauftreten neuer Endometrioseherde zu hemmen", berichtet Prof. Philippe Descamps, Leiter der Abteilung für Gynäkologie am Universitätsklinikum Angers.[2]

Das Fazit bezüglich der richtigen Behandlungen lautet: Unabhängig von ihrer Art – ob hormonell, chirurgisch oder natürlich – gibt es keine Standardtherapie, die bei jeder Frau gleichermaßen anschlägt. Die Behandlung muss immer individuell erfolgen und kann sich im Lauf des Lebens der Frau durchaus ändern. So wird beispielsweise eine 16-jährige Patientin, die noch nie Geschlechtsverkehr hatte, anders behandelt als eine 30-jährige Frau mit Kinderwunsch oder eine 45-jährige Frau, die in die *Perimenopause* (Übergang vom gebärfähigen Alter in die Wechseljahre) kommt und bereits zwei Kinder hat. In jedem Fall ist Endometriose eine chronische Erkrankung, für die es heutzutage noch keine Behandlung gibt, die dauerhafte Heilung bringt. Die vorgeschlagenen Behandlungen sind daher langfristig angelegt, bringen echte Linderung und manchmal lange andauernde schmerzfreie Phasen, in denen die Symptome vorübergehend oder dauerhaft nachlassen (*Remission*). Es ist also möglich, trotz der Erkrankung ein gutes Leben zu führen.

IST ES GEFÄHRLICH, KEINE MENSTRUATION MEHR ZU HABEN?

Die Unterdrückung der Periode durch eine kontinuierliche hormonelle Behandlung ist eine der klassischen Behandlungsmöglichkeiten bei Endometriose. Viele Frauen haben immer noch Angst vor diesem Therapieansatz, da wir es gewohnt sind, einen Zyklus zu erleben, der von einer Regelblutung bestimmt wird. Manche Frauen befürchten, dass sich das Blut in der Gebärmutter ansammeln könnte. Wenn der Hormonspiegel im Blut jedoch konstant bleibt (was bei der kontinuierlichen Einnahme der Pille der Fall ist), baut sich die Gebärmutterschleimhaut nicht auf und löst sich auch nicht mehr ab. Außerdem hat ein Ausbleiben der Menstruation über mehrere Monate oder Jahre keinen Einfluss auf die Fruchtbarkeit.

19. Ist eine Operation unbedingt erforderlich?

In der Praxis ist lediglich bei etwa 30 Prozent der betroffenen Frauen eine Operation erforderlich. Die Anzahl der Eingriffe ist allerdings rückläufig. Tatsächlich wird bei leichten bis mittelschweren Formen immer seltener operiert, da sich die Hormonbehandlung und die Schmerzbehandlung in diesen Fällen bereits als wirksamer erweisen. Nur Frauen mit einer schweren Form von Endometriose profitieren wirklich von einem chirurgischen Eingriff, weil so die Schmerzen gelindert werden und die Fruchtbarkeit wieder in Gang kommt. Im Übrigen sind die Spezialisten sehr vorsichtig und arbeiten selektiv. Heute weiß man, dass ein einziger radikaler Eingriff zu bevorzugen ist und ein erneuter möglichst vermieden werden sollte.

20. Muss ich mich einer Hormonbehandlung unterziehen?

In einigen Fällen von leichter Endometriose ist es möglich, die Erkrankung und die Schmerzen ohne Pille oder andere Hormonbehandlungen in den Griff zu bekommen – vor allem dank der Naturheilkunde. Manche Frauen vertragen keine Hormone und fühlen sich mit Hormonen schlechter als ohne. Sie leiden unter Verdauungsbeschwerden, Gewichtszunahme, Akne und Libidoverlust – unabhängig davon, welche Pille ihnen verschrieben wurde. In diesen Fällen ist es jedoch ratsam, sich alle ein bis zwei Jahre einer Untersuchung zu unterziehen, um zu beobachten, ob sich die Endometriose ausbreitet. An dieser Stelle sei noch einmal ausdrücklich erwähnt: Jede Menstruation kann dazu beitragen, dass sich Endometrioseherde weiter verbreiten. Deshalb ist die Erstuntersuchung so wichtig, um genau zu wissen, wo man steht und von welcher Situation man ausgeht.

21. Welchen Stellenwert hat eine gesunde Lebensweise?

Eine gesunde Lebensweise ist absolut essentiell! Allzu oft konzentrieren sich die Ärzte auf die Symptome und vergessen dabei, die Patientin in ihrer Gesamtheit zu betrachten und ihre Lebensqualität zu berücksichtigen. Dabei ist es offensichtlich, dass schlechte Ernährung, Schlafstörungen, Bewegungsmangel und ein schlechter Umgang mit Stress die Schmerzen, Stimmungsschwankungen, Schwäche oder Müdigkeit nur noch verstärken. Eine gesunde Lebensweise besteht aus mehreren kleinen Bausteinen, von denen jeder einzelne dazu beiträgt, dass wir uns besser fühlen: eine gesunde und vitalisierende Ernährung, ausreichend Bewegung, um die Ausschüttung schmerzlindernder und entzündungshemmender Hormone anzuregen, eine gute Regulierung der Emotionen und vieles mehr. Wenn Sie sich um eine gesunde Lebensweise bemühen und Verantwortung für Ihre Gesundheit übernehmen, ist schon einmal ein großer Schritt getan!

22. Wie gut sind die Methoden der Komplementärmedizin?

In ihren Therapieempfehlungen für die Behandlung von Endometriose vom Dezember 2017 geht die französische Gesundheitsbehörde *Haute Autorité de Santé* auf die Komplementärmedizin ein. Das gleicht einer Revolution und zeugt von einer Entwicklung hin zu einem zunehmend integrativen Ansatz bei der Behandlung der Erkrankung (also einer Kombination aus klassischer medikamentöser Therapie und naturheilkundlichen und/oder nichtmedikamentösen Therapieverfahren). So schreibt die *HAS*: „Nichtmedikamentöse Verfahren, die eine Verbesserung der Lebensqualität gezeigt haben und die als Ergänzung zur medizinischen Behandlung der Endometriose angeboten werden können, sind: Akupunktur, Osteopathie und Yoga."

Wir möchten diese Liste um die anderen naturheilkundlichen Verfahren ergänzen, die wir Ihnen ebenfalls in diesem Buch vorstellen: Phytotherapie, Aromatherapie, Thermalkuren, klassische Naturheilverfahren Homöopathie, Ernährung, Sophrologie, Psychotherapie, Achtsamkeitsmeditation sowie alle Atemtechniken. Dabei geht es natürlich nicht darum, diese alle anzuwenden, sondern diejenigen auszuwählen, die am besten zu Ihnen passen.

Kapitel 2

Komplementärmedizin gegen Schmerzen

Hier stellen wir Ihnen vier alternative Therapien vor, die Ihnen helfen werden, die mit Endometriose einhergehenden Beschwerden zu lindern. Alle Therapien wirken schmerzlindernd, aber darüber hinaus helfen sie auch, Ihre Körperfunktionen zu regulieren, Vitalität und Ausgeglichenheit wiederzuerlangen und den Schlaf zu verbessern.

Osteopathie zur Wiederherstellung der Beweglichkeit

Heutzutage ist Osteopathie für ihre Wirksamkeit bei der Behandlung von Störungen des Bewegungsapparats, Rückenschmerzen oder Ischias anerkannt. Diese manuelle Therapie ist aber auch bei Magen-Darm-Beschwerden und Unterleibschmerzen bei Frauen angezeigt, was weniger bekannt ist. Bei einem Vortrag im Endometriosezentrum des Saint-Joseph-Krankenhauses in Paris betonte Dr. Lhuillery, eine auf die Behandlung chronischer

Schmerzen spezialisierte Ärztin, Folgendes über den Nutzen der Osteopathie bei der Behandlung von Endometriose:

Verhärtetes Gewebe führt zu Schmerzen

Die Schmerzen bei Endometriose sind während der Menstruation entzündungsbedingt. Sie halten aber oft auch darüber hinaus an, da Verwachsungen und Endometrioseherde Nerven umschließen können. Dies äußert sich als Brennen, Zucken und Stechen im Unterbauch – Beschwerden also, die häufig in den Rücken oder in die Beine entlang des Ischiasnervs ausstrahlen.

Wird ein Nerv gereizt, wird das Gewebe, das er mit Nervenreizen versorgt, an der gereizten Stelle starr und unbeweglich. Wenn allerdings elastisches Gewebe (wie Gebärmutter, Verdauungstrakt, Blase, Sehnen, Bänder) sich verhärtet, beginnt es seinerseits zu schmerzen.

So führen Verhärtungen im Magen-Darm-Bereich zu funktionellen Darmbeschwerden, Verstopfung, Aufstoßen und Übelkeit; eine eingeschränkte Funktion der Blase verursacht Harnstau und damit Schmerzen, Brennen und Blasenentzündungen; wenn die Gebärmutter an Beweglichkeit verliert, verstärkt dies die Regelschmerzen; wenn die Scheide ihre Mikromobilität einbüßt, kann sich die Scheidenflora weniger gut regenerieren, was zu Schmerzen beim Geschlechtsverkehr und zur Anfälligkeit für Pilzinfektionen führt.

Verhärtungen eines Körperbereichs übertragen sich auf andere Körperbereiche. Verhärtet ein Bereich wegen Endometriose-Beschwerden, überträgt sich dies also auf das umliegende Gewebe. Und so wie sich die Verhärtungen von Gewebe zu Gewebe ausbreiten, so verbreiten sich auch die Schmerzen.

Bei Verhärtungen im Beckenbereich schmerzt zunächst der untere Rücken, dann der obere Rücken, dann die Halswirbelsäule und so weiter. Diese Kettenreaktion erklärt, warum die Schmerzen im Laufe der Zeit zunehmen, während die Endometrioseherde sich nicht zwangsläufig weiterentwickeln müssen.

Osteopathie löst Verklebungen und Verhärtungen

Die Osteopathie ist ein sanfter Ansatz, der sich dadurch auszeichnet, dass bei der Anwendung kein „Knacken“ der Gelenke zu hören ist. Durch sehr spezifische Behandlungstechniken wird die Bewegungsdynamik in den behandelten Bereichen wiederhergestellt, beispielsweise im Becken, in der Wirbelsäule, in den Fortpflanzungs- und Verdauungsorganen, im Beckenboden oder in der Blase. Die Bereiche werden wieder durchblutet und das Gewebe erlangt im Laufe der Zeit auf natürlichem Wege seine ursprüngliche Geschmeidigkeit.

Das Zwerchfell ist ebenfalls einer der grundlegenden Bereiche, die in der Osteopathie mobilisiert werden. Dieser Muskel befindet sich an einer wichtigen Stelle im Körper und trennt die Brusthöhle von der Bauchhöhle, wobei der Druck zwischen dem oberen und unteren Teil des Körpers unterschiedlich ist. Doch trotz dieser inneren Druckunterschiede muss die Blutzirkulation in den zwei hintereinander geschalteten Blutkreisläufen harmonisch verlaufen: Der große Körperkreislauf versorgt mit hohem Druck Organe, Gewebe und Zellen, und durch den kleinen Lungenkreislauf gelangt mit niedrigem Druck frischer Sauerstoff ins Blut. Stress und Schmerzen begünstigen allerdings eine regelrechte Zwerchfellblockade. Die Arbeit des Osteopathen besteht unter anderem darin, Verspannungen dieses Muskels zu lösen.

Die Osteopathie ist ein ganzheitlicher Ansatz mit Vorzügen, die über die Schmerzbekämpfung hinausgehen: So kann mit ihr auch eine Verbesserung von Verdauung, Schlaf oder Stimmung erzielt werden, und sie ist angezeigt als begleitende Behandlung bei künstlicher Befruchtung.

PRAXISTIPP

Die Anzahl der Sitzungen, die erforderlich sind, um das Gewebe wieder beweglich zu machen, ist von Patientin zu Patientin unterschiedlich. Je länger die Schmerzen schon bestehen, desto länger kann es dauern, bis ein Gewebe wieder in seinen gesunden Zustand zurückfindet. Im Laufe der Sitzungen stellen sich jedoch wieder die physiologischen Automatismen des Körpers ein. Von da an reichen zwei bis drei Behandlungen pro Jahr, um die Vorteile der Behandlung aufrechtzuerhalten. Diese Vorteile sind von Dauer, wenn Sie sie im Alltag durch entsprechende körperliche Bewegung fördern (siehe Kapitel 6).

Energetische Heilbehandlungen zur Harmonisierung des Organismus

Immer öfter werden Traditionelle Chinesische Medizin (TCM) und insbesondere Akupunktur empfohlen, um chronische Schmerzen und Erschöpfung zu lindern, aber auch um die Lebensenergie wieder anzukurbeln. Viele Schmerzambulanzen in Krankenhäusern bieten inzwischen Akupunkturbehandlungen an. Sie können aber auch einen Akupunkturarzt in Ihrer Nähe aufsuchen. Neben den Anwendungen bei diesem Arzt können Sie sich außerdem mit Akupressur und Reflexzonenmassage selbst behandeln.

Lebensenergie mit Akupunktur wiederherstellen

Hinter diesem Ansatz steht der Gedanke, dass wir alle über das *Qi* oder die Lebensenergie mit dem Kosmos verbunden sind. Diese Energie lässt sich zwar nicht mit den Händen greifen und ist für das Auge unsichtbar, aber sie umgibt uns und durchströmt uns wie unser Blut oder unsere Lymphe. Sie folgt auf ihrem Weg durch unseren Körper bestimmten Kanälen: den Meridianen, auch Leitbahnen genannt. Jeder Hauptmeridian ist einem sogenannten Funktionskreis beziehungsweise Organsystem zugeordnet. Auf diesen Meridianen liegen Akupunkturpunkte, durch deren Stimulation überschüssige, stagnierende oder mangelnde Energie ausgeglichen werden kann. Dazu setzt der Akupunkteur sehr dünne Einwegnadeln an bestimmten Punkten in die Haut. Die Punkte können mithilfe von Moxakraut erwärmt werden, das dampfend an die Nadeln gesetzt wird, um die Wirksamkeit der Behandlung zu steigern.

Mit Akupunktur lassen sich Regelschmerzen, Zyklusstörungen, Migräne, Ischialgien, Rückenschmerzen, Verdauungsstörungen und -schmerzen lindern. Ihre große Stärke besteht darin, dass Frauen ganzheitlich betrachtet werden, nicht nur aus körperlicher, sondern auch aus psychologischer Sicht. So können mit bestimmten Punkten chronische Erschöpfung, Stimmungsschwankungen und Schlafprobleme gelindert werden. Mithilfe der Akupunktur lassen sich auch Emotionen ausgleichen, welche die Beschwerden oftmals verstärken. Sie wirkt also tiefgreifend auf die Ursache der Störungen ein. All dies geschieht auf natürliche Weise und ohne Nebenwirkungen.

Schröpfmassagen

In der Traditionellen Chinesischen Medizin werden die Schröpfköpfe an bestimmten Stellen aufgesetzt, die je nach der zu behandelnden Störung ausgewählten Akupunkturpunkten entsprechen oder auf Arealen entlang der Energiemeridiane hin- und herbewegt werden. Schröpfköpfe können aber auch für schmerzlindernde Massagen eingesetzt werden.

Sie haben dabei die Möglichkeit, Schröpfgläser aus Silikon zu verwenden, mit denen sich Rückenschmerzen während der Regel punktuell lindern lassen. Diese sind relativ einfach zu handhaben.

Schröpfen darf nicht angewendet werden bei Erkrankungen wie Krebs, Hauterkrankungen (Gürtelrose, Ekzeme, Schuppenflechte), Krampfadern oder Hautläsionen (z. B. offene Wunden, Verbrennungen, Pusteln, Knötchen, Papeln, Bläschen, Blasen). Fragen Sie in all diesen Fällen Ihren Arzt um Rat.

PRAXISTIPP

- Lassen Sie sich den unteren Rücken in Höhe der Lendenwirbelsäule mit einem Pflanzenöl massieren, dem Sie ätherische Öle hinzufügen können (siehe „Ätherische Öle“ auf Seite 60).
- Zum Anbringen eines Schröpfkopfes drücken Sie lediglich den Saugball etwas zusammen, während Sie den Schöpfkopf auf die Haut setzen. Sobald Sie loslassen, wird die Luft automatisch abgezogen und es entsteht ein Unterdruck. Dieser Druck darf auf keinen Fall schmerzhaft sein. Außerdem sollte Ihre Haut gut eingeölt sein, damit der Schröpfkopf leicht darüber gleiten kann. Bei Bedarf können Sie noch mehr Öl hinzugeben. (Es gibt keine festen Regeln. Wenden Sie die Schröpfköpfe so lange an, wie es Ihnen angenehm ist.)

Moxibustion

Die Moxibustion (auch Moxa-Therapie oder Moxen genannt) ist eine Methode der Traditionellen Chinesischen Medizin und wird in der Theorie der fünf Wandlungsphasen dem Element Feuer zugeordnet. Man wendet sie auf einem bestimmten Körperbereich an, um eine Störung des Energiehaushalts auszugleichen. Diese Therapie ist bei uns zwar noch nicht weit verbreitet, das Prinzip der Wärmebehandlung ist jedoch nicht neu. Wir alle kennen Wärmflaschen, warme Umschläge, Infrarotbestrahlung und vieles mehr. Aber anstatt die Wärme auf einen großen Körperbereich anzuwenden, wird sie bei der Moxibustion auf einen bestimmten Akupunkturpunkt konzentriert, der einer Körperfunktion oder einem Organ entspricht. Moxa-Kegel haben wärmende und austrocknende Eigenschaften.

Moxas sind kleine Kegel, Hütchen oder Stäbchen, die hauptsächlich aus Kräutern bestehen. In der Regel wird der Gemeine Beifuß (*Artemisia vulgaris)* dafür verwendet. Beifuß ist eine mehrjährige krautige Heilpflanze aus der Familie der Korbblütler.

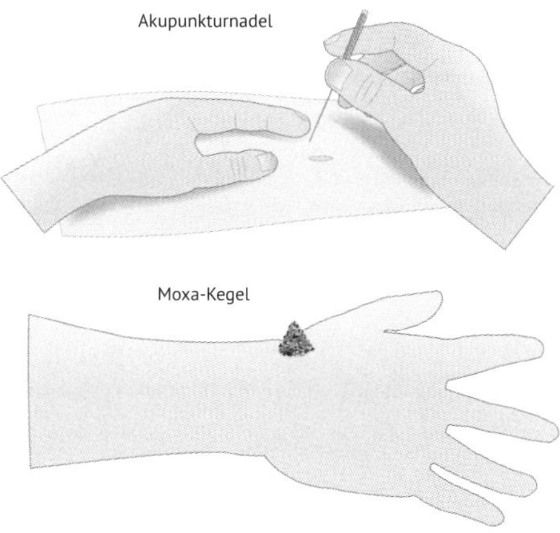

Beifuß hat folgende wichtige Eigenschaften: Er fördert den Energiefluss auf den 12 Meridianen, steigert das dem männlichen Prinzip zugeordnete Yang (*Yang* = Wärme, Antrieb), leitet kalte Luft aus dem Körper, erwärmt die Gebärmutter und stoppt Blutungen.

Physiologisch reagiert der Körper auf die Wärme der Moxa-Kegel mit einer Steigerung der Immunabwehr. Nebenwirkungen gibt es keine. Es handelt sich hierbei um eine Technik, die das Innere des Körpers von außen heilt. Sie kann sowohl zur Behandlung von Beschwerden als auch vorbeugend angewendet werden.

Bei Endometriose lindert Moxibustion die mit der Menstruation einhergehenden Schmerzen, aber auch jede andere Art von Schmerzen. Diese Therapieform wird meist von Heilpraktikern mit zusätzlicher TCM-Ausbildung angeboten.

Zum Weitermachen zu Hause: Akupressur

Sie können Ihre Lebensenergie selbst regulieren, indem Sie bestimmte Punkte gezielt mit den Fingerspitzen stimulieren. Akupunktur ist Teil der Traditionellen Chinesischen Medizin und hilft bei vielen gängigen Beschwerden, angefangen von Frauenleiden bis hin zu Gelenkerkrankungen. Sie hilft auch akut gegen Stress und lindert somit zugleich Schmerzen, da Stress bekanntlich das Schmerzempfinden verstärkt. Akupressur ist eine wirksame und zudem nebenwirkungsfreie Behandlung, wie eine Studie der Berliner Charitéaus dem Jahre 2018 gezeigt hat.[3]

Bei dieser Studie wurden 221 Frauen mit regelmäßigen Menstruationsschmerzen in zwei Gruppen eingeteilt. Die erste Gruppe erhielt eine kurze Schulung in Akupressur und lernte so die drei speziellen Punkte kennen, auf die mit den Fingern Druck ausgeübt werden sollte. Die zweite Gruppe hingegen wurde nicht in dieser Technik unterwiesen.

Nach drei Monaten berichteten 37 Prozent der Teilnehmerinnen der ersten Gruppe über eine 50 prozentige Abnahme der Schmerzintensität während der Menstruation. Nach sechs Monaten waren 58 Prozent der Frauen in der ersten Gruppe von der Wirksamkeit der Akupressur überzeugt. Am Ende der Studie nahmen die Frauen in Gruppe 1 auch weniger schmerzstillende Medikamente ein als die Frauen in Gruppe 2.

Zur Linderung von Regelschmerzen

Diese drei Punkte sollten Sie stimulieren:

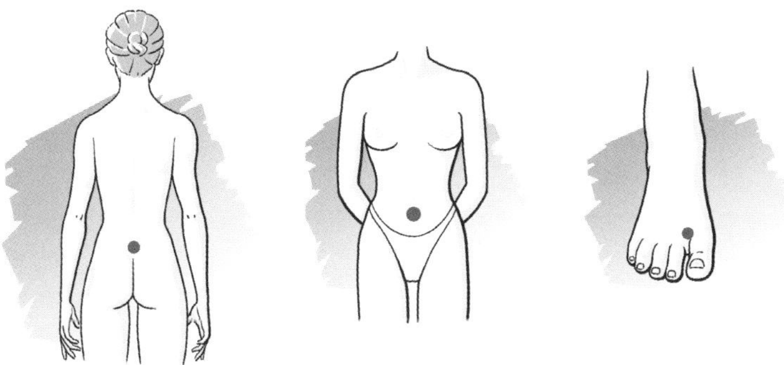

Sie können die schmerzlindernde Wirkung dieser Stimulation verstärken, indem Sie die Punkte mit einer Mischung aus verschiedenen ätherischen Ölen massieren (siehe empfohlene Mischungen und Dosierungen unter „Ätherische Öle“ auf S. 60).

Zur Linderung von Kopfschmerzen, die mit der Menstruation einhergehen können

Dies ist der Punkt, auf den sanft Druck ausgeübt werden soll:

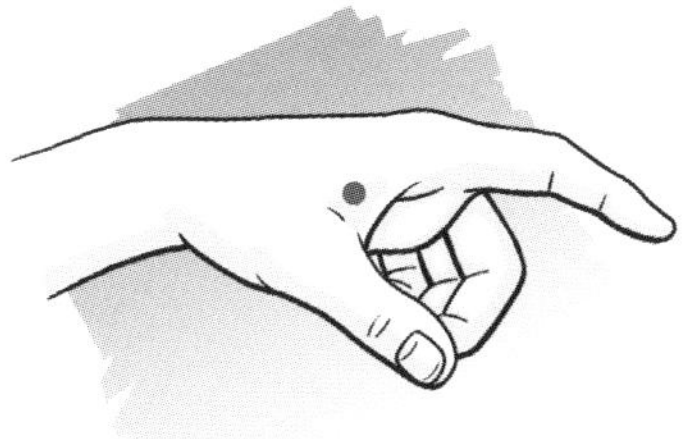

Zum Abbau von Stress

Diese drei Punkte sollten Sie stimulieren:

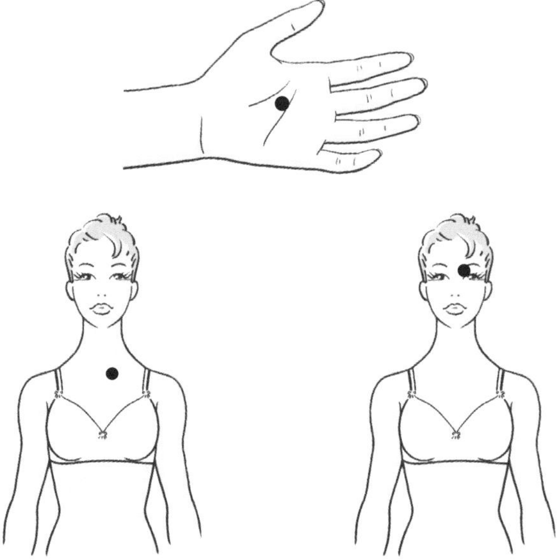

Sie können die entspannende Wirkung dieser Druckmassage verstärken, indem Sie die Punkte mit einem Tropfen ätherischen Lavendelöls massieren.

Eine vielversprechende Technik: Die Reflexzonenmassage

Diese Massage der Extremitäten beruht auf folgender Idee: Wir haben an den Fußsohlen und Handinnenflächen „Reflexzonen", die mit jedem Körperteil oder Organ in Verbindung stehen. Durch die manuelle Stimulierung bestimmter Punkte können wir diese Organe und Funktionen wieder ins Gleichgewicht bringen. Die Reflexzonenmassage ist ein uralter Therapieansatz. Sie wurde bereits in ägyptischen Papyrusschriften aus der Spätantike erwähnt, obwohl sie vermutlich in China ihren Ursprung hat.

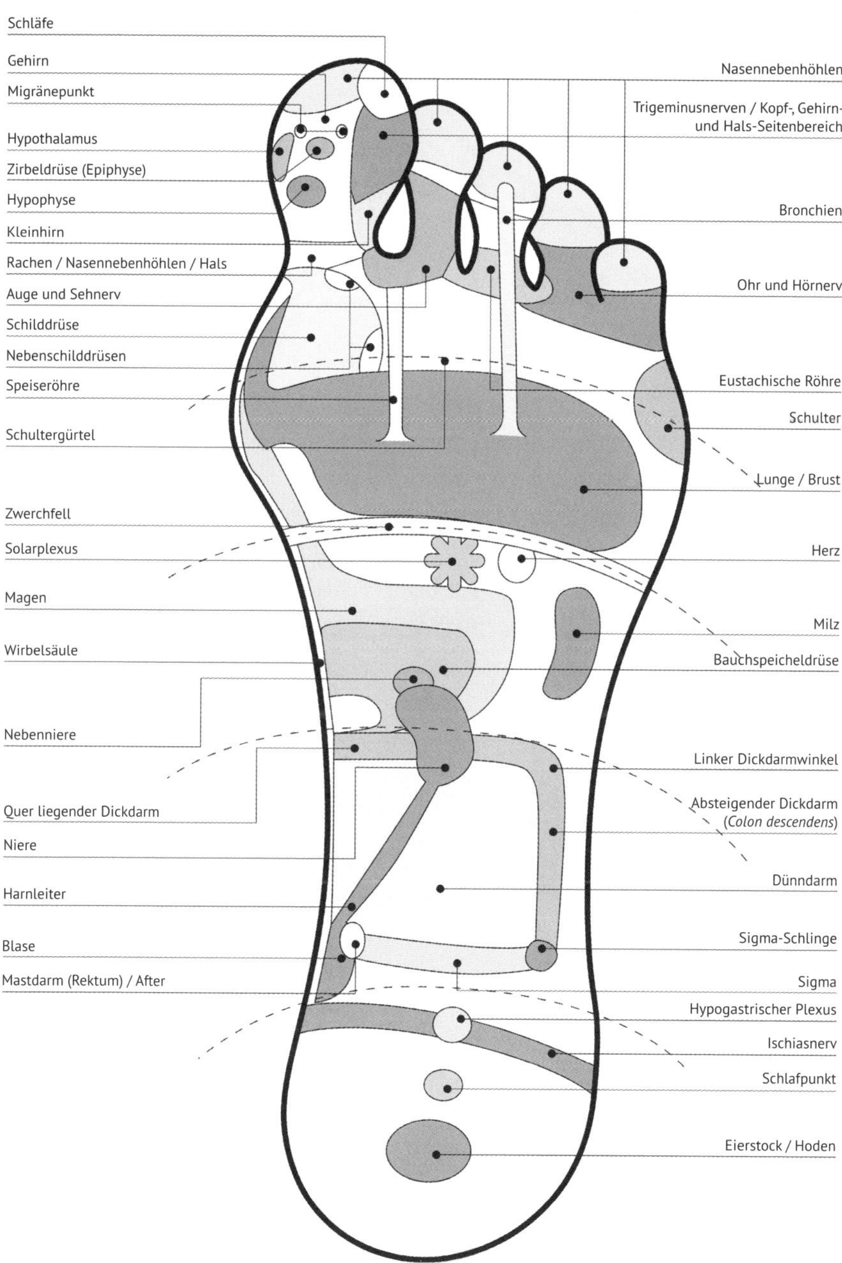
Schläfe
Gehirn
Migränepunkt
Hypothalamus
Zirbeldrüse (Epiphyse)
Hypophyse
Kleinhirn
Rachen / Nasennebenhöhlen / Hals
Auge und Sehnerv
Schilddrüse
Nebenschilddrüsen
Speiseröhre
Schultergürtel
Zwerchfell
Solarplexus
Magen
Wirbelsäule
Nebenniere
Quer liegender Dickdarm
Niere
Harnleiter
Blase
Mastdarm (Rektum) / After
Nasennebenhöhlen
Trigeminusnerven / Kopf-, Gehirn- und Hals-Seitenbereich
Bronchien
Ohr und Hörnerv
Eustachische Röhre
Schulter
Lunge / Brust
Herz
Milz
Bauchspeicheldrüse
Linker Dickdarmwinkel
Absteigender Dickdarm (Colon descendens)
Dünndarm
Sigma-Schlinge
Sigma
Hypogastrischer Plexus
Ischiasnerv
Schlafpunkt
Eierstock / Hoden

Linker Fuß

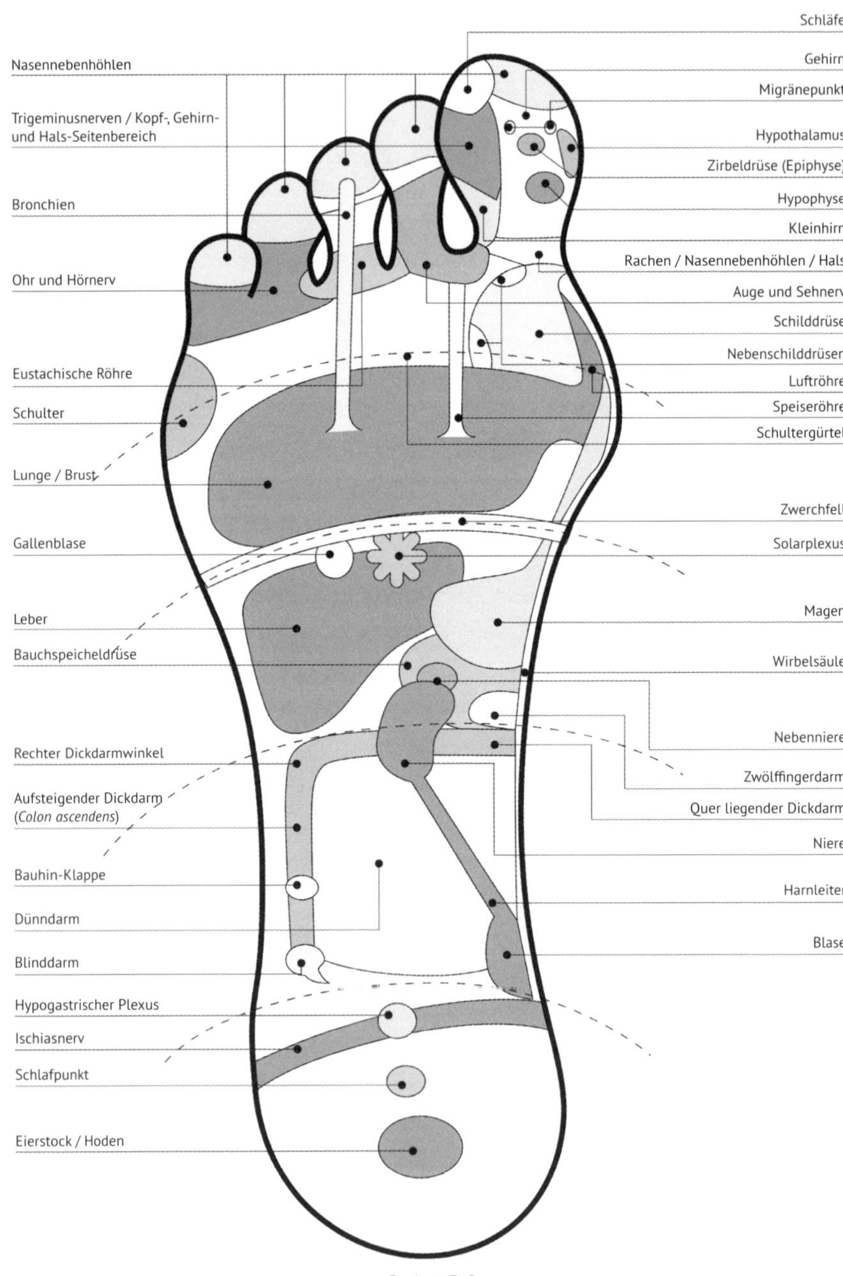
Schläfe
Nasennebenhöhlen
Gehirn
Migränepunkt
Trigeminusnerven / Kopf-, Gehirn- und Hals-Seitenbereich
Hypothalamus
Zirbeldrüse (Epiphyse)
Bronchien
Hypophyse
Kleinhirn
Rachen / Nasennebenhöhlen / Hals
Ohr und Hörnerv
Auge und Sehnerv
Schilddrüse
Nebenschilddrüsen
Eustachische Röhre
Luftröhre
Schulter
Speiseröhre
Schultergürtel
Lunge / Brust
Zwerchfell
Gallenblase
Solarplexus
Magen
Leber
Bauchspeicheldrüse
Wirbelsäule
Nebenniere
Rechter Dickdarmwinkel
Zwölffingerdarm
Aufsteigender Dickdarm (Colon ascendens)
Quer liegender Dickdarm
Niere
Bauhin-Klappe
Harnleiter
Dünndarm
Blase
Blinddarm
Hypogastrischer Plexus
Ischiasnerv
Schlafpunkt
Eierstock / Hoden

Rechter Fuß

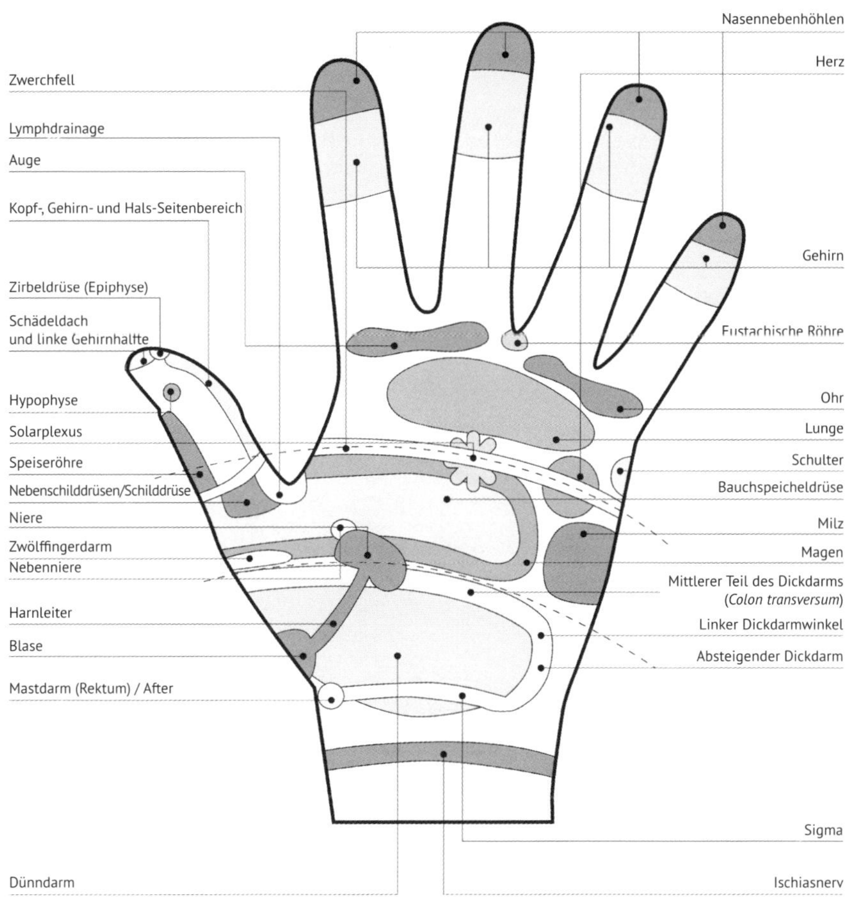
Nasennebenhöhlen
Herz
Zwerchfell
Lymphdrainage
Auge
Kopf-, Gehirn- und Hals-Seitenbereich
Gehirn
Zirbeldrüse (Epiphyse)
Schädeldach
und linke Gehirnhälfte
Eustachische Röhre
Hypophyse
Ohr
Solarplexus
Lunge
Speiseröhre
Schulter
Nebenschilddrüsen/Schilddrüse
Bauchspeicheldrüse
Niere
Milz
Zwölffingerdarm
Magen
Nebenniere
Mittlerer Teil des Dickdarms
(Colon transversum)
Harnleiter
Linker Dickdarmwinkel
Blase
Absteigender Dickdarm
Mastdarm (Rektum) / After
Sigma
Dünndarm
Ischiasnerv

Linke Hand

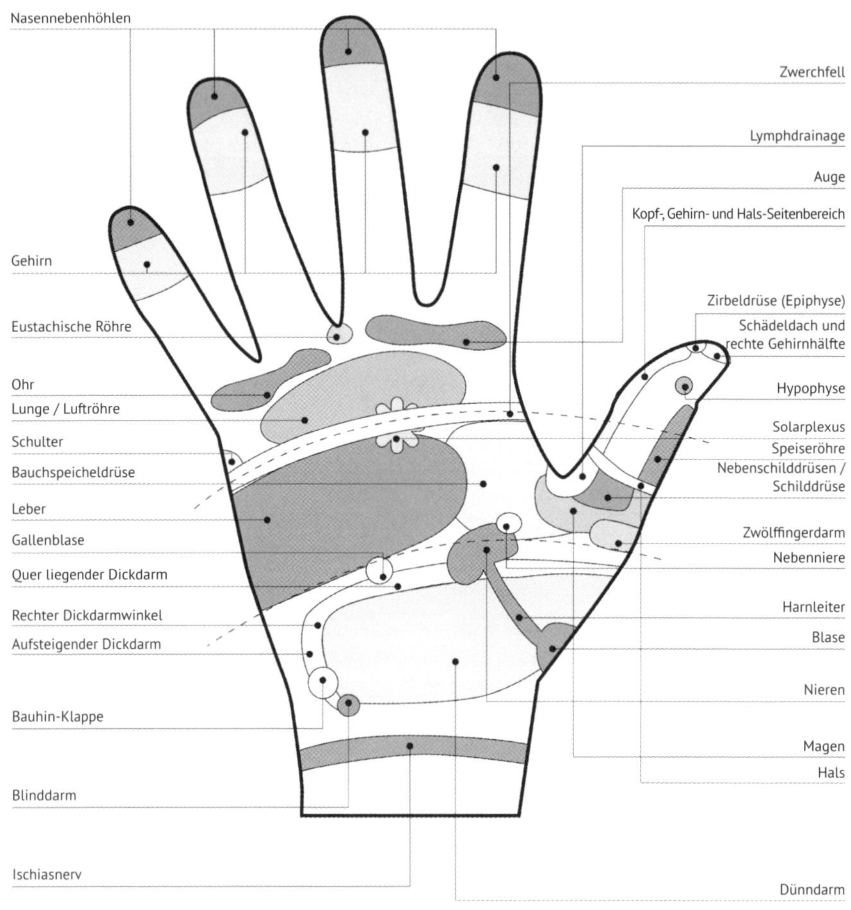
Nasennebenhöhlen
Gehirn
Eustachische Röhre
Ohr
Lunge / Luftröhre
Schulter
Bauchspeicheldrüse
Leber
Gallenblase
Quer liegender Dickdarm
Rechter Dickdarmwinkel
Aufsteigender Dickdarm
Bauhin-Klappe
Blinddarm
Ischiasnerv
Zwerchfell
Lymphdrainage
Auge
Kopf-, Gehirn- und Hals-Seitenbereich
Zirbeldrüse (Epiphyse)
Schädeldach und rechte Gehirnhälfte
Hypophyse
Solarplexus
Speiseröhre
Nebenschilddrüsen / Schilddrüse
Zwölffingerdarm
Nebenniere
Harnleiter
Blase
Nieren
Magen
Hals
Dünndarm

Rechte Hand

Die Stimulation dieser Punkte wirkt reflektorisch auf das Energiegleichgewicht des Körpers und gleicht den Energiefluss aus: Sie kann ihn wieder in Schwung bringen, wenn er zu träge ist, oder ihn hemmen, wenn er überhandnimmt. Die Reflexzonenmassage löst Blockaden und energetische Stauungen. Bei der Massage bestimmter Punkte werden Sie vielleicht ein leichtes Ziehen oder Stechen verspüren. Dieses etwas unangenehme Gefühl verweist auf eine energetische Fehlfunktion in dem entsprechenden Körperbereich. Bearbeiten Sie diesen Punkt so lange, bis der Schmerz mit der Wiederherstellung des Energiegleichgewichts allmählich nachlässt. Ein bis zwei Minuten reichen in der Regel aus.

Beginnen Sie mit einer Massage der Fußsohlen oder Handinnenflächen. Massieren Sie dann nacheinander die Zehen oder die Finger. Bearbeiten Sie danach gezielter die unten angegebenen Zonen. Sie repräsentieren die Organe, die bei Dysmenorrhö, Rückenschmerzen, Ischialgie, Erschöpfung und Stress stimuliert werden sollten.

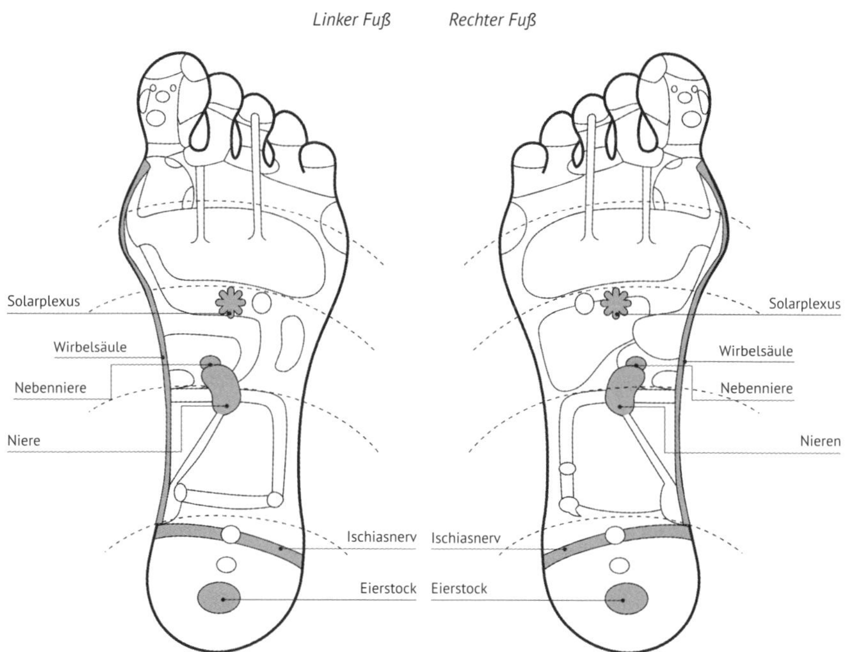

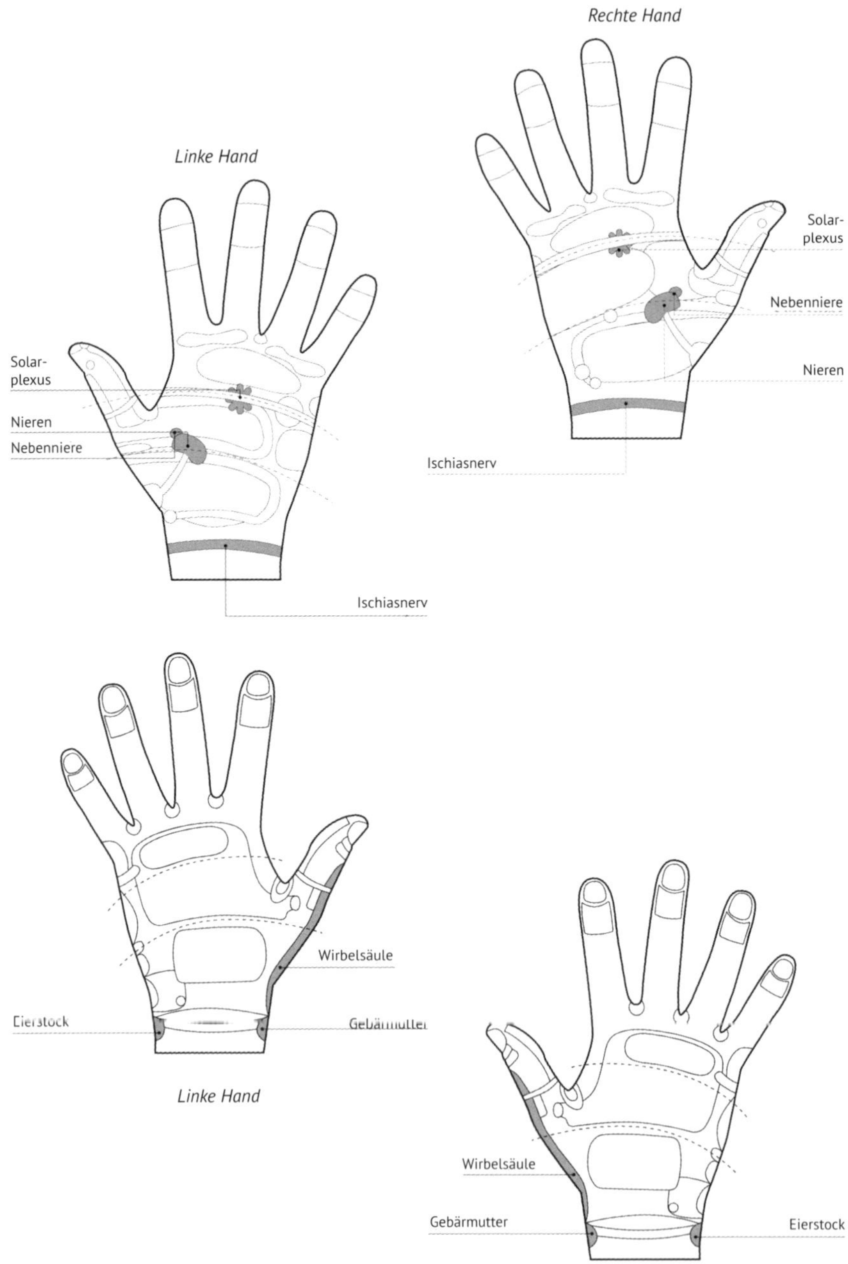
Rechte Hand
Linke Hand
Solar-
plexus
Nieren
Nebenniere
Solar-
plexus
Nebenniere
Nieren
Ischiasnerv
Ischiasnerv
Wirbelsäule
Eierstock
Gebärmutter
Linke Hand
Wirbelsäule
Gebärmutter
Eierstock
Rechte Hand

Thermalkuren gegen Entzündungen

Vielleicht halten Sie nicht viel von Thermalbädern, weil Sie dabei an Behandlungen für ältere Menschen mit Rheuma denken. Verabschieden Sie sich von diesen Vorurteilen! Seit dem 19. Jahrhundert hat sich bei den Thermen einiges getan, was unter anderem auf den Wellness-Trend zurückzuführen ist.

Zunächst sollten Sie wissen, dass die Französische Akademie für Medizin Thermalwasser als vollwertiges Arzneimittel anerkannt hat. (Im deutschsprachigen Raum spricht man von Heilwasser, wenn bereits kleinste Mengen eines Quellwassers zu einer wissenschaftlich anerkannten Heilwirkung führen, Anm. d. Verlags.)

In den letzten zehn Jahren wurden zahlreiche klinische Studien durchgeführt, die alle die Heilwirkung von Thermalwasser belegen: Es lindert Schmerzen, verbessert die Durchblutung, fördert die Rekonvaleszenz und senkt den Medikamentenbedarf. Im Durchschnitt hält die heilende Wirkung noch mehrere Monate nach der Kur an.

Die Inhaltsstoffe von Thermalwasser und damit dessen Eigenschaften variieren je nach Kurort und Quelle. Die meisten Thermalwässer wirken jedoch entzündungshemmend, wundheilend, schmerzlindernd, abschwellend und beruhigend. Diese Wirkungen lassen sich durch ihren hohen Gehalt an Mineralstoffen und Spurenelementen erklären, zum Beispiel Schwefel, Magnesium, Kalzium, Natrium.

Einige Kurorte haben sich auf die Behandlung gynäkologischer Erkrankungen spezialisiert. Dazu zählt der Kurort Challes-les-Eaux in Frankreich. (Im deutschsprachigen Raum gibt es ebenfalls solche Angebote, Anm. d. Verlags.) Hier wird sogar eine Kur nur für Endometriose-Betroffene angeboten – ein dreiwöchiges Programm mit vier Anwendungen pro Tag.

Eine Kur führt in der Regel zu einer deutlichen Verbesserung der Schmerzsymptome und des Entzündungszustands. Je nach Schweregrad der Endometriose sind im Durchschnitt drei Kuren in drei aufeinanderfolgenden Jahren erforderlich, um eine über einen längeren Zeitraum hinweg andauernde Heilwirkung zu erzielen.

Endometriose-Spezialtherapie

Täglich werden vier Wasseranwendungen angeboten:

- Ein *Sprudelbad:* 15 Minuten in einer Einzelwanne in verdünntem Thermalwasser mit einer Temperatur von 34–38 °C.
- Eine *Vaginalspülung:* Während des Bads wird eine kleine Kanüle in die Scheide eingeführt, über die 15 Minuten lang sieben Liter Thermalwasser mit geringem Druck fließen. Bei dieser Anwendung gelangen das Thermalwasser und dessen Mineralstoffe in direkten Kontakt mit den Schleimhäuten, was eine abschwellende und entzündungshemmende Wirkung zur Folge hat.
- Eine *Vaginalbestäubung:* Nach dem Bad und der Spülung wird ein Spekulum eingeführt. Ein Sprühstoß lauwarmen Thermalwassers wird abgegeben, so dass ein feiner Sprühnebel Gebärmutterhals und Vaginalschleimhaut reinigt. Er wirkt auch im Bereich der Blase und des Enddarms. Die Wirkung ist ebenfalls abschwellend, entzündungshemmend und wundheilend.
- Eine *Massagedusche:* Eine Körperregion wird mit einem kräftigen Wasserstrahl entweder kontinuierlich oder stoßweise massiert. Dabei bringt kaltes Wasser einen belebenden Effekt und lauwarmes Entspannung und Wohlbefinden. Auf jeden Fall werden Muskel- und Skelettverspannungen gelöst.

PRAXISTIPP

Die Kur dauert etwa drei Wochen. In der Regel wird sie von Ihrem Hausarzt, Gynäkologen oder Rheumatologen verschrieben. (Bei einer „ambulanten Badekur" übernimmt die gesetzliche Krankenkasse in Deutschland in der Regel 100 Prozent der kurärztlichen Behandlungskosten sowie 90 Prozent der Therapiekosten, Anm. d. Verlags.).

Homöopathie für eine ganzheitliche Behandlung

Dieser Therapieansatz ist immer wieder Gegenstand kontroverser Diskussionen. Aber eines ist sicher: Homöopathie wird Ihnen nicht schaden, denn sie ist völlig frei von Nebenwirkungen. Außerdem können die Globuli (Kügelchen) von jedem eingenommen werden, vom Säugling über schwangere Frauen bis hin zu älteren Menschen. Man kann sie mit allen schulmedizinischen Behandlungen kombinieren und vor oder nach einem chirurgischen Eingriff einnehmen.

Viele Patienten berichten, dass die Homöopathie ihnen geholfen hat. Bei manchen war die Wirkung so spektakulär, dass sie ihre anderen Medikamente absetzen konnten (dabei kommt es natürlich immer auf die Schwere der Erkrankung an). Andere verspürten eine leichte Verbesserung, die allerdings nicht so ausgeprägt war, als dass sie ihre sonstigen Behandlungen überflüssig gemacht hätten. Bei wiederum anderen zeigte Homöopathie keinerlei Wirkung. Diese mangelnde Vorhersagbarkeit der Wirksamkeit liegt in den Grundsätzen der Homöopathie selbst begründet: Ähnliches durch Ähnliches zu heilen, es aber in winzigen Dosen zu verabreichen und die Mittel individuell auszuwählen. Die homöopathische Behandlung soll die Selbstheilungskräfte des Körpers anregen und das Gleichgewicht wiederherstellen. Dies ist das Ähnlichkeitsprinzip: Eine Substanz, die bei einem gesunden Menschen Symptome hervorruft, kann ähnliche Symptome bei einem kranken Menschen heilen.

Die drei Grundprinzipien der Homöopathie

Ähnlichkeitsprinzip

Eine Substanz, die bei einem gesunden Menschen bestimmte Symptome hervorruft, kann ähnliche Symptome bei einem kranken Menschen lindern. Um ein einfaches Beispiel zu nennen: In der Homöopathie werden Niesanfälle, die mit einer gereizten Nase und tränenden Augen einhergehen, mit einer homöopathischen Aufbereitung der Zwiebel behandelt (genauer gesagt mit *Allium cepa*). Wie wir alle wissen, wirken Zwiebeln schleimhautreizend – wer musste noch nicht beim Schneiden einer Zwiebel weinen oder niesen?

Das Prinzip der Potenzierung

Um Kranke nicht mit toxischen Substanzen (z. B. Bienen- oder Schlangengift oder Arsen) zu vergiften, werden die Substanzen stark verdünnt, entweder auf ein Zehntel (D-Potenz) oder auf ein Hundertstel (C-Potenz). Die nachfolgende Potenzierung erfolgt schrittweise und bei jedem Verdünnungsschritt wird das Mittel auf festgelegte Art und Weise (rund hundertmal) verschüttelt. Dieses aufeinanderfolgende Verdünnen führt dazu, dass die Grundsubstanz verschwindet. Konkret heißt das, dass ab der vierten Verdünnung auf ein Hundertstel keine Spur der Urtinktur mehr enthalten ist. Allerdings wird die Wirkung eines Präparats durch das Verdünnen und Verschütteln nicht geschwächt, sondern vielmehr verstärkt (also potenziert). Die Art und Anzahl der Potenzierungsschritte wird dabei durch den Buchstaben und die Zahl hinter dem Wirkstoffnamen angegeben. („D“ steht dabei für eine D-Potenz [Dezimalpotenz = Potenzierung 1:10], „C“ für eine C-Potenz [Centesimalpotenz = Potenzierung 1:100]. Die Zahlen geben an, wie oft die Ausgangssubstanz verdünnt und verschüttelt wurde, Anm. d. Verlags.) Nach Ansicht von Homöopathen regulieren homöopathische Arzneimittel aufgrund der im Lösungsmittel gespeicherten „Energie“ oder Information wichtige biologische Vorgänge im Körper (Prinzip des Gedächtnisses des Wassers). Dies würde die festgestellten Wirkungen erklären.

Grundsatz der Ganzheitlichkeit und der individuellen Arzneiwahl

Bei der Auswahl des oder der homöopathischen Arzneimittel werden die Symptome der erkrankten Person genau erhoben und damit in Verbindung gebracht, wie die Person diese schildert und erlebt hat. Diese Zusammenschau ergibt als eine Art ganzheitliche Behandlung ein individuell auf diesen Patienten ausgerichtetes Arzneimittel. Bei

Schmerzen zum Beispiel können mehrere Medikamente in Betracht gezogen werden:

- *Je nach Schmerzform*: dumpf, stechend, pochend oder anfallsartig einschießend?
- *Je nachdem, welche Verschlimmerung oder Verbesserung sich eingestellt hat*: Werden die Schmerzen im Sitzen oder Stehen schlimmer, lassen sie bei Ruhe oder Bewegung, bei Wärme oder Kälte nach?
- *Je nach den Emotionen, die sie bei der kranken Person auslösen*: Angst, Niedergeschlagenheit, Wut?

Es gibt also keine homöopathische Standardbehandlung. Was für den einen gut ist, muss einem anderen nicht zwangsläufig helfen und umgekehrt. Diese individuelle, patientenorientierte Auswahl des Arzneimittels erklärt, warum eine sorgfältige Anamnese in der Homöopathie so wichtig ist.

Beim Erstbesuch stellt der Homöopath dem Patienten oft viele Fragen, um seine Beschwerden, aber auch seine physische Konstitution, seine Stimmungslage und sein Verhalten besser zu verstehen – eine echte Detektivarbeit, um so genau wie möglich das richtige Arzneimittel zu bestimmen.

GUT ZU WISSEN

Im Gegensatz zur landläufigen Meinung ist Homöopathie keine Therapie, die nur langsam und ausschließlich bei chronischen und wiederkehrenden Beschwerden wirkt. Tatsächlich gibt es homöopathische Arzneimittel, die nur bei einer speziellen Art von Beschwerden angewendet werden (sogenannte „Konstitutionsmittel"), und andere, die bei akuten Beschwerden als symptomatische Akutmittel eingesetzt werden. Mit homöopathischen Arzneimitteln lassen sich also eine Erkältung, Fieber, Grippe und Menstruationsschmerzen sehr schnell erfolgreich behandeln. Abschließend kann bei akuten Beschwerden das Konstitutionsmittel verordnet werden, um die Abwehrkräfte der erkrankten Person zu stärken und um zu verhindern, dass die Beschwerden chronisch werden.

Notfallmittel bei Endometriose-Schüben

Regelschmerzen

- *Chamomilla* C7: Unerträgliche, stechende Schmerzen, die Reizbarkeit, Angst und Unruhe auslösen.
- *Colocynthis* C7: Schmerzen in Form von Krämpfen und Spasmen, begleitet von Reizbarkeit, Unruhe. Die Schmerzen lassen in zusammengekrümmter Haltung und/oder bei Druck nach.
- *Magnesium phosphoricum* C7: Schmerzen mit einer Tendenz zu Krämpfen, die sich in zusammengekrümmter Haltung ertragen lassen.
- *Folliculinum* C9: Die Schmerzen setzen mit dem Eisprung ein, begleitet von einem Spannungsgefühl in den Brüsten, Nervosität, prämenstruellem Syndrom. Mit Beginn der Menstruation werden sie schlimmer (eine Dosis am 14. Tag des Zyklus und eine weitere am 21. Tag).
- *Actaea racemosa* C7 (auch *Cimicifuga* oder Traubensilberkerze genannt): Sehr schmerzhafte und starke Menstruation, Neigung zu Migräne. Die Brüste sind sehr empfindlich, die Frau zudem sehr empfindsam bis überempfindlich. Selbst der Eisprung ist schmerzhaft.

Zu starke und/oder zu lange Regelblutungen

- *Melilotus* C5 in Kombination mit *Phosphorus* C5: bei allen zu starken und/oder zu langen Regelblutungen.
- *China rubra* C5: bei Erschöpfung, die mit Blutverlust einhergeht.
- *Sabina* C5: bei sattrotem Blut und starker Regelblutung.
- *Sepia* C5: bei dunkelrotem, braunem oder schwarzem Menstruationsblut, die Blutungen gehen einher mit einem Schweregefühl im Unterleib.

- *Secale cornutum* C5: bei dunkelrotem, braunem oder schwarzem klumpigem Menstruationsblut.

Diese Symptome können in Selbstmedikation mit zwei Globuli dreimal täglich behandelt werden, bis eine Besserung eintritt (außer bei *Folliculinum*, siehe oben angegebene Dosierung).

Einige homöopathische Konstitutionsmittel

Es gibt so viele Formen von Endometriose, wie es Frauen gibt. Manche Frauen haben mehr Schmerzen auf der rechten Seite, andere mehr auf der linken, manche leiden mehr vor der Menstruation, andere mehr währenddessen. Bei manchen schießen die Schmerzen anfallsartig ein. Bei anderen sind sie stechend und gehen mit einem Schweregefühl im Unterleib einher. Ohne Anspruch auf Vollständigkeit sind nachfolgend mehrere Konstitutionsmittel aufgeführt, die bei Endometriose üblicherweise eingesetzt werden. Hier raten wir jedoch von einer Selbstbehandlung ab. Ein Besuch bei einem homöopathischen Arzt wird empfohlen, um die Behandlung zu präzisieren.

- *Lachesis*: Die Schmerzen manifestieren sich eher am linken Eierstock und in der linken Körperhälfte. Betroffen sind meist zu Eifersucht neigende Frauen, die laut reden und enge Kleidung, Gürtel oder Halsketten nicht ertragen können. Ihre Beschwerden bessern sich mit Beginn der Menstruation.
- *Thuja*: Basismittel zur Regulierung von Wassereinlagerungen, Zellulitis, Gewebewucherungen (Warzen, Fibrome, Zysten, Polypen), wiederholten Infektionen im Genitalbereich und der Harnwege sowie Blähungen und Verdauungsstörungen. Auf der psychischen Seite wird *Thuja* bei diffusen Ängsten eingesetzt, ebenso bei allgemeinem Unwohlsein und dem Gefühl, etwas Lebendiges im Bauch zu haben.
- *Sepia*: Konstitutionsmittel für traurige, zu Depressionen neigende, schlanke, erschöpfte, oft braunhaarige Frauen. Sie sind anfällig für Migräne, Leberbeschwerden, Harnwegsinfektionen und sexuelle Unlust. Sie verspüren ein Schweregefühl im Unterleib und haben

das Gefühl von Herabdrängen, als ob die Organe herausfallen würden oder dass die Organe tiefer gesunken sind.

- *Phosphorus*: Konstitutionsmittel für enthusiastische, kreative und sensible Menschen, die zwar hyperaktiv, aber auch sehr schnell erschöpft sind, und bei denen sich Phasen voller Energie mit Phasen der Abgeschlagenheit abwechseln. *Phosphorus* wird auch gerne bei Blutungen eingesetzt (siehe oben).
- *Natrium muriaticum*: Bei überempfindlichen Frauen, die dazu neigen, sich zu verschließen und sich zurückzuziehen. Es handelt sich um eher schlanke Frauen, allerdings meist mit Reiterhosen (*Lipödem*). Sie leiden unter Schmerzen mit einem Schweregefühl im Beckenbereich. Sie sind anfällig für *Dyspareunie* (Schmerzen beim Geschlechtsverkehr).

Weitere hilfreiche Maßnahmen

Warme und kalte Sitzbäder im Wechsel

Bei manchen Frauen lindern Sitzbäder die Schmerzen im Beckenbereich, wenngleich deren Umsetzung zugegebenermaßen nicht gerade einfach ist. Warme und kalte Sitzbäder, die im Wechsel durchgeführt werden, regen die Beckendurchblutung an: Sie fördern die Blutzirkulation und den Lymphfluss, wodurch Entzündungen gelindert und Giftstoffe ausgeschieden werden.

PRAXISTIPP

- Füllen Sie zwei Schüsseln mit Wasser, die breit und tief genug sind, dass Sie sich hineinsetzen können. Es gibt übrigens Sitzwannen, die sich über der Toilette anbringen lassen. Füllen Sie eine der Wannen mit warmem und die andere mit kaltem Wasser.
- Setzen Sie sich nacheinander in eine der beiden Wannen: 3 Minuten lang in das warme Wasser und 1 Minute lang in das kalte Wasser. Wechseln Sie dreimal von einer Wanne in die andere. Außerhalb der Menstruation können Sie dies zweimal täglich über mehrere Tage praktizieren.

Die Wärmflasche

Regelschmerzen lassen sich durch das Auflegen einer Wärmflasche deutlich lindern. Das Wasser kann lauwarm bis heiß sein – das Wärmeempfinden und das entsprechende Gefühl der Besserung sind bei jedem Menschen individuell.

Während der Menstruation hilft eine Wärmflasche oder eine Wärmekompresse, die Gefäße im Unterleib zu erweitern, die Muskeln, vor allem die Gebärmuttermuskulatur (Uterus), zu entspannen und so die krampfartigen Bauchschmerzen zu lindern.

PRAXISTIPP

Eine Wärmflasche kann die Wirkung eines Wickels aus essigsaurer Tonerde oder einer Rizinusöl-Packung auf den Unterleib verstärken. Aufgelegt auf den Unterleib und den Lendenbereich kann sie auch bei leichten Spannungen in der Mitte des Menstruationszyklus (Eisprung) von Nutzen sein.

WARUM HILFT WÄRME BEI SCHMERZEN?

Physiologisch gesehen führt Wärme zu einer Erhöhung der Körpertemperatur, indem der Blutkreislauf aktiviert und die Gefäße erweitert werden (*Vasodilatation*). Der Austausch von Wasser, Nährstoffen und Sauerstoff zwischen den Zellen wird erleichtert, die Vitalität verbessert. Wenn Sie eine Wärmflasche an sich drücken, tragen Sie auf natürliche Weise zum Erhalt Ihrer Gesundheit bei. 40 °C ist die ideale Temperatur, bei höheren Temperaturen blockieren die Wärmerezeptoren die Information, die an die Schmerzrezeptoren gesendet werden. Wenn Sie also Ihre gute alte Wärmflasche auf den schmerzenden Bereich legen, „deaktivieren“ Sie die Schmerzen auf der molekularen Ebene und im Gehirn.

Rizinusöl-Packungen

Rizinusöl-Packungen sind hervorragend geeignet, um Schmerzen zu lindern und gleichzeitig die Durchblutung im Beckenbereich zu unterstützen. Warum? Rizinusöl zieht Blut und Lymphe an die Stelle, an der es aufgetragen wird. Dadurch wird der Lymphfluss verbessert und der Körper entgiftet.

Das Lymphsystem ähnelt einer Kläranlage, denn es ist für Entgiftung und Ausleitung der körpereigenen Abfälle (Fette, Schlacken, Bakterien, Parasiten) zuständig, nachdem diese ihren Weg durch beispielsweise die Darmwände und die Leber absolviert haben. Sie können die Rizinusöl-Packungen im Bereich des kleinen Beckens, aber auch auf der Leber und/oder dem Darm auflegen.

PRAXISTIPP

Schneiden Sie sechs Stücke Stoff aus Bio-Baumwolle zurecht und tränken Sie diese mit Rizinusöl (der Stoff muss feucht sein, darf aber nicht mehr tropfen). Legen Sie sich die Packung und darüber eine in ein Handtuch gewickelte Wärmflasche mit heißem Wasser mehrmals täglich 30 bis 45 Minuten lang auf den Unterleib. Im Internet sind auch fertige Packungen erhältlich.

Kälte

Zur vorübergehenden Linderung können bei Entzündungsschüben kühle Beutel auf die schmerzenden Stellen gelegt werden.

PRAXISTIPP

Wenden Sie die kühlenden Beutel 20 bis 30 Minuten lang an, in der Anfangszeit 4- bis 5-mal täglich. Nach jeder Anwendung lassen Sie mindestens zwei Stunden vergehen. So erhöht sich die Wirkung.

WARUM HILFT KÄLTE BEI SCHMERZEN?

Kälte wirkt schmerzlindernd durch die Blockierung der Schmerzrezeptoren. Sie wirkt außerdem gefäßverengend und abschwellend und vermindert so Entzündungsmechanismen. Kälte ist ein *Anästhetikum* und lindert daher krampfartige Schmerzen und Muskelkrämpfe.

Kontrasttherapie für optimale Ergebnisse

Manche Frauen stillen ihre Schmerzen, indem sie abwechselnd einen Eisbeutel und eine heiße Wärmflasche verwenden. Jede Frau ist anders, deshalb müssen Sie ausprobieren, was Ihnen am besten hilft.

PRAXISTIPP

Sie können beispielsweise folgendermaßen vorgehen:

- 5 Minuten Kälte
- 5 Minuten Wärme
- 5 Minuten Kälte
- 5 Minuten Wärme
- 5 Minuten Kälte

25 Minuten lang mehrmals täglich bei Schmerzattacken anwenden.

WARUM HILFT DER WÄRME-KÄLTE-WECHSEL?

Die Kontrasttherapie, also die Anwendung von Wärme und Kälte im Wechsel, ist besonders wirksam bei akuten Schmerzen, hilft aber auch bei chronischen Schmerzen. Die Abfolge von Gefäßverengung (Kälte) und Gefäßerweiterung (Wärme) erzeugt einen Pumpeffekt im Behandlungsareal. Durch die Pumpwirkung wird der Blutfluss angeregt, die Schmerzrezeptoren werden weniger aktiviert und der Schmerz wird somit gelindert.

Die Elektrotherapie

Die Elektrotherapie zu schmerzlindernden Zwecken ist eine Alternative zu Medikamenten wie Ibuprofen oder Paracetamol. Sie wird zunehmend von Ärzten befürwortet. Die Funktionsweise ist simpel: Es werden Pads mit Elektroden auf dem Unterleib platziert, die sehr leichte elektrische Stromstöße abgeben und so durch die Haut auf die Nerven wirken (eine Technik, die als TENS bezeichnet wird, Transkutane Elektrische Nerven-Stimulation, Anm. d. Verlags). Diese Mikrostimulation hemmt die Schmerzweiterleitung der Nerven zum Gehirn und aktiviert gleichzeitig Nervenfasern, die andere Empfindungen vermitteln (Kribbeln und Vibrationen durch die elektrische Stimulation). So werden die Beschwerden überlagert. Diese Geräte, deren Einsatz in Schmerzkliniken weit verbreitet ist, können auch zu Hause eingesetzt werden. Die leihweise Verordnung von Geräten wird sogar von der Krankenkasse übernommen. Lassen Sie sich von Ihrem behandelnden Arzt beraten!

ERFAHRUNGSBERICHTE

Delphine (40 Jahre): Alternative Medizin hilft mir, wieder auf die Beine zu kommen

Das Leben mit Endometriose ist ein täglicher Kampf. Bei mir begann alles im Alter von 13 Jahren, aber ich erhielt erst mit 31 Jahren die Diagnose. In der Zwischenzeit hatte die Erkrankung viel Schaden angerichtet. Ich habe mich mehreren Operationen unterzogen, aber die Schmerzen kommen immer wieder. Die Erkrankung ist bereits weit fortgeschritten, mit Beeinträchtigungen des Verdauungstrakts. Und meine Fibromyalgie macht alles noch schlimmer. Lange Zeit habe ich sehr viele Medikamente eingenommen, gegen Schmerzen im Verdauungstrakt und beim Wasserlassen, gegen Regelschmerzen und gegen Depressionen. Mit der Zeit schaden mir diese Medikamente jedoch mehr, als dass sie mir helfen. Das Einzige, was mir echte Linderung verschafft, ist die Injektion eines Arzneimittels, das eine künstliche Menopause auslöst. Seit sechs Jahren bekomme ich dieses Mittel einmal im Jahr gespritzt. Aber inzwischen lässt die Wirkung nach und die Ärzte wollen mir dieses nicht mehr verabreichen.

Also habe ich nach alternativen Heilmethoden gesucht und Osteopathie, Akupunktur, Selbsthypnose, Sophrologie, Musiktherapie und Naturheilkunde für mich entdeckt. Und ich habe mehrere ambulante Badekuren gemacht. Diese Methoden helfen mir, nach einem Schub wieder auf die Beine zu kommen und ein erneutes Auftreten zu verhindern. Statt Antidepressiva nehme ich jetzt Johanniskraut und anstelle von Tabletten gegen Darmbeschwerden mache ich Kuren mit Aloe Vera und grüner Tonerde. Meinen Unterleib massiere ich mit ätherischen Ölen. Wenn ich zu müde bin, nehme ich Multivitaminpräparate ein, die mir meine Heilpraktikerin empfohlen hat. Sie helfen mir durchzuhalten, nicht den Mut zu verlieren, aus dem Haus zu gehen und trotz der Behinderung ein halbwegs normales Leben zu führen. Ich habe auch wieder mit Sport angefangen. Ich gehe regelmäßig schwimmen und fahre wieder Rad. An manchen Tagen bin ich gut in Form, an anderen weniger. Ich lerne, mit meiner Erkrankung umzugehen. Bei Bedarf gehe ich öfter zur Akupunktur oder zum Osteopathen. So helfe ich mir selbst. Ich bedauere jedoch, dass ich dabei nur wenig Unterstützung erhalte. Ärzte sprechen zu wenig über alternative Heilmethoden oder, wenn überhaupt, nur zwischen Tür und Angel. Sie kennen nicht unbedingt die richtigen Therapeuten und können mir meist niemanden empfehlen. Das ist schade, denn wir müssen auch aufpassen, dass wir nicht auf Scharlatane hereinfallen. Leider gibt es sie und ich habe einige von ihnen kennengelernt. Die besten Informationen und Tipps habe ich in der Schmerzberatungsstelle und während der ambulanten Badekuren erhalten.

Noella (40 Jahre): Ich habe gelernt, auf meinen Körper zu hören

Die Diagnose Endometriose erhielt ich vor acht Jahren, obwohl ich schon seit der Kindheit unter den Schmerzen leide. Schon als kleines Kind hatte ich regelmäßig Bauchschmerzen, doch kein Arzt fand deren Ursache heraus. Als Teenager hat man mir aufgrund der Schmerzen den Blinddarm entfernt, was natürlich nichts gebracht hat. Ich hatte Hüftschmerzen und musste Einlagen tragen. Auch das hat nicht geholfen. Ich musste mit dem Radfahren aufhören, weil mir das Sitzen auf dem Sattel große Schmerzen bereitete. Dabei bin ich immer sehr gerne Rad gefahren. Erst nach der Operation einer Eierstockzyste von der Größe einer Orange wurde schließlich Endometriose bei mir diagnostiziert. In all diesen Jahren habe ich sehr gelitten und währenddessen ist die Erkrankung immer weiter fortgeschritten. Am Ende habe ich mir einen Teil der Gebärmutter entfernen lassen, aber selbst das sorgte nicht für die gewünschte Abhilfe. Ich leide immer noch unter Regelschmerzen, Darmkrämpfen und Verdauungsstörungen aufgrund der vielen Verwachsungen.

Inzwischen kann ich keine schmerzstillenden Medikamente mehr einnehmen, weil mein Magen von deren übermäßiger Einnahme geschädigt ist. Ich habe die Antidepressiva abgesetzt, weil ich dadurch in wenigen Monaten 15 kg zugenommen habe. Ich habe mich daher der Komplementärmedizin zugewandt und kümmere mich jetzt gut um mich selbst. Ich habe gelernt, auf meinen Körper zu hören, und habe viel über die Erkrankung gelesen. Ich ernähre mich jetzt glutenfrei, was dazu geführt hat, dass ich zwei Kleidergrößen abgenommen und keine Verdauungsstörungen mehr habe. Ich gehe regelmäßig zum Osteopathen, der mein Becken wieder in die richtige Position bringt und ihm trotz der Verwachsungen seine Beweglichkeit zurückgibt. Momentan mache ich eine Kur mit Nahrungsergänzungsmitteln: mit Omega-3-Fettsäuren, Borretsch- und Nachtkerzenöl, Kurkumin, Calcium-D-Glucarat und natürlichem Progesteron. Das lindert wirklich meine Darmschmerzen, meine Kopfschmerzen und meine Verspannungen im Beckenbereich. Ich habe bereits zwei ambulante Badekuren gemacht. Sie helfen mir ungemein und die Wirkung hält mehrere Monate an. Deshalb will ich nun jedes Jahr eine machen. Und wenn ich während der Regel Unterleibsschmerzen habe, greife ich auf mein TENS-Gerät zurück. Das hilft absolut. Letztendlich liegt es an jeder von uns, die Therapien zu finden, die am besten helfen. Schließlich kennen wir unseren Körper am besten.

Kapitel 3

Pflanzliche Heilmittel bei Endometriose

Bei der sogenannten Phytotherapie, der Pflanzenheilkunde, werden Heilpflanzen zu therapeutischen Zwecken verwendet. Als Ergänzung schulmedizinischer Behandlungen können sie von großem Nutzen sein.

Bei Endometriose setzt man Heilpflanzen zu unterschiedlichen Zwecken ein: Einige wirken schmerzlindernd, andere haben entzündungshemmende Eigenschaften, wieder andere können den Hormonhaushalt regulieren oder helfen, Erschöpfungs- und Angstzuständen oder Depressionen entgegenzuwirken. Ihr Einsatz kann in verschiedenen Formen erfolgen: mit ätherischen Ölen (die sogenannte Aromatherapie), in Form von Knospen (die sogenannte Gemmotherapie), in getrockneter Form als Tee oder in Kapseln sowie als Frischpflanzenextrakte.

Im Folgenden schlagen wir eine Reihe von schmerzlindernden Behandlungen vor, deren Anwendung Sie jedoch mit Ihrem Arzt oder Heilpraktiker abklären sollten.

Hinweis: Die vorgeschlagenen Therapien können keinesfalls Ihre aktuelle medizinische Behandlung ersetzen. Wenn Sie Zweifel am Einsatz einer hier aufgeführten Heilpflanze haben, bitten Sie Ihren Heilpraktiker, Apotheker oder Arzt um Rat.

Schmerzen auf pflanzlicher Basis lindern

Ätherische Öle: Aromatherapie

Hierbei handelt es sich um einen Teilbereich der Pflanzenheilkunde, bei dem nur ein winziger Teil der Pflanze, nämlich ihr ätherisches Öl, verwendet wird. Ätherische Öle sind konzentrierte flüssige Extrakte, sogenannte Essenzen, die durch Wasserdampfdestillation aus Kräuter- und Heilpflanzen gewonnen werden. Sie sind in lichtundurchlässigen Fläschchen im Handel erhältlich und werden in Tropfenform entweder oral, über die Nase (zur Inhalation, als Raumduft) oder über die Haut (Massagen, Einreibungen, Bäder) angewendet. Mit ihnen lassen sich viele Alltagsbeschwerden natürlich, gezielt und schnell behandeln. Bei ihrer Verschreibung durch einen in Phyto-Aromatherapie ausgebildeten Arzt können sie bestimmte schulmedizinische Medikamente ersetzen oder ergänzend dazu eingesetzt werden, um deren Dosis zu senken.

Die Eigenschaften von ätherischen Ölen sind mannigfaltig. Einige haben eine stark antiseptische Wirkung, andere zeichnen sich durch antivirale oder antibiotische Eigenschaften aus. Wieder andere wirken entzündungshemmend, schmerzlindernd oder krampflösend. Gerade Letztere können bei Endometriose helfen. Ätherische Öle werden vor allem wegen ihrer sehr gezielten und starken Wirkungsweise eingesetzt, ähnlich wie klassische Medikamente der Schulmedizin.

Das sollten Sie beachten

Wie Sie vielleicht wissen, enthalten ätherische Öle eine hohe Konzentration an Wirkstoffen. Wenden Sie diese daher sorgsam an. Zählen Sie die Tropfen und halten Sie die genaue Dosierung ein. Bei Endometriose sollten Sie ätherische Öle eher auf die Haut auftragen, da sie auf diese Weise direkt in den Blutkreislauf gelangen und somit schnell wirken. Unten führen wir einige Öle auf, die pur auf der Haut angewendet werden können. Manche Öle können pur aufgetragen jedoch Hautreizungen verursachen und müssen daher (z. B. in einer Bodylotion, einem Pflanzenöl) verdünnt werden. Geben Sie keine Tropfen ätherisches Öl in Ihr Badewasser, denn es ist nicht wasserlöslich. Halten Sie sich strikt an die empfohlene Dosierung und Anwendung.

Die Anwendung erfolgt in der Regel über einen kurzen Zeitraum (8 bis maximal 10 Tage), der gegebenenfalls verlängert werden kann. Es gibt allerdings ätherische Öle, die bei Schwangeren, Babys und Epileptikern nicht angewendet werden dürfen. In diesen Fällen sollten Sie zuvor immer Ihren behandelnden Arzt oder Apotheker um Rat fragen.

Es kann übrigens sein, dass Sie gegen ein oder mehrere ätherische Öle allergisch sind. Idealerweise sollten Sie jedes Öl vor der Anwendung testen, indem Sie einen Tropfen in die Ellenbeuge geben. Warten Sie 24 Stunden, um zu sehen, ob sich eine Hautrötung entwickelt. Falls nicht, können Sie das Öl bedenkenlos einsetzen.

Eine letzte, aber nicht unwichtige Vorsichtsmaßnahme: Kaufen Sie qualitativ hochwertige, echte ätherische Öle, 100 Prozent naturrein mit Angabe des Chemotyps oder mit Angabe des botanischen (lateinischen) Namens *und* des Chemotyps. Es gibt auch ätherische Öle in Bio-Qualität. Leider werden immer mehr manipulierte und mit synthetischen Stoffen gestreckte ätherische Öle angeboten. Verlassen Sie sich am besten auf die Marken, die in Apotheken oder Reformhäusern erhältlich sind.

SPRECHEN SIE VOR DER ANWENDUNG MIT IHREM ARZT

Ätherische Öle sind zwar natürlich, aber deshalb wirken sie nicht minder! Heilpflanzen enthalten sekundäre Pflanzenstoffe, die eine Wechselwirkung mit der von Ihrem Arzt verschriebenen hormonellen, schmerzlindernden oder entzündungshemmenden Behandlung auslösen können. Da einige blutverdünnend wirken, ist vor einer

Operation Vorsicht geboten! Grundsätzlich empfehlen wir, alle komplementärmedizinischen Behandlungen mit Ihrem Arzt abzuklären.

Ihre „Aromathek“ gegen Schmerzen

(Folgende Empfehlungen stammen von Cécile Adant, Apothekerin und Spezialistin für Aromatherapie.)

Gegen Regelschmerzen

Kombinieren Sie 2 Tropfen eines entzündungshemmenden ätherischen Öls mit 2 Tropfen eines ätherischen Öls, das entspannend auf die Muskulatur wirkt.

Sie haben die Wahl zwischen:

- 2 Tropfen Bitterorangenöl + 2 Tropfen Basilikumöl

ODER

- 2 Tropfen echtes Lavendelöl + 2 Tropfen Estragonöl

ODER

- 2 Tropfen Kamillenöl (*Chamaemelum nobile*) + 2 Tropfen Fenchelöl
  - ▶ *Tipp:* Entscheiden Sie sich für eine Mischung ganz nach Geruch, denn je mehr Ihnen dieser zusagt, desto besser ist die Wirkung.
  - ▶ Massieren Sie Ihren Unterleib viermal täglich mit dieser Mischung.
  - ▶ Sie können diese Mischung auch verwenden, um bestimmte Akupressurpunkte gezielter zu stimulieren (siehe Akupressur auf S. 36ff.).

Gegen sehr starke Regelschmerzen

Wenn Ihnen die oben genannten Mischungen keine Linderung verschaffen, können Sie folgende Kombination ausprobieren:

- 2 Tropfen Basilikum- oder Estragonöl + 1 Tropfen Kamillenöl + 1 Tropfen schwarzes Pfefferöl + 1 Tropfen Muskatnussöl + 1 Tropfen Ylang-Ylang-Öl
  - ▶ Massieren Sie Ihren Unterleib viermal täglich mit dieser Mischung.

Gegen Schmerzen bei Reizdarm

- 4 Tropfen Kamillenöl

ODER

- 4 Tropfen Zitronenverbenenöl
  - ▶ Tragen Sie es sanft massierend auf den Bauch im Bereich des Dickdarms auf.

Gegen Rückenschmerzen

- 2 Tropfen Zitroneneukalyptusöl + 2 Tropfen echtes Lavendelöl
  - ▶ Reiben Sie die schmerzenden Stellen damit ein.

Gegen Hexenschuss (akut einsetzende Kreuzschmerzen, Lumbalgie)

- 2 Tropfen Zitroneneukalyptusöl + 2 Tropfen Immortelleöl (*Helichrysum italicum*, italienische Strohblume)
  - ▶ Reiben Sie den schmerzenden Bereich damit ein.

Gegen Ischias-Schmerzen

- 2 Tropfen Pfefferminzöl
  - ▶ Reiben Sie die schmerzende Stelle damit ein.

ODER

- Bereiten Sie die folgende Mischung in einem 10-ml-Fläschchen zu:
  - 1 ml Katrafayöl
  - 3 ml echtes Lorbeeröl (*Laurus nobilis*)
  - 1 ml Muskatnussöl
  - 1 ml Pfefferminzöl
  - 2 ml Rosmarin-/Kampferöl (CT)
  - 2 ml Wintergrünöl (*Gaultheria procumbens*)
  - ▶ Zu Ihrer Information: 1 ml = 30 Tropfen Öl
  - ▶ Tragen Sie 4 Tropfen dieser Mischung auf die schmerzende Stelle auf.

Gegen körperliche und seelische Erschöpfung

- 2 Tropfen Katrafayöl
  ▶ Massieren Sie damit Ihre Nebennieren (im Rücken, oberhalb der Nieren) morgens und mittags an zehn aufeinanderfolgenden Tagen.

Gegen Niedergeschlagenheit

- Bereiten Sie folgende Mischung in einem 10-ml-Fläschchen zu:
  - 0,5 ml Kamillenöl
  - 0,5 ml Neroliöl
  - 0,5 ml Weihrauchöl
  - 8,5 ml Aprikosenkernöl
  ▶ Tragen Sie 4 Tropfen dieser Mischung auf den Solarplexus und auf die Innenseite der Handgelenke auf, dann falten Sie die Hände, bedecken damit Ihre Nase und nehmen einen langen, tiefen Atemzug (dreimal täglich, zehn Tage lang).

Die Pflanzenknospen: Gemmotherapie

Ähnlich wie die Aromatherapie ist die Gemmotherapie, auch Knospenmedizin genannt, ein Bereich der Pflanzenheilkunde, bei dem ausschließlich junge Pflanzenteile verwendet werden, also solche, die gerade erst im Begriff sind, auszutreiben. Und weil Knospen ihrer Form nach Edelsteinen (lateinisch *gemma*) ähneln, entstand die Bezeichnung „Gemmotherapie". Knospen sind reich an Stammzellen und stellen ein Konzentrat der gesamten werdenden Heilpflanze dar: Wurzel, Stamm, Blüte, Blatt und Frucht sind hier im Embryonal- bzw. Keimzustand vorhanden. Daher enthalten sie zahlreiche Wirkstoffe in hoher Konzentration: Vitamine, Spurenelemente, Mineralstoffe, Phytohormone, Polyphenole und Aminosäuren. Außerdem enthalten sie Wachstumsfaktoren und Harz.

Wirksam und ungiftig

Einige Wirkstoffe sind in den Knospen oder den jungen Trieben höher konzentriert als in ausgewachsenen Pflanzen. Doch im Gegensatz zu manchen anderen Heilpflanzen weisen sie keine giftigen Elemente wie Alkaloide auf. Während die Aromatherapie sehr gezielt und schnell wirkt, wird die Gemmotherapie vor allem vorbeugend eingesetzt, um den Stoffwechsel, das Immun- oder Hormonsystem zu regulieren, den Körper zu entwässern und Entzündungsprozesse zu lindern. Außerdem kann sie als Umstimmungstherapie für das weibliche Hormonsystem die Konstitution positiv beeinflussen.

- Schwangere und Frauen, die bereits hormonabhängige Tumoren hatten, sollten keine Knospen mit hormoneller Wirkung verwenden (speziell keine Knospen von Preiselbeersträuchern, Himbeersträuchern, Eichen oder Mammutbäumen).
- Bei Alkoholikern im Entzug wird von der Anwendung der Gemmotherapie abgeraten.

Wie werden die Knospen zubereitet?

Die moderne Gemmotherapie wurde in den 1960er-Jahren von dem belgischen Arzt Dr. Pol Henry entwickelt, der auch die Zubereitungsweise der Heilmittel festlegte. Die frischen Knospen werden im Frühjahr, kurz bevor sie sich öffnen, geerntet – zu einem entscheidenden Zeitpunkt in ihrem Wachstumszyklus, der von Art zu Art variiert. Man lässt sie drei Wochen lang in einer Mischung aus Wasser, Alkohol und Bio-Glycerin im Dunkeln ausziehen, wobei die Mischung täglich geschüttelt werden sollte. Anschließend wird die Mischung gepresst und abgeseiht. Nach 21 Tagen erhält man „konzentrierte Muttermazerate", die mit etwas Wasser verdünnt in einer Menge von 5 bis 15 Tropfen pro Tag eingenommen werden können. „Glyzerinmazerate 1 DH" werden ihrerseits nach der homöopathischen Methode im Verhältnis 1:10 verdünnt. Sie enthalten mehr Alkohol als Muttermazerate (bei Kindern und Schwangeren ist daher Vorsicht geboten). Ein weiterer Nachteil: Da sie verdünnt sind, müssen sie in größeren Mengen eingenommen werden: 50 bis 150 Tropfen pro Tag.

Es gibt aber auch Knospenmazerate ohne Alkohol. Sie bieten den Vorteil, dass sie viel breiter eingesetzt werden können: Selbst Schwangere, Kinder, Personen mit Unverträglichkeiten, Allergiker oder Alkoholiker im Entzug dürfen sie einnehmen. Mazerate ohne Alkohol bestehen zu 50 Prozent aus Wasser und zu 50 Prozent aus pflanzlichem Bio-Glycerin.

Knospen für Endometriose-Betroffene

Die Knospen der Himbeere (*Rubus idaeus*)

Diese harmonisieren das weibliche Hormonsystem und lindern Regelschmerzen, da sie krampflösend auf die Gebärmutter wirken. Sie kommen bei den entsprechenden Beschwerden als symptomatisches Heilmittel zur Anwendung. Idealerweise werden sie als Umstimmungsmittel zur Unterstützung und Stärkung des Gebärmutterbereichs eingesetzt: Hier wird empfohlen, Himbeermazerate 10 Tage vor der Periode gemäß der Dosierung der verwendeten Marke einzunehmen.

Die Knospen der Weinrebe (*Vitis vinifera*)

Weinrebenknospen wirken bei entzündlichen Prozessen, insbesondere bei Gelenkentzündungen, aber auch bei Entzündungen im Verdauungstrakt (Darm) und im Urogenitalsystem (Regelschmerzen). Es handelt sich hierbei um ein sehr wirksames entzündungshemmendes Mittel ohne die Nachteile herkömmlicher entzündungshemmender Medikamente. Außerdem regulieren sie die Immunabwehr (Autoimmunerkrankungen). Bei Frauenbeschwerden wie Endometriose können sie von großem Nutzen sein und ergänzen perfekt die Einnahme eines Himbeermazerats.

Die Knospen der Schwarzen Johannisbeere (*Ribes nigrum*)

Sie sind entzündungshemmend und verstärken die Wirkung anderer Knospen. Es empfiehlt sich daher, sie als Ergänzung zu anderen Knospen zu verwenden. Außerdem wirken sie regenerierend. Es handelt sich hierbei um sogenannte

Adaptogene, also biologisch aktive Pflanzenstoffe, die dem Organismus helfen, sich erhöhten körperlichen und emotionalen Stresssituationen anzupassen. Sie wirken auf die Nebennieren ein und bekämpfen Erschöpfungszustände.

Die Wirkung der Mazerate kann schnell eintreten, aber ein positiver Einfluss auf das weibliche Immunsystem ist erst nach 1 bis 3 Monaten zu erwarten. Die Einnahme erfolgt über mindestens 21 Tage, die verlängert werden können. Halten Sie sich an die Dosierungsanleitung der gewählten Marke.

Schmerzstillende Kräutertees und -kapseln

Die Blätter der Himbeere (*Rubus idaeus*)

Himbeerblätter wirken als Tee zubereitet krampflösend und helfen besonders bei Regelschmerzen. Sie lindern Krämpfe, regulieren den Menstruationszyklus und starke Menstruationsblutungen.

- *Als Tee:* 1 Teelöffel getrocknete Blätter pro Tasse Wasser, 10 Minuten ziehen lassen; 1 bis 3 Tassen pro Tag.
- Zusätzlich können Sie den Kräutertee „Frauenbalance“ von Yogi-Tea trinken.

Schafgarbe (*Achillea millefolium*)

Diese Heilpflanze ist am besten geeignet, um die Gebärmuttermuskulatur zu entlasten und Krämpfe zu lösen. Die Phytohormone der Schafgarbe ähneln dem Progesteron. Daher hilft sie bei zu starken Blutungen durch ihre adstringierende und leicht blutstillende Wirkung. Ihre Bitterstoffe unterstützen die Leber dabei, überschüssiges Östrogen auszuleiten. Sie ist daher wie geschaffen für Endometriose-Betroffene.

- *Als Tee:* 1 Teelöffel getrocknete Heilpflanze pro Tasse Wasser, 10 Minuten ziehen lassen; 2 bis 6 Tassen pro Tag.

Sie können Ihren Apotheker bitten, eine Mischung aus beiden Heilpflanzen herzustellen, um Ihnen die Zubereitung zu erleichtern.

- *Kräutertee für Regelschmerzen*: Frauenmantel, Römische Kamille, Himbeerblätter, Angelikawurzel, „YogiTea Frauenbalance“
- *Kräutertee gegen Krämpfe und Bauchschmerzen*: Minze, Schafgarbe

Pflanzenheilkunde zur Regulierung der Körperfunktionen

Heilpflanzen sind in der Naturheilkunde eines der wichtigsten Werkzeuge, um das Milieu (Grundsubstanz) zu harmonisieren und die Körperfunktionen und Abwehrkräfte zu unterstützen. Im Folgenden werden die bei Endometriose am häufigsten verwendeten Mittel und ihre jeweiligen Indikationen vorgestellt.

Hinweis: Die Empfehlungen zur Mikronährstoffversorgung können keinesfalls Ihre laufende medizinische Behandlung ersetzen. Wenn Sie Zweifel an einem von uns erwähnten Produkt haben, bitten Sie Ihren Heilpraktiker, Apotheker oder Arzt um Rat.

Die Leberaktivität anregen

Der Östrogenspiegel im Blut hängt vor allem davon ab, wie Östrogen im Körper verstoffwechselt und abgebaut wird. Diese Aufgabe übernimmt die Leber. Bestimmte Heilpflanzen können die Leber bei ihrer Arbeit unterstützen (zu verwenden je nach Jahreszeit wie in Anhang 9a und 9b ab S. 272 beschrieben).

Mariendistel (*Silybum marianum*)

Diese Heilpflanze regt die Zellregeneration und die körpereigene Antioxidantienproduktion an, sodass der Glutathionspiegel steigt. Außerdem steigert sie die Entgiftungsfähigkeit der Leber. Daneben kann sie dabei helfen, überschüssiges Östrogen (insbesondere Xeno-Östrogen), das bei Endometriose ein Problem darstellt, abzubauen.

Artischocke (*Cynara scolymus L.*)

Die Artischocke ist unverzichtbar für die Entgiftung der Leber, denn ihre Blätter sind reich an Cynarin. Diese Substanz verfügt über choleretische (die Gallensekretion anregende) und leberschützende Wirkungen. So fördert sie den Abbau und die Ausscheidung giftiger Stoffe über die Leber (und Nieren).

> ⚠ **Achtung:** Bei Gallensteinen ist es ratsam, keine Zubereitungen aus der Artischocke einzunehmen. Auch Personen, die gegen Korbblütler (*Asteraceae*) (u. a. Löwenzahn, Gänseblümchen) allergisch sind, sollten vorsichtig sein.

Kurkuma (*Curcuma longa, Curcuma aromatica*)

Kurkuma schützt und regeneriert die Leber, wenn diese geschädigt ist. Kurkuma ist das stärkste Entgiftungsmittel von allen! Es regt die Gallenproduktion an und sorgt so für eine gründliche Reinigung der Leber und eine Entschlackung der Lebergänge.

Lindenrinde (*Tilia sylvestris*)

Zubereitungen aus der Lindenrinde bzw. dem Splintholz der Linde (das Splintholz ist die Holzschicht zwischen der Rinde und dem Kern des Baumes, Anm. d. Verlags) haben einen hohen Mineralstoffgehalt und sind insbesondere für Frauen mit verminderter Vitalität interessant. Lindenrinde hat den Vorteil, dass sie die Arbeit der Ausscheidungsorgane (Leber, Gallenblase, Nieren und Darm) unterstützt. Sie ist reich an Mineralstoffen und Spurenelementen und enthält wesentliche Substanzen für eine Entgiftung ohne Mineralstoffverlust. Achten Sie darauf, nur hochwertige Lindenrinde als Tee oder Trinkampullen zu verwenden.

PRAXISTIPP: LINDENRINDENTEE

Geben Sie zum Abkochen 40 Gramm Lindenrinde in 1 Liter kaltes Wasser. Kochen Sie den Absud ca. 20 Minuten lang auf kleiner Flamme ohne Deckel. Nach 20 Minuten sollten nur noch ⅔ Flüssigkeit vorhanden sein. Seihen Sie den Sud ab und trinken Sie alles innerhalb eines Tages.
Als Notfallkur über etwa 10 Tage bei allen Entzündungsprozessen, ansonsten ¾ Liter des Absuds täglich als 3-wöchige Kur trinken.

Hormonhaushalt ausbalancieren

Wissenschaftliche Untersuchungen haben ergeben, dass Östrogen unbestreitbar eine wichtige Rolle bei der Entwicklung und dem Fortschreiten von Endometriose spielt. Die Betroffenen leiden sehr häufig unter einem hormonellen Ungleichgewicht mit Hyperöstrogenämie und Hypoprogesteronämie. Progesteron und Östrogen sind untrennbar miteinander verknüpft. Ein Östrogenüberschuss führt automatisch zu einem Progesteronmangel.[4]

Auf dieser Grundlage werden übrigens auch bestimmte Medikamente verschrieben (z. B. GnRH-Agonisten, die die Östrogenproduktion hemmen). Diese bringen leider viele Nebenwirkungen mit sich, welche den Symptomen der Menopause ähneln, wie Hitzewallungen, Scheidentrockenheit, Reizbarkeit. Der komplette Verzicht auf Östrogen ist keine Lösung, da Östrogen hilft, ein körperliches und emotionales Gleichgewicht aufrechtzuerhalten.

ÖSTROGEN IM BLICK

Östrogene sind insbesondere wegen ihrer Wirkung auf die Genitalien und die Sexualität bekannt, haben aber noch andere Funktionen. In ausreichender Menge unterstützen sie die Regeneration der Knochen, indem sie die für den Aufbau von Knochensubstanz zuständigen Zellen (*Osteoblasten*) stimulieren und die für den Knochenabbau verantwortlichen Zellen (*Osteoklasten*) hemmen. Sie wirken somit Osteoporose entgegen – ein Krankheitsbild, das vermehrt in den Wechseljahren auftritt, in denen die Östrogenausschüttung langsam versiegt. Östrogene beeinflussen das Gehirn und können somit auf die Stimmung oder die mentale Verfassung von Frauen einwirken. Sie stimulieren aber auch den Stoffwechsel von Hautzellen und die Neubildung von Kollagen und sorgen damit für weiche, elastische und straffe Haut.

Gegen Östrogenüberschuss muss jedoch etwas unternommen werden:

- durch Minimierung von umweltbedingten Xenoöstrogenen (mehr dazu in Kapitel 6);
- durch Unterstützung der Leberfunktion beim Abbau von Hormonüberschüssen (siehe oben);
- durch Erhöhung des Progesteronspiegels und Regulierung des Östrogenüberschusses mithilfe spezieller Heilpflanzen (siehe unten).

Mönchspfeffer (*Vitex agnus-castus*)

Diese Heilpflanze ist besonders wirksam, um die Progesteronproduktion anzuregen und so das hormonelle Gleichgewicht zwischen Östrogen und Progesteron wiederherzustellen. Sie hilft, Symptome des prämenstruellen Syndroms (wie Spannungsgefühle in den Brüsten, Schmerzen im Beckenbereich, Reizbarkeit) zu lindern oder sogar zu beenden. Mönchspfeffer wird auch bei allzu häufigen oder unregelmäßigen Monatsblutungen sowie bei Hyperfollikulinie (Follikulin = von den Eierstöcken produziertes follikelstimulierendes Hormon) verwendet, die durch Progesteronmangel entstehen kann. Mönchspfeffer ist besonders bei Frauen mit Endometriose, Gebärmutterfibromen oder Zysten von großem Nutzen. Die Gestagenwirkung dieser Heilpflanze hat einen positiven Effekt auf all diese Probleme und Endometrioseherde bilden sich zurück. Mönchspfeffer entspannt die Gebärmuttermuskulatur und lindert Menstruationskrämpfe.[5] Er muss mindestens drei Monate lang eingenommen werden, um erste Ergebnisse zu erzielen.

Frauenmantel (*Alchemilla vulgaris*)

Mit Zubereitungen aus Frauenmantel lässt sich ein unregelmäßiger Zyklus normalisieren, denn die darin enthaltenen Phytohormone, die dem Progesteron ähneln, machen diese Heilpflanze zu einem hervorragenden Mittel bei Beschwerden in der zweiten Hälfte des Menstruationszyklus: Dies allerdings nur, wenn die Präparate über mindestens drei Menstruationszyklen regelmäßig eingenommen werden. Schmerzhafte, zu starke oder unregelmäßige Regelblutungen sowie Menorrhagien lindern sie mit Erfolg. Sie werden ab der Zyklusmitte (um den 12. Tag) bis zum Beginn der Menstruation eingesetzt.

Menstruationsstau, Krämpfe und Regelschmerzen lindern

Viele Frauen mit Endometriose leiden unter Dysmenorrhö (Schmerzen während der Menstruation). Diese Schmerzen sind auf einen Überschuss an Prostaglandinen zurückzuführen, wodurch sich die Gebärmutter zu häufig zusammenzieht. Dies schränkt die Durchblutung der Gebärmutter ein und führt zu einem schmerzhaften Menstruationsstau. Bei Endometriose werden die Schmerzen durch die Entzündungen verursacht, aber auch dadurch, dass die außerhalb der Gebärmutterschleimhaut liegenden Endometrioseherde (ektopes Gewebe) während der Menstruation bluten. Bestimmte krampflösend und abschwellend wirkende Heilpflanzen können bei dieser Symptomatik auf Blutungen einwirken.

Schafgarbe (*Achillea millefolium*)

Diese Heilpflanze wirkt krampflösend auf die glatte Muskulatur in der Gebärmutter und eignet sich daher perfekt zur Behandlung von Dysmenorrhö.

Sie lindert sowohl die Schmerzen als auch die Krämpfe und hilft, die Menstruation zu regulieren. Dank ihrer blutstillenden Wirkung ist sie Frauen, die zu lang anhaltenden (länger als vier Tage) oder zu starken Menstruationsblutungen (Menorrhagien) neigen, zu empfehlen. Außerdem kann sie bei starken hellroten Blutungen von großem Nutzen sein.

Schafgarbe wird ebenso verwendet, um die Blutzirkulation zu unterstützen, die Gebärmutter zu entstauen und zu entlasten. Schafgarbe wirkt auch entzündungshemmend. Vorzugsweise sollte sie als Tee 2- bis 3-mal täglich zwei Tage vor dem erwarteten Einsetzen der Menstruation eingenommen werden.

Echte Kamille (*Matricaria recutita*)

Diese Heilpflanze eignet sich sehr gut zur Behandlung von Schmerzen bei Dysmenorrhö, da sie entzündungshemmend und krampflösend wirkt. Sie wird insbesondere Frauen empfohlen, die unter einem Schweregefühl im Unterleib, Menstruationsstau und Krämpfen mit Schmerzüberempfindlichkeit leiden. Außerdem fördert sie das Einsetzen der Menstruation und wirkt daher emmenagog.[6]

Ingwer (*Zingiber officinale*)

Er kann die Freisetzung von Beta-Endorphinen, d.h. körpereigenen Opioidpeptiden, stimulieren und wirkt daher schmerzstillend.[7] Studien zufolge können mit Ingwer die gleichen Ergebnisse erzielt werden wie mit nichtsteroidalen Antirheumatika (NSAR).[8] Aufgrund seiner krampflindernden und wärmenden Wirkung ist er bei Dysmenorrhö von großem Nutzen, besonders bei Frauen mit einem Kältegefühl im Bauchbereich. Ingwer reguliert die Durchblutungsverhältnisse in der Gebärmutter und fördert so ihr Abschwellen.

Schneeballbaumrinde (*Viburnum opulus, V. prunifolium*)

Im englischen Sprachraum auch „*cramp bark*“ genannt, lindert Schneeballbaumrinde vor allem Unterleibskrämpfe und Gebärmutterschmerzen, die unmittelbar vor dem Einsetzen der Menstruation auftreten. In der gynäkologischen Therapie zeichnet sie sich besonders durch ihre beruhigende und blutstillende Wirkung auf die Gebärmutter aus. Zudem reguliert sie starke Regelblutungen.

Starke Regelblutungen hemmen

Bei Endometriose ist die Menstruationsblutung häufig sehr stark und schränkt daher die Betroffenen in ihrem Leben massiv ein. Für manche Frauen stellt ihre Endometriose sogar ein echtes Handicap dar.

Hirtentäschel (*Capsella bursa pastoris*)

Aufgrund ihrer adstringierenden und die Gebärmuttermuskulatur stärkenden Eigenschaften wirkt diese Heilpflanze außerordentlich blutstillend und eignet sich daher vorzüglich bei Fällen von Blutungsunregelmäßigkeiten wie Menorrhagien oder Metrorrhagien. Sie empfiehlt sich besonders bei dunklen, dickflüssigen Blutungen. Hirtentäschel wirkt durchwärmend, regt den Stoffwechsel an und hilft insbesondere bei verminderter Kontraktion der Uterusmuskulatur.

⚠ **Achtung:** Klären Sie mit Ihrem Arzt ab, ob Ihre Blutungen normal sind.

Verdauungsbeschwerden lindern

Verdauungsstörungen treten gerne bei diesem Krankheitsbild auf und können auf eine Schädigung des Verdauungstrakts zurückzuführen sein, aber auch durch die Entzündung ektoper (außerhalb der Gebärmutterschleimhaut liegender) Endometrioseherde verursacht werden. Außerdem besteht ein Zusammenhang zwischen Endometriose, dem Reizdarmsyndrom (funktionelle Kolopathie) und entzündlichen Erkrankungen wie Morbus Crohn. Da helfen Probiotika, aber auch L-Glutamin. Sie unterstützen die Darmflora und helfen so, die Symptome zu lindern (siehe Kapitel 5). Es gibt auch andere Pflanzen, die bei dieser Art von Beschwerden hilfreich sein können.

Melisse (*Melissa officinalis*)

Melisse ist ein Karminativum und wirkt daher gegen Blähungen. Als krampflösendes Mittel der glatten Darmmuskulatur hilft sie bei unterschiedlichsten Verdauungsstörungen. Außerdem hat sie eine beruhigende Wirkung, indem sie die Übertragung von Nervenimpulsen reguliert.

Eine unumgängliche Operation begleiten

Eine Operation ist manchmal unumgänglich, entweder wenn die Schmerzen zu heftig werden und/oder bei gravierenden Schädigungen des Verdauungstrakts. In diesem Fall empfiehlt sich die begleitende Einnahme von pflanzlichen Mitteln, um die Leber vor den Nebenwirkungen der Anästhesie und der Schmerzmittel zu schützen. Diese pflanzlichen Mittel dürfen jedoch nur mit Zustimmung des Chirurgen nach der Operation eingesetzt werden.

Bettlerkraut (*Desmodium adscendens*)

Desmodium wird traditionell bei Virushepatitis, zur Vorbeugung von Nebenwirkungen bei einer Chemotherapie (z. B. Verringerung von Übelkeit, Appetitmangel) und bei toxischen Leberschäden durch medikamentöse Langzeitbehandlungen und Alkoholismus eingesetzt. Desmodium hat also nicht nur hepatoprotektive, sondern auch krampflösende Eigenschaften. Außerdem unterstützt es die Regeneration der Leberzellen.[9]

Echte Kamille (*Matricaria recutita*)

Sie ist aufgrund ihrer entzündungshemmenden Wirkung von Nutzen, da sie Verwachsungen im Bauchraum eindämmen kann.[10] Eine Supplementierung mit den Vitaminen A und C kann helfen, denn diese beiden Vitamine fördern die Wundheilung, weil sie die Kollagensynthese anregen. Bei langsamer oder ungünstiger Wundheilung kann zusätzlich Zink eingenommen werden.

PRAXISTIPP

Eine Übersicht über die Empfehlungen und Dosierungen für die Phytotherapie finden Sie in den Anhängen 9a und 10.

Kapitel 4

Ernährungstherapie

Es wäre Augenwischerei zu behaupten, dass sich Endometriose durch eine Ernährungsumstellung heilen lässt. Doch inzwischen ist bekannt, dass bestimmte Nahrungsmittel Entzündungen und die damit einhergehenden Schmerzen verschlimmern. [11] Ernährung ist deshalb ein wichtiges Thema, das nicht außer Acht gelassen werden darf. Die Umstellung der Ernährung beruht auf zwei Grundprinzipien:

- Der Verzehr bestimmter Nahrungsmittelgruppen, die Entzündungen und die Bildung von freien Radikalen fördern, sollte unterlassen oder zumindest eingeschränkt werden.
- Entzündungshemmende und antioxidative Nahrungsmittel sind zu bevorzugen.

Entzündungsfördernde Nahrungsmittel, auf die ganz verzichtet werden sollte

☹ Kuhmilch

Da sie die Funktion Ihres endokrinen Systems beeinträchtigt, sollte Kuhmilch wirklich von Ihrem Speiseplan gestrichen werden. Unser Immunsystem nimmt ein bestimmtes in Kuhmilch enthaltenes Protein, sogenanntes Rinderalbumin, als Eindringling wahr und bildet Antikörper dagegen. Kuhmilch enthält außerdem viel zu viele gesättigte Fettsäuren. Diese großmolekularen Fettsäuren belasten Leber und Gallenblase über Gebühr und werden daher nicht richtig verwertet: Statt unser Nervensystem zu nähren, lösen diese Moleküle Entzündungsreaktionen aus.

Wenn Sie gerne Kuhmilch trinken, wird Ihnen der Verzicht sicher nicht leicht fallen. Wir empfehlen Ihnen, schrittweise vorzugehen: Stellen Sie Ihre Ernährung nach und nach auf pflanzliche Drinks um (Vorsicht bei Soja, siehe S. 83). Probieren Sie Alternativen aus und lassen Sie sich nicht allein von Ihrem gewohnten Geschmack leiten.

Was ist mit Käse und Joghurt?

Es fällt schwer, seine Gewohnheiten zu ändern, wenn man praktisch sein ganzes Leben lang Käse aufs Brot und Joghurt zum Nachtisch gegessen hat, aber die Antwort lautet: Ja, selbst Käse und Joghurt aus Kuhmilch sollten gemieden werden.

Wie sieht es mit Schafs- und Ziegenmilchprodukten aus?

Schafs- und Ziegenmilch enthalten kleinere Fett-Tröpfchen als Kuhmilch und werden deshalb im Darm besser aufgespalten. Sie sollen das Immunsystem weniger belasten und weniger Entzündungsreaktionen hervorrufen – aber all das hängt natürlich davon ab, wie weit die Endometriose bei Ihnen fortgeschritten ist. Manche Frauen sind auf Käse und Joghurt aus Schafs- oder Ziegenmilch umgestiegen, weil sie diese gut verdauen können. Bei anderen haben die Entzündungen nachgelassen, nachdem sie komplett auf Milchprodukte verzichtet haben. Wir empfehlen Ihnen zu experimentieren, um herauszufinden, was Ihnen bekommt und guttut. Der gelegentliche Verzehr von Produkten aus Schafs- und Ziegenmilch kann auch dazu beitragen, dem Genussfaktor bei der Ernährung gerecht zu werden.

ERFAHRUNGSBERICHT

Sandrine

Ich habe die meisten glutenhaltigen Lebensmittel, Kuhmilch und Alkohol von meinem Speiseplan gestrichen. Nachdem ich auf bestimmte Nahrungsmittel wie Nudeln oder Brot komplett verzichtet hatte, stellte ich fest, dass ich weniger unter Blähungen litt und besser verdauen konnte.

Bei Kuhmilch dauerte es morgens nach meiner Tasse zum Frühstück höchstens 20 Minuten, bis ich Durchfall hatte. Ziegen- und Schafskäse sowie einige glutenhaltige Getreidesorten wie Hafer bekommen mir hingegen gut. Ein Genuss, den ich mir von Zeit zu Zeit in angemessener Menge gönne. Nach und nach hatte ich weniger Schmerzen. Besonders deutlich wurde dies, als ich den Verzehr von Kuhmilch und Weizen komplett eingestellt hatte.

☹ Glutenhaltige Nahrungsmittel

Gluten, auch Klebereiweiß genannt, ist ein Sammelbegriff für ein Stoffgemisch aus Proteinen, die natürlicherweise in einigen Getreidesorten (Weizen, Roggen, Hafer, Gerste, Dinkel, Kamut) vorkommen. Man findet es daher vor allem in Getreideprodukten wie Brot, Nudeln, Kuchen, Paniermehl. Aber selbst Suppen, Soßen, Fleischersatz, Gewürzmischungen und Süßigkeiten enthalten Gluten.

Bei Endometriose kommen Entzündungen als erschwerender Faktor hinzu. Daher ist es ratsam, auf Nahrungsmittel zu verzichten, die dafür bekannt sind, dass sie Entzündungsprozesse anregen oder den Darm reizen, wie Gluten.

Einer 2012 in Italien durchgeführten Studie zufolge lindert eine langfristige glutenfreie Diät bei 75 Prozent der Frauen die Schmerzen bei Endometriose.[12] Die Studie umfasste 207 Frauen, die von einer schweren Form der Endometriose (sehr starke Schmerzen) betroffen waren. Nach zwölf Monaten glutenfreier Ernährung bewerteten die Forschenden, inwieweit sich der Gesundheitszustand ihrer Probandinnen verändert hatte:

- 75 Prozent der Frauen hatten deutlich weniger Schmerzen als zuvor.
- 25 Prozent haben keine Veränderung festgestellt.
- Bei keiner der Frauen hatten sich die Schmerzen verschlimmert.

In aller Deutlichkeit: Der Verzicht auf Gluten heilt die Erkrankung zwar nicht, aber es wird Ihnen sicherlich helfen, Ihre Lebensqualität zu verbessern, indem es die Schmerzen lindert. Probieren Sie es aus! Eine deutliche Besserung ist möglich, allerdings nur im Rahmen einer strengen und langfristigen Diät.

☹ Rotes Fleisch und gesättigte Fettsäuren

Rotes Fleisch, vor allem aus Massentierhaltung, enthält aufgrund der Fütterung der Tiere häufig Hormone, insbesondere Östrogene (dies gilt aber auch für Hühnerfleisch und weißes Fleisch im Allgemeinen).

Es gibt immer mehr Hinweise darauf, dass eine chronische Exposition gegenüber chemischen Schadstoffen wie polychlorierten Biphenylen (PCB) und Dioxin mit einer erhöhten Prävalenz und einem erhöhten Schweregrad von Endometriose in Verbindung gebracht wird. Die Reduzierung des Konsums von tierischen Fetten, insbesondere von fetten Milchprodukten und rotem Fleisch, vermindert auch die Aufnahme dieser chemischen Substanzen. Denn sowohl PCB als auch

Dioxin reichern sich in tierischen Fetten an, die den Hauptkontaminationsweg darstellen.

Ein weiterer Grund, den Verzehr von rotem Fleisch einzuschränken, ist schließlich dessen Eisengehalt. Forschende der Universität Nara in Japan haben herausgefunden, dass es sich bei bestimmten Genen, die das Risiko für Endometriose erhöhen, um dieselben handelt, welche die Verstoffwechselung und Speicherung von Eisen im Körper steuern. Es soll also einen Zusammenhang zwischen einem hohen Eisenspiegel und Endometriose geben.[13]

Was ist mit Eisen? Bei lang anhaltenden Regelblutungen besteht manchmal die Sorge vor einem möglichen Eisenmangel. Doch dies ist meist unbegründet, denn bedenken Sie, dass Eisen auch in anderen Lebensmitteln enthalten ist, etwa in Meeresfrüchten, Vollkorngetreide, Hülsenfrüchten oder Algen.

☹ Zucker

Es besteht ein eindeutiger kausaler Zusammenhang zwischen dem übermäßigen Konsum von zugesetztem Zucker und dem Anstieg von Entzündungsmarkern. Dasselbe gilt für raffinierte Kohlenhydrate (Weißbrot, weißer Reis, helle Nudeln).

Eine Studie hat ergeben, dass der Verzehr von 50 Gramm raffinierter Kohlenhydrate in Form von Weißbrot den Blutzuckerspiegel sowie die Entzündungsmarker erhöht.[14, 15]

Die Nebenwirkungen von Zucker

- *Er fördert die Säurebildung:* Zucker löst Entzündungen aus, die den Nährboden für bestimmte Autoimmunerkrankungen (Diabetes Typ 1, Fibromyalgie, Endometriose) bilden, verursacht Schmerzen (Arthrose) und Hautprobleme (Akne, Ekzeme).
- *Er ist ein Magnesium- und Kalziumräuber* – zwei Mineralstoffe, die für die reibungslose Funktionsfähigkeit und die Homöostase

unseres Körpers unerlässlich sind. Kalzium ist wichtig für die Kontraktion, Magnesium fördert die Muskelentspannung. Zucker ist außerdem ein Chromräuber.

- *Er fördert Sodbrennen und Gärungsprozesse im Darm*, welche die Darmflora in ihrer Aktivität hemmen.
- *Er fördert Verstopfung*, verschiedene Erkrankungen des Dickdarms und verschlimmert Mykosen (Pilzinfektionen), insbesondere *Candida albicans*-Infektionen, die zu chronischer Erschöpfung führen.
- *Er erhöht den Triglyzeridspiegel sowie den LDL-Cholesterinspiegel* (beide ursächlich an Herz-Kreislauf-Erkrankungen beteiligt).
- *Er kann Augenerkrankungen* wie den grauen Star *begünstigen*.
- *Er beeinträchtigt den Hormonhaushalt* bzw. die Arbeit von Nebennieren, Schilddrüse, Bauchspeicheldrüse oder Eierstöcken.
- *Er beschleunigt die Zellalterung* durch ein Phänomen, das in der Wissenschaft als Glykosilierung bezeichnet wird (ungesunde Verbindungen von Zuckermolekülen mit Proteinen).
- *Er fördert die Entstehung bestimmter Krebsarten*: Dickdarm, Magen, Bauchspeicheldrüse, Gebärmutter und Brust.
- *Er begünstigt Übergewicht*, Fettleibigkeit und die Entwicklung damit einhergehender Stoffwechselerkrankungen.

Aus all diesen Gründen liegt es auf der Hand, dass Zucker Gift für unseren Körper ist – und bei Endometriose erst recht!

Muss auf alle Zuckerarten verzichtet werden?

Sie müssen vor allem Zuckerzusätze und alle raffinierten Nahrungsmittel von Ihrem Speiseplan streichen. Wir empfehlen Ihnen den Verzehr von Kohlenhydraten mit einem niedrigen glykämischen Index (siehe Anhang 4), die derartige Probleme nicht verursachen. Daher ist es wichtig zu wissen, wie man die Zutatenliste auf Lebensmittelverpackungen richtig liest, um versteckte Zucker zu entlarven (siehe Anhang 5).

☹ Alkohol

Von Alkohol wird abgeraten, da er den Östrogenspiegel erhöhen soll. Außerdem ist Alkohol bekanntlich schädlich für die Leber – und die Leber ist das Organ, das es uns ermöglicht, überschüssiges Östrogen abzubauen und auszuscheiden. Viele Endometriose-Betroffene sollten sich also verstärkt um ihre Leber kümmern. Gegen den gelegentlichen Konsum von Alkohol ist wenig einzuwenden.

☹ Lebensmittelzusatzstoffe und Süßstoffe

Nahrungsmittel mit bestimmten Lebensmittelzusatzstoffen, Konservierungsmitteln und künstlichen Süßstoffen müssen Sie unbedingt von Ihrem Speiseplan streichen, da sie die Produktion von entzündungsfördernden Prostaglandinen begünstigen. Eine Liste der schädlichen Stoffe finden Sie in Anhang 8.

☹ Was ist mit Soja?

Soja gehört zur Familie der Isoflavone. Isoflavone sind sekundäre Pflanzenstoffe und als solche in vielen Pflanzen enthalten. Sie zählen zur großen Gruppe der Polyphenole. Ihre chemische Struktur weist Analogien zu unseren körpereigenen Östrogenen auf. Isoflavone haben eine östrogenähnliche Wirkung, auch wenn diese tausendmal geringer ist als die von körpereigenen Östrogenen. Diese Phyto-Östrogene sind den körpereigenen ähnlich, aber nicht mit ihnen identisch. Und sie müssen vom Körper erst in aktive Formen umgewandelt werden (die Wirksamkeit dieses Prozesses hängt stark vom individuellen Zustand der Darmflora jeder einzelnen Person ab).

Da es sich aber bei Endometriose um eine hormonabhängige Erkrankung handelt, dürfen Sie Ihren Östrogenspiegel auf keinen Fall erhöhen, um die Entwicklung der Krankheit so weit wie möglich einzuschränken.

Trotz der Tatsache, dass es nur wenige Studien zu diesem Thema gibt, sollten Sie Nahrungsmittel mit einem hohen Gehalt an Phyto-Östrogenen wie Soja in allen Formen, Leinsamen oder auch Rotklee meiden oder ihren Verzehr zumindest begrenzen. Wenn Sie Vegetarierin sind, können Sie sie gelegentlich in geringen Mengen verzehren, am besten in fermentierter Form (z. B. Miso).

Problematische Nahrungsmittel

Es wäre viel zu einfach, wenn man sich nur an eine detaillierte Liste von Nahrungsmitteln halten müsste, die man verzehren darf oder auf die man verzichten sollte. Leider ist die Reaktion nicht bei allen Endometriose-Betroffenen gleich. Manche reagieren auf eine bestimmte Lebensmittelkategorie viel empfindlicher als auf eine andere. Sie sollten einfach ausprobieren, welche Lebensmittel Sie weglassen müssen, damit die Schmerzen nachlassen. Jeder Versuch ist die Mühe wert.

Im Folgenden finden Sie eine Liste der Nahrungsmittel, die Probleme bereiten könnten. Wenn der Verzicht auf die oben vorgeschlagenen Nahrungsmittel keine ausreichende Linderung verschafft hat, empfehlen wir, sich mit diesen Nahrungsmitteln zu beschäftigen und eigene Versuche durchzuführen, indem Sie einige davon weglassen.

☹ Bei Gemüse und Obst auf Nachtschattengewächse achten

Nachtschattengewächse (*Solanacea*) sind eine Pflanzenfamilie, die wir in großen Mengen verzehren. Dazu zählen Auberginen, Kartoffeln, Tomaten, Paprika, helle und rote Peperoni, Okra-Schoten, aber auch Blaubeeren, Preiselbeeren, Goji-Beeren und Ashwagandha (indischer Ginseng) und viele mehr (siehe vollständige Liste in Anhang 6). Nachtschattengemüse enthält neurotoxische Alkaloide, welche die Entwicklung von Muskel- und Gelenkentzündungen begünstigen und Migräne auslösen können.[16] Und wenn Sie auf diese Lebensmittelkategorie empfindlich reagieren, kann es gut sein, dass Ihnen der Atem von Rauchern Unwohlsein erzeugt. Die Tabakpflanze gehört nämlich zur Familie der Nachtschattengewächse.

Aber keine Panik! Es geht nicht darum, diese Lebensmittel systematisch von Ihrem Speiseplan zu streichen, sondern nur darum, auszuprobieren, ob Gemüse und Früchte von Nachtschattengewächsen Einfluss auf Ihre Schmerzen haben oder nicht. Führen Sie ein Schmerztagebuch und notieren Sie alle Schmerzen, Verspannungen, Energieverlust, Kopfschmerzen, Atemprobleme oder andere Symptome, die bei Ihnen nach dem Verzehr von Gemüse und Früchten von Nachtschattengewächsen auftreten.

Tatsächlich fällt der Verzicht auf Gemüse oder Obst dieser Gewächse deutlich schwerer als der Abschied von Gluten oder Milchprodukten.

Verzichten Sie auf ihren Verzehr 30 Tage hintereinander. Es kann sich wirklich lohnen. Schaden kann es nicht, aber Sie könnten von den positiven Auswirkungen überrascht sein. Zögern Sie nicht, einen Heilpraktiker zu konsultieren, der Sie bei dieser Aufgabe am besten beraten und Ihnen alle notwendigen Hilfsmittel an die Hand geben kann.

😐 Koffein

Es besteht ein Zusammenhang zwischen Koffein, Stress und Angstzuständen: Koffein hat eine stimulierende Wirkung auf die Stresshormone, die sogenannten Katecholamine. Den Körper physisch zu stressen, macht zwar wacher, aber vor allem auch ängstlicher!

Allem Anschein nach soll Koffein bei manchen Frauen den Östrogenspiegel beeinflussen und die Endometriose verschlimmern. Bisher gibt es noch keine aussagekräftigen wissenschaftlichen Studien zu diesem Thema, doch wenn Sie täglich Kaffee oder koffeinhaltige Getränke (siehe Liste in Anhang 7) zu sich nehmen, sollten Sie versuchen, weniger davon zu trinken oder sogar ganz damit aufzuhören.

😐 Zitrusfrüchte

Zitrusfrüchte wie Grapefruit und Orange können bei manchen Frauen reizend auf das Verdauungssystem wirken. Außerdem soll die Grapefruit den Östrogenspiegel erhöhen. Wir empfehlen daher, Grapefruit und Orangen nur gelegentlich zu verzehren und anderen Zitrusfrüchten (Clementinen, Mandarinen, Zitronen) den Vorzug zu geben.

😐 Hefepilze

Frauen, die zu Kandidosen neigen, sollten den Verzehr von hefehaltigen Nahrungsmitteln einschränken oder besser ganz unterlassen. Folgende Nahrungsmittel enthalten Hefepilze: Backhefe, fermentierter Käse (enthält Schimmelpilze), fermentierte Nahrungsmittel (wie Brot, vor allem Brotkruste, Pizza, Kuchen und Gebäck), rohe Pilze, alle fermentierten Getränke (z. B. Kefir, Bier, Cidre), Soja-Sauce, Tamari, fermentierte Milch und bestimmte Joghurtsorten.

Schmerzlindernde Nahrungsmittel

☺ Gehen Sie bei Obst und Gemüse in die Vollen!

Obst und Gemüse helfen, Entzündungen zu hemmen (allerdings mit Vorbehalt, siehe Nachtschattengewächse). Sie sind basenspendend, das heißt, sie versorgen den Körper mit zahlreichen Mineralstoffen, Antioxidantien und einer ganzen Reihe an Vitaminen und Ballaststoffen.

BALLASTSTOFFE UND IHRE VORTEILE

Mit dem Verzehr von Ballaststoffen helfen Sie Ihrem Körper, überschüssiges Östrogen besser abzubauen und auszuscheiden (denn Ballaststoffe binden sich an Gallensalze und umschließen das Östrogen). Eine tägliche Aufnahme von 25 bis 30 Gramm Ballaststoffen ist ideal. Diese Menge erreichen Sie insbesondere durch:

- 150–200 g gekochtes grünes Gemüse (eine Portion zum Hauptgericht)

- Eine Handvoll Ölsaaten
- 150–200 g Obst (2 kleine Früchte oder eine große)
- Ergänzen Sie das Ganze mit Körnern und Hülsenfrüchten (z. B. Linsen, Erbsen).

Wir empfehlen, grundsätzlich mehr buntes, saisonales und Bio-Gemüse und -Obst zu essen, egal ob roh, bei niedriger Temperatur gegart, als Saft oder in Smoothies. Auch laktofermentierte Gemüsesäfte sind empfehlenswert, weil sie der Darmflora guttun.[17]

ICH LEIDE UNTER DEM REIZSDARMSYNDROM, WIE KANN ICH BALLASTSTOFFE ZU MIR NEHMEN?

Einige von Endometriose betroffenen Frauen leiden noch zusätzlich unter dem Reizdarmsyndrom und neigen dazu, Ballaststoffe zu meiden.

Beim Reizdarmsyndrom sind es *die unlöslichen Ballaststoffe*, die den Darm am meisten angreifen. Sie sind enthalten in Weizen, Weizenkleien, Grünkohl, grünen Bohnen, Blumenkohl, Brokkoli, Steckrüben und Mandeln sowie in Hülsenfrüchten.

Lösliche Ballaststoffe hingegen sind schonender für die Darmschleimhaut. Sie sind enthalten in Flohsamen, Hafer (Flocken, Kleie, Mehl), Gerste, Roggen, Hülsenfrüchten, getrockneten Feigen, Backpflaumen, pektinreichem Obst wie Äpfel, Quitten, aber auch Orangen und frischem Gemüse (Möhren, Zucchini, Spargel). Laktofermentierte Lebensmittel sind ebenfalls gut verträglich für den Darm!

LAKTOFERMENTIERTES GEMÜSE IM BLICK

Sicherlich kennen Sie Sauerkraut, Essiggurken, Buttermilch und Kefir! Laktofermentierte Lebensmittel sind reich an Ballaststoffen, also Präbiotika. Für Personen mit Reizdarmsyndrom sind sie Gold wert.

Personen mit Kandidosen sollten jedoch vorsichtig sein (siehe oben).

Hinweis: Laktofermentiertes Gemüse hat nichts mit Laktose zu tun. Es kann daher auch von Personen mit Laktose-intoleranz verzehrt werden, da es nur Milchsäure und keine Allergie auslösenden Milcheiweiße enthält.

In Bioläden können Sie fertiges laktofermentiertes Gemüse in Gläsern kaufen: Kohl (unser berühmtes Sauerkraut), Möhren, Rote Bete, Gurken, Auberginen, Knoblauch, grüne Bohnen, grüne Tomaten, Essiggurken, Zwiebeln und vieles mehr.

LAKTOFERMENTIERES GEMÜSE SELBST HERSTELLEN

Utensilien und Zutaten: Glasgefäße mit luftdichtem Deckel und Gummidichtung, graues Meersalz, Quellwasser oder gefiltertes Wasser (chlorhaltiges Leitungswasser ist nicht geeignet), das Bio-Gemüse, das Sie einlegen möchten (z. B. Rote Bete, Möhren, Kohl).

Vorbereitung:

- Gläser, Deckel und Dichtungen spülen und kurz auskochen. An der Luft trocknen lassen. Bitte nicht abtrocknen!
- Gemüse waschen, schälen und schneiden. Je nach Bedarf mehr oder weniger klein.
- Einen Esslöffel Salz pro Liter Quellwasser hinzufügen.
- Gläser mit dem Gemüse füllen (eine oder mehrere Sorten), evtl. Gewürze nach Wahl hinzufügen (z. B. Senf-, Kümmel-, Fenchel- oder Korianderkörner, Kreuzkümmel, Wacholderbeeren, Pfefferkörner, Nelken, Kräuter, Knoblauch). Alles fest in das Glas drücken, kaltes Salzwasser darübergießen bis alles bedeckt ist, und die Gläser verschließen.
- Die Gläser zunächst 2 bis 3 Tage lang bei 20 bis 22 °C aufbewahren, damit die Gärung einsetzt. Dann an einen kühleren Ort (15 bis

18 °C) stellen und etwa einen Monat warten, bevor das Einmachgut verzehrt werden kann.
- Ein einmal geöffnetes Glas sollte im Kühlschrank aufbewahrt und innerhalb von 15 Tagen verzehrt werden.
- Wer etwas Übung hat, kann auch Kefirkörner oder Kombucha verwenden.

KREUZBLÜTLER-GEMÜSE IM BLICK

Zu dieser Familie gehören alle Kohlarten sowie Radieschen, Steckrüben, Meerrettich, Senf, Kresse, Rucola und Raps. Kreuzblütler-Gemüse ist deshalb besonders gesund, weil es eine schwefelhaltige Verbindung namens Indol-3-Carbinol enthält. Dieses Molekül unterstützt die Leberentgiftung und hilft daher, überschüssiges Östrogen abzubauen und auszuscheiden. Verzehren Sie diese Gemüsesorten mindestens zweimal pro Woche.

Wenn Sie diese Lebensmittelkategorie nicht mögen oder Ihr Darm sie nicht verträgt, ist eine Nahrungsergänzung mit Indol-3-Carbinol möglich (siehe S. 103).

☺ Greifen Sie bei „guten Fetten“ beherzt zu

Fette sind für unseren Körper essentiell, denn sie sind in unseren Zellmembranen enthalten und tragen zur Aufnahme der fettlöslichen Vitamine A, D, E und K bei. Omega-6-Fettsäuren spielen allerdings eine Rolle bei der Auslösung von Entzündungsreaktionen zur Bekämpfung von Angriffen.

Bestimmte Fettsäuren sind dagegen in der Lage, „Feuer zu löschen“ und Entzündungen zu hemmen: Das gilt für Omega-3-Fettsäuren, insbesondere EPA (Eicosapentaensäure) und DHA (Docosahexaensäure), die nur in tierischen Produkten vorkommen.

Das Verhältnis von Omega 3 zu Omega 6

Bei Omega-3- und Omega-6-Fettsäuren ist nicht die Menge dieser beiden Fettsäuren für sich genommen wichtig, sondern ihr Verhältnis. Unser Körper funktioniert am besten mit einem bestimmten Verhältnis von Omega-3- zu Omega-6-Fettsäuren, und genau darauf sollten wir achten. Dennoch werden in unserer modernen Gesellschaft viel zu viele Omega-6-Fettsäuren konsumiert.

Das ideale Verhältnis zwischen Omega-3- und Omega-6-Fettsäuren variiert zwischen 1:4 und 1:1, während das Verhältnis bei unserer modernen Ernährung eher bei 1:20 liegt (das heißt ein Teil Omega 3 auf zwanzig Teile Omega 6), wenn nicht sogar deutlich mehr.

Dieses Missverhältnis ist vor allem darauf zurückzuführen, dass wir heute große Mengen an Getreideprodukten, Fleisch von mit Getreide gefütterten Tieren sowie Pflanzenöle mit einem hohen Anteil an Omega-6-Fettsäuren und einem (wenn überhaupt) geringen Anteil an Omega-3-Fettsäuren zu uns nehmen.

- Essen Sie mehr Lebensmittel, die besonders reich an Omega-3-Fettsäuren sind.
  - ▶ Nutzen Sie vorzugsweise Bio-Raps-, Walnuss-, Hanf-, Leindotter- und Perilla-Öl aus der ersten Kaltpressung.
  - ▶ Verzehren Sie zweimal pro Woche ca. 400 Gramm an kleinen, fettreichen Fischen wie Sardinen, Lachs (am besten Wildlachs), Makrelen, Sardellen, Hering und Forelle.
  - ▶ Kaufen Sie nur Eier und weißes Fleisch aus zertifizierter biologischer Produktion.
- Reduzieren Sie den Konsum von Omega-6-Fettsäuren. Diese sind in Sonnenblumen-, Soja-, Mais-, Traubenkern- oder Distelöl enthalten.

Und vergessen Sie nicht die ebenfalls sehr gesunden Omega-9-Fettsäuren (einfach ungesättigte Fettsäuren), die in folgenden Lebensmitteln enthalten sind: Olivenöl, Canola-Öl, Mandeln, Pistazien, Cashew-Nüsse, Pekannüsse, Haselnüsse sowie einige ungehärtete Margarinen.

WAS IST MIT KOKOSÖL?

Kokosöl hat inzwischen in viele Küchen Einzug gehalten, obwohl es sich dabei um eine zu 86 Prozent gesättigte Fettsäure handelt. Es enthält einen geringen Anteil an mehrfach ungesättigten Fettsäuren (1 bis 3 Prozent Linolsäure oder Omega 6, etwas Omega 3), einfach ungesättigte Fettsäuren (5 bis 8 Prozent Ölsäure oder Omega 9) und überwiegend gesättigte Fettsäuren (z. B. Laurinsäure, Myristinsäure, Palmitinsäure) sowie Vitamin E. Unser Körper braucht gesättigte Fettsäuren, allerdings kommt es immer auf das Verhältnis an. Sie können Kokosöl also in kleinen Mengen konsumieren – es ist alles eine Frage der Dosierung.

Haben Sie schon von Omega-7-Fettsäuren gehört?

Die Gruppe der Omega-7-Fettsäuren ist kaum bekannt und außerdem findet man sie nur selten in der Nahrung. Omega-7-Fettsäuren sind in Lebertran, Macadamia-Öl und Sanddornbeeren enthalten.

Es gibt drei Haupt-Omega-7-Fettsäuren: Palmitoleinsäure (oder 9-Hexadecensäure, einfach ungesättigt), trans-Vaccensäure (oder 11-Octadecensäure) und Paullinsäure (oder 13-Eicosensäure).

Von den Omega-7-Fettsäuren erweist sich die Palmitoleinsäure erweist sich dabei als die für unsere Gesundheit interessanteste.

- *Aufrechterhaltung des Feuchtigkeitsgehalts von Haut und Schleimhäuten*: bei trockener Haut, Juckreiz, zur Unterstützung der Wundheilung, bei trockenem Mund, trockenen Augen, Scheidentrockenheit.
- *Unterstützung der Leberfunktion*: Sie beschleunigen das Sättigungsgefühl und ermöglichen so letztendlich eine bessere Gewichtskontrolle.
- *Optimierung des Cholesterinspiegels im Blut:* Der HDL-Spiegel steigt und der LDL-Spiegel sinkt.
- *Beteiligung an der Senkung von CRP* (C-reaktivem Protein = Entzündungsmarker).

- *Verringerung des Risikos, an Typ-2-Diabetes zu erkranken.*
- *Ganz allgemein helfen Omega-7-Fettsäuren gegen das metabolische Syndrom*, das heißt bei Gesundheitsproblemen, die mit einer Stoffwechselstörung zusammenhängen. Viele Erkrankungen fallen unter dieses Syndrom, beispielsweise Typ-2-Diabetes, Herz-Kreislauf-Störungen oder sogar Krebs (insbesondere Darmkrebs).

Omega-7-Fettsäuren könnten daher helfen, Entzündungen zu verhindern.

☺ Zitronen

Zitronensaft bekommt nicht jedem. Wenn Sie beispielsweise zum Typ „Melancholikerin“ gehören, der in Anhang 1 näher erläutert wird, können Sie die darin enthaltenen Nährstoffe nicht angemessen verstoffwechseln. Stattdessen wird sein Verzehr zur Übersäuerung Ihres Körpers führen. Wenn Sie hingegen eine „Sanguinikerin“ sind, ermöglicht Ihnen Ihr Stoffwechsel, die entgiftende Wirkung der Zitrone auf die Leber voll auszuschöpfen. Machen Sie diese Kur vorzugsweise im Frühling oder Sommer, dann profitiert Ihr Körper am meisten davon.

PRAXISTIPP: ZITRONENSAFTKUR

Pressen Sie den Saft einer Zitrone aus und verdünnen Sie ihn mit lauwarmem Wasser (⅓ purer Zitronensaft und ⅔ Wasser): Trinken Sie ihn einen Monat lang morgens auf nüchternen Magen. Da die Leber in der Traditionellen Chinesischen Medizin mit dem Frühling in Verbindung gebracht wird, ist dies die beste Jahreszeit für diese kleine morgendliche Kur.

☺ Kurkuma

Kurkuma ist eine gelbe Wurzel und bei uns auch als Gelbwurzel bekannt. Ihre Farbe verdankt sie ihrer Konzentration an Kurkumin, einem Pigment aus der Familie der Polyphenole. Ein wenig Kurkumin findet sich auch in Ingwer. Kurkumin wirkt stark entzündungshemmend – eine höchst interessante Eigenschaft, da Endometriose chronische Entzündungen hervorruft. Die in Kurkuma enthaltene Menge an Kurkumin ist zwar relativ gering, dennoch lohnt es sich, Ihr Essen mit Kurkuma zu würzen. Wir empfehlen, frische Wurzeln aus biologischem Anbau zu verwenden. Um die entzündungshemmenden Eigenschaften von Kurkuma voll auszuschöpfen, wird empfohlen, auf Nahrungsergänzungsmittel zurückzugreifen (siehe S. 99f.).

☺ Keimlinge und Sprossen

Samen sind ein besonderes biologisches System voller Gene, dank denen Pflanzen entstehen. Durch das Keimen werden diese Gene zum Leben erweckt und ihr Gehalt an Vitaminen, Mineralstoffen und Ballaststoffen (ideal bei trägem Darm) wird vervielfacht.

Sie sollten Keimlinge zum Beispiel in Salaten, auf Toasts oder auf gekochtem Gemüse verwenden. Am bekanntesten sind die Alfalfa-Sprossen (Luzerne), die man im Asia-Shop findet. Aber wie wäre es mit Kichererbsen-, Linsen-, Rettich- oder Sonnenblumen-Keimlingen? Wenn Sie zu jeder Mahlzeit mindestens einen Esslöffel dieser Keimlinge zu sich nehmen, versorgen Sie Ihren Körper bestens mit lebenden Grundstoffen, die zur Regeneration Ihrer Zellen beitragen.

Die Vorzüge von Keimlingen

- *Keimlinge sind wie ein Konzentrat aus Mineralstoffen und Vitaminen*: Sie enthalten Kalzium, Kalium, Zink, Eisen, Magnesium, aber auch B-Vitamine und Vitamin C.
- *Sie enthalten Chlorophyll*, das uns vor Lichtalterung schützt und damit vorzeitiger Hautalterung vorbeugt. Chlorophyll ist gut für unser Herz und reinigt unsere Leber, unsere Lunge und unsere Nieren.
- *Keine Verdauungsprobleme von Keimlingen* dank der darin enthaltenen Enzyme. Sobald man sich das gesunde Ritual angewöhnt hat, seine

Mahlzeiten mit Rohkost und Keimlingen zu beginnen, spürt man sehr schnell, dass die Verdauung leichter fällt und man sich wohler fühlt.
- *Körner, Hülsenfrüchte und Getreide* enthalten Hemmstoffe, welche die Verdauung beeinträchtigen. In Keimlingen sind diese Hemmstoffe jedoch weitgehend inaktiv.

Nichts ist einfacher, als Samen zum Keimen zu bringen. Alle praktischen Infos zum Ziehen von Keimlingen finden sich in Anhang 3.

☺ Frische Pollen

Frische Pollen sind eine wahre „Goldgrube" an B-Vitaminen, die sich positiv bei Stress und Erschöpfung auswirken. Sie enthalten zudem Milchsäurebakterien, die das Immunsystem unterstützen und den Darm wieder mit nützlichen Bakterienarten besiedeln.

Bevorzugen Sie frische Pollen. Sie sind leicht in Bioläden oder direkt bei einem Imker zu bekommen.

☺ Algen

Sie sind sehr reich an Spurenelementen, welche die Grundlage für eine reibungslose Zellkommunikation bilden. Aufgrund ihrer stark remineralisierenden Wirkung sollten sie regelmäßig verzehrt werden. Wenn Sie sich langsam an den Geschmack von Algen gewöhnen wollen, streuen Sie zunächst einmal Nori-Flocken oder die Algenmischung „Salade du Pêcheur" über Ihre Salate.

PRAXISTIPP: WELCHE ALGEN UND MIKROALGEN SIND ZU EMPFEHLEN?

- Spirulina, Nori: reich an Proteinen.
- Meeresspaghetti (Riementang), Meersalat und Wakame-Algen: reich an Magnesium.

- Meersalat, Wakame-Algen, Kombu, Dulse: reich an Kalzium.
- Wakame-Algen: reich an Eisen, Jod und Kalium.
- Nori, Spirulina, Dulse: reich an Vitamin B12.
- Nori, Spirulina: reich an Omega-3-Fettsäuren.

Algen enthalten große Mengen an Jod und Vitamin K, die unter anderem für die Blutgerinnung benötigt werden. Seien Sie also vorsichtig, wenn Sie allergisch gegen Jod sind, blutverdünnende Medikamente einnehmen oder eine Schilddrüsenerkrankung haben. Bitten Sie auf jeden Fall Ihren behandelnden Arzt um Rat.

MIKROALGEN IM BLICK

Bei Spirulina, Chlorella und Klamath handelt es sich um blaugrüne Süßwassermikroalgen, die zu den immer beliebter werdenden Superfoods zählen. Ihr Nährwert ist bemerkenswert und sie ähneln sich auch in vielerlei Hinsicht, aber dennoch hat jede ihre eigenen Besonderheiten. Sie sind extrem nährstoffreich und können aufgrund ihrer unterschiedlichen Konzentrationen an essentiellen Nährstoffen sowie wegen ihres hohen Gehalts an spezifischen Nährstoffen gezielt wirken. Spirulina wird am häufigsten in der Ernährung verwendet.

Spirulina ist besonders reich an essentiellen Aminosäuren. Neben Eisen, Magnesium und Kalzium enthält sie außerdem noch viel Beta-Carotin, das der Körper in Vitamin A (Provitamin A), Vitamin E und Vitamin B12 umwandeln kann.

Spirulina kann als Pulver in Smoothies oder als Nahrungsergänzungsmittel verwendet werden. Wenn Sie sich für die Einnahme als Nahrungsergänzungsmittel entscheiden, achten Sie jedoch auf die Dosierung. Aufgrund ihrer entgiftenden Wirkung sollte ihre Einnahme eingeschlichen werden, um bestimmte Unannehmlichkeiten wie Kopfschmerzen zu vermeiden.

☺ Ölsaaten

Sie sollten Ölsaaten nicht vergessen, denn sie enthalten nützliche Fettsäuren und sind reich an Proteinen und Ballaststoffen. Zögern Sie also nicht, öfters Walnüsse, Mandeln, Kürbiskerne, Hanfsamen, Cashew-Nüsse und Paranüsse zu essen. 20 bis 30 Gramm pro Tag sind eine ideale Portion.

Die hypotoxische Ernährung

Die hypotoxische Ernährung wurde von dem französischen Immunologen und Allgemeinmediziner Dr. Seignalet entwickelt. Diese Art der Ernährung erfordert viel Konsequenz, doch die Erfolge bei der Linderung von Schmerzen und Entzündungen machen alle Anstrengungen wett. Einige Frauen haben großen Nutzen aus dieser Ernährung gezogen.

Die folgende Tabelle fasst die Eckpunkte der hypotoxischen Ernährung zusammen.

NICHT EMPFOHLEN ☹	EMPFOHLEN ☺
Tiermilch • Kuh-/Ziegen-/Schafsmilch • Käse • Butter • Crème fraîche • Eis • Joghurt	**Pflanzendrinks** • Mandel-, Kokos-, Soja-, Hirse-Drink • Reis-Creme, Mandel-Creme • Ölsaatenmus • Vegane Joghurts
Überzüchtetes Getreide • Mehle: Weizen, Gerste, Kamut, Hafer, Roggen, Dinkel • Alle Produkte, die aus überzüchtetem Getreide hergestellt werden: Brot, Zwieback, Backwaren, Pizza, Nudeln, Fertiggerichte	**Nicht überzüchtetes Getreide** • Mehle: Reis, Esskastanie, Quinoa, Maniok, Kichererbsen, Buchweizen • Alle Produkte, die aus nicht überzüchtetem Getreide hergestellt werden: Brot, Backwaren, Pizza • Nudeln aus Reis oder Buchweizen • Reiswaffeln, Blumenbrot aus Esskastanien, Buchweizen
Zubereitung • Bei hohen Temperaturen über 110 °C, z. B. Grill, Backofen, in der Pfanne, Fritteuse	**Schonende Zubereitung** • Dünsten • Schmoren • Zu jeder Mahlzeit rohe Lebensmittel
Speiseöle • Raffiniert, ultrahocherhitzt und chemisch behandelt	**Speiseöle** • Unraffiniert, aus 1. Kaltpressung und aus biologischem Anbau
Zucker und Salz • Raffiniert	**Zucker und Salz** • Natürlicher Fruchtzucker • Unraffiniertes Salz
• Und natürlich: verunreinigte Produkte	• Möglichst viele natürliche Lebensmittel konsumieren • Aus biologischem Anbau • Fleisch von Tieren aus Bio-Freilandhaltung • Wildfisch

KANN ICH DURCH ERNÄHRUNG MEINE FRUCHTBARKEIT ERHÖHEN?

Bestimmte Nahrungsmittel sind hilfreich, um den Körper bei der Empfängnis zu unterstützen, denn sie helfen, den Nährstoffhaushalt ins Gleichgewicht zu bringen und so die Fruchtbarkeit zu fördern.

Welche Lebensmittel sind zu bevorzugen?

- *Meeresfrüchte* (z. B. Muscheln, Weichtiere, Schalentiere), weil sie reich an Omega-3-Fettsäuren, Antioxidantien, Vitamin B12, aber auch an Spurenelementen (Eisen, Jod, Zink, Selen) sind.
- *Ölsaaten* (u. a. Walnüsse, Mandeln) wegen ihres hohen Gehalts an Ballaststoffen und Mineralstoffen (vor allem Magnesium und Kalzium), aber auch an Omega-3-Fettsäuren und Antioxidantien.
- *Rote Früchte* wegen ihrer äußerst hohen antioxidativen Wirkung.
- *Grünes Blattgemüse* (Brokkoli, Artischocke, gekochter Spinat) für die Vitamin B9-Zufuhr.

Mikronährstoffe

Es gelingt nicht immer, sich über die Ernährung mit allen wichtigen und erforderlichen Nährstoffen und Vitaminen zu versorgen. Bestimmte Mängel lassen sich durch Nahrungsergänzungsmittel ausgleichen. Vor fünfzig Jahren reichte unsere Nahrung noch aus, um unseren täglichen Bedarf zu decken. Seitdem hat die Fruchtbarkeit der Böden aufgrund des massiven Einsatzes von Pflanzenschutzmitteln deutlich nachgelassen (sie weisen weniger Mineralstoffe und Spurenelemente auf), und unsere Lebensmittel enthalten wegen des Raffinierens, der Zubereitung oder ihrer Zusatzstoffe weniger Vitamine und Mineralstoffe. Heutzutage gibt es viel mehr Menschen mit Mangelerscheinungen als noch vor fünfzig Jahren.

Nehmen wir beispielsweise Magnesium: Bei Menschen, die sich sehr ausgewogen mit Fisch, Obst und Gemüse und stillem Mineralwasser ernähren, beträgt die Magnesiumzufuhr maximal 240 mg pro Tag. Der empfohlene Tagesbedarf liegt jedoch bei 400 mg. Davon sind wir weit entfernt. Müdigkeit, geringere Widerstandskraft gegenüber Stress und Erkrankungen, Schlaflosigkeit und Krämpfe sind die Folge. Bei Endometriose kann der Bedarf nicht über die Ernährung allein gedeckt werden, weshalb die Einnahme von Nahrungsergänzungsmitteln äußerst hilfreich ist.

Entzündungen lindern

Endometriose verursacht Entzündungen und Reizungen verschiedener Gewebe, und diese Entzündungserscheinungen wiederholen sich im Rhythmus des Menstruationszyklus, und zwar über die gesamten fruchtbaren Jahre. Diese Entzündungen im Gewebe rufen bisweilen stechende Schmerzen hervor.

Omega-3-Fettsäuren

Der Schwede Bengt Samuelsson erhielt 1982 den Nobelpreis für Medizin für seine Arbeit über Prostaglandine (Fettderivate, Fettsäuren) und deren Wirkweise bei Entzündungen und Krebs.

Mit einer Zufuhr von Omega-3-Fettsäuren lässt sich das Entzündungsgeschehen regulieren, wobei Entzündungen im Mittelpunkt vieler chronischer Erkrankungen stehen: von Schuppenflechte über Morbus Crohn und Herz-Kreislauf-Probleme bis hin zu Alzheimer.

Bei Endometriose hilft eine Einnahme von Omega-3-Fettsäuren, die Verklebungen einzudämmen und Dysmenorrhö zu verringern.

Kaltwasserfische liefern die EPA/DHA-Formen von Omega-3-Fettsäuren, die garantiert keine Schwermetalle enthalten.

Kurkumin

Um dieses Mittel kommt keine Frau mit Endometriose herum, denn es wirkt nicht nur entzündungshemmend, sondern hat auch antioxidative

Eigenschaften.[18, 19] Es sollte allerdings nicht zur gleichen Zeit mit schwarzem Pfeffer eingenommen werden, um Wechselwirkungen mit dem dort enthaltenen Piperin zu vermeiden, die die Leberfunktion beeinträchtigen könnten. Leider wirkt Kurkumin auch blutverdünnend. Frauen, die unter starken Blutungen leiden, sollten es daher während der Menstruation nicht einnehmen. Dann eignet sich Ingwer als guter Ersatz.

KURKUMA UND KURKUMIN: WAS IST DER UNTERSCHIED?

Kurkumin ist der Hauptwirkstoff in Kurkuma. Dieses Molekül namens „Diferuloylmethan" ist ein sehr starkes Antioxidans und hat außergewöhnliche entzündungshemmende Fähigkeiten. Es spielt außerdem eine Schlüsselrolle bei der Zellentgiftung. Allerdings enthält Kurkuma nur sehr wenig Kurkumin (etwa 2 bis 6 Prozent). Um in den vollen Genuss der gesundheitlichen Vorteile allein durch den Verzehr von Kurkuma zu kommen, müsste man täglich zwei bis drei große gehäufte Esslöffel davon zu sich nehmen. Und das würde wiederum unser Magen nicht mitmachen! Aus diesem Grund ist es besser, für die Zufuhr seiner wertvollen Wirkstoffe auf Nahrungsergänzungsmittel zurückzugreifen.

Vitamin D3

Eigentlich ist Vitamin D gar kein Vitamin, sondern ein Hormon. Und es verhält sich auch wie ein Hormon, das heißt, es wird von einem Organ gebildet und hat Einfluss auf andere Organe. Für die Umwandlung von Vitamin D in eine aktive Hormon-Form, nämlich Vitamin D3, sind Leber und Nieren zuständig.

Unser Körper bildet Vitamin D mithilfe der UV-B-Strahlen der Sonne, und zwar über die Haut. Eigentlich beginnt die Vitamin D-Synthese aber in der Leber. Aus dem Grundstoff Cholesterol wird die Vitamin-D-Vorstufe, das Prävitamin D, gebildet und ins Blut abgegeben. Erst in den Zellen und in der Niere entsteht dann die aktive Form von Vitamin D3 (Calcitriol) durch die Einwirkung der ultravioletten Sonnenstrahlen auf die Haut.

Vitamin D ist für unsere Gesundheit von entscheidender Bedeutung, da es die Aufnahme von Kalzium und Phosphat reguliert und so hilft, Osteoporose vorzubeugen. Zudem stärkt es das Immunsystem, das Herz-Kreislaufsystem und die Muskulatur und wirkt entzündungshemmend .[20, 28, 29] (Eine Supplementierung mit Vitamin D sollte nur nach vorheriger Rücksprache mit Ihrem Arzt erfolgen.)

ZUR INFO

Ein 15-minütiges Sonnenbad versorgt den Körper mit 10 000 IE Vitamin D. In die Sonne zu gehen, ist also die einfachste Möglichkeit, seinen Vitamin-D-Speicher aufzufüllen.

Oxidativen Stress abbauen

Oxidativer Stress ist ein Zustand des Stoffwechsels, bei dem ein Ungleichgewicht zwischen freien Radikalen und Radikalfängern besteht. Entzündungen und oxidativer Stress hängen eng zusammen. Bei beiden werden freie Radikale freigesetzt, die Entzündungen und die daraus resultierenden Schädigungen aufrecht halten und dadurch noch mehr Schaden anrichten können. Daher ist es bei einer chronisch entzündlichen Erkrankung wie Endometriose wichtig, oxidativen Stress durch schützende Antioxidantien zu verringern.

N-Acetyl-L-Cystein (NAC)

N-Acetyl-Cystein (NAC), ein synthetischer Abkömmling der Aminosäure Cystein, ist ein starkes, sofort wirksames Antioxidans. NAC ist die Vorstufe von Glutathion, einem körpereigenen Antioxidans. Es hilft, oxidativen Stress abzubauen und den Körper zu entgiften. NAC hat sich als vielversprechend bei der Behandlung von Endometriose erwiesen.[21, 31, 32] Das schnelle Wachstum (Proliferation) der Epithelzellen und des Zelltyps, der die Endometriummembran bildet, werden durch NAC gehemmt.

Aufgrund seiner entgiftenden Wirkung sollte es einschleichend dosiert werden, damit es nicht zu Nebenwirkungen wie Übelkeit und/oder Übersäuerung kommt.

Resveratrol

Dieses starke pflanzliche Antioxidans kommt in Weintrauben und im Japanischen Staudenknöterich vor. In einer Studie an Tieren konnte nachgewiesen werden, dass Resveratrol die Ansiedlung von Endometriosezellen um 60 Prozent hemmt und das Gesamtvolumen der Endometrioseherde um 80 Prozent reduziert.[30]

Magnesium

Dies ist das natürliche Antistressmittel schlechthin. Magnesium ist für eine gesunde Funktion von Muskeln, Arterien und Nervenzellen unerlässlich, doch es wirkt auch schmerzstillend, da es die Freisetzung von Schmerzmediatoren hemmt.[22, 33]

WELCHES MAGNESIUM SOLL ICH EINNEHMEN?

Am besten entscheiden Sie sich für Magnesium aus der sogenannten 3. Generation (fettlösliche Magnesiumsalze), denn es bietet den Vorteil, sehr gut verträglich zu sein, schnell vom Körper assimiliert zu werden und nicht die Verdauung anzukurbeln. Gängige Namen sind Glycerophosphat, Bisglycinat und Malat.

Vitamin E

Dieses Vitamin wirkt entzündungshemmend und antioxidativ. Eine zusätzliche Einnahme von Vitamin E in Form von Nahrungsergänzungsmitteln kann Beckenschmerzen lindern und Dysmenorrhö verringern.[23]

Zink

Zink verbessert die Hormonsynthese und schränkt so eine erhöhte Östrogenproduktion ein.[24] Denn Endometriose kann sich besonders dann entwickeln und ausbreiten, wenn zu viele Östrogene im Körper gebildet werden. Außerdem unterstützt Zink das Immunsystem und soll eine heilende Wirkung bei Entzündungen haben. Dieses Spurenelement ist daher für uns von entscheidender Bedeutung.

EGCG

Das Antioxidans Epigallocatechingallat (EGCG) stellt die Mehrheit aller Flavonoide in grünem Tee. Inzwischen ist es für seine besonders antioxidativen Eigenschaften bekannt. Außerdem kann es auf die Östrogenrezeptoren einwirken und deren Funktion ausgleichen.[25] Bei Endometriose hat es sich als sehr wirksam erwiesen.

Indol-3-Carbinol

Es ist insbesondere in Brokkoli enthalten. Indol-3-Carbinol eignet sich hervorragend zur Unterstützung der Entgiftung und zum Abbau von überschüssigem Östrogen – dem typischen Problem bei Endometriose.[26, 34]

Pycnogenol® (Kieferrindenextrakt)

Dieser patentierte Extrakt aus der Rinde der französischen See-Kiefer genießt inzwischen einen guten Ruf als starkes Antioxidans. In einer Studie an 58 Frauen über sechs Monate (30 mg zweimal täglich) konnte eine Linderung der Endometriose-Symptome um 33 Prozent nachgewiesen werden.[27]

Was ist von Multivitaminpräparaten zu halten?

Dank Patientinnenvereinigungen, die sich dafür einsetzen, Endometriose allgemein bekannter zu machen, gerät das Krankheitsbild zunehmend in den Blickpunkt der Öffentlichkeit. Einige Labore haben daher begonnen, sich mit dieser Erkrankung zu beschäftigen, und äußerst interessante Antioxidantien-Komplexe entwickelt.

Diese Multivitaminpräparate bieten mindestens zwei Vorteile: geringere Kosten und weniger Kapseln, die jeden Tag geschluckt werden müssen, was immerhin den Alltag erleichtert. Ihr Nachteil ist jedoch, dass sie nicht auf individuelle Bedürfnisse angepasst sind, so dass diese Multi-Präparate nicht jeder Frau automatisch helfen werden.

Es gibt allerdings tatsächlich interessante Produkte aus Kombinationen mit mehreren natürlichen Antioxidantien und Entzündungshemmern, die zum Beispiel Mönchspfeffer, Schafgarbe, Extrakte aus Kieferrinde und Brokkoli, Kurkumin sowie die Vitamine B6, D3 und E und auch Mineralstoffe wie Zink enthalten.

Vorsicht vor Betrügern und denen, die Ihnen Wundermittel verkaufen wollen! Kein Nahrungsergänzungsmittel heilt Endometriose, wie skrupellose Laboratorien manchmal behaupten, um ihre Produkte zu überhöhten Preisen zu verkaufen. Holen Sie sich in den Foren für Endometriose-Betroffene Rat, damit Sie nicht Ihr Geld zum Fenster herauswerfen oder sich allzu große Hoffnungen machen.

Fazit

Naturheilkundlich arbeitende Ärzte und Heilpraktiker halten es für sinnvoll, Ihren Organismus als Ganzes zu behandeln und je nach Fall ganz individuelle Nahrungsergänzungsmittel, Kräuter und pflanzliche Arzneimittel auszuwählen. Jede Frau ist einzigartig und hat ihre eigene Lebensgeschichte und ihre ganz eigene Endometriose.

Deshalb kann es keine allgemeingültige Behandlung geben, sondern viele verschiedene Verfahren, die von Frau zu Frau unterschiedlich sind. Heilpraktiker suchen nach den Ursachen, aufgrund derer die Gesundheit aus dem Takt geraten ist und die sich mit der Entwicklung von Endometriose manifestieren.

PRAXISTIPP

Eine Übersicht über die empfohlenen Mikronährstoffe finden Sie in Anhang 9a.

Kapitel 5

Entgiftung mit Naturheilmitteln unterstützen

Mit dem Begriff „Naturheilkunde" verbindet man die Anwendung natürlicher Mittel und Methoden zur Behandlung von Beschwerden. Die Arbeit von naturheilkundlichen Ärzten und Heilpraktikern geht jedoch weit darüber hinaus: Sie begnügen sich nicht damit, Symptome mithilfe von pflanzlichen Arzneimitteln zu lindern, sondern suchen nach der Ursache der Beschwerden und ermitteln die Konstitution und die individuellen Gegebenheiten des Patienten, um ihre Therapieansätze so ganzheitlich wie möglich auszurichten.

Fünf grundlegende Konzepte

Die Naturheilkunde beruht auf fünf Grundkonzepten:

- *Die Ganzheitlichkeit* befasst sich mit dem Menschen als Ganzes und nicht mit einem einzelnen Organ, einem einzelnen Körperteil. Denn die naturheilkundlichen Therapieverfahren wollen die Homöostase im Körper wiederherstellen, indem sie die Selbstregulation des Körpers unterstützen und stärken.

- *Der Vitalismus* beruht auf dem Konzept der *Lebenskraft* (oder Vitalität), der in uns vorhandenen Energie, die uns leben lässt und die man gemeinhin als Immunabwehr bezeichnen könnte.
- Der *Hygienismus* als Methode zur Wiedergewinnung der Gesundheit durch gesunde Lebensweise und dem Respekt vor der Natur betont die Selbstheilungskräfte des Körpers: Wenn dieser in der Lage ist, optimal zu funktionieren und sein Gleichgewicht zu bewahren, erfreuen wir uns bester Gesundheit. Mit einem gesunden Lebensstil erhält man dieses Gleichgewicht aufrecht.
- Der *Kausalismus* impliziert, dass es eine einzige Ursache für eine Erkrankung gibt. Der Naturheilkunde zufolge kommt alles von der Verschlackung des Körpers.
- *Der Humoralpathologie* (*Säftelehre*) bzw. der sogenannten Temperamentenlehre zufolge entsprechen die verschiedenen Körpersäfte (Blut, Schleim, schwarze und gelbe Galle) unterschiedlichen Temperamenten. Wenn sie ausgewogen sind, erfreuen wir uns bester Gesundheit.

Das Milieu (Grundsubstanz) ist die Arbeitsgrundlage für naturheilkundlich tätige Ärzte und Heilpraktiker. Anhand der individuellen Gegebenheiten des Milieus können Naturheilkundler erkennen, wie der einzelne Mensch und sein Körper funktionieren, um Missständen zuvorzukommen und einen Maßnahmenplan für eine nachhaltige Gesundheit zu erstellen.

Wir sind nämlich alle unterschiedlich und reagieren auf ein und dasselbe Ereignis absolut nicht gleich. Die Betrachtung all der Faktoren, die das individuelle Milieu (Grundsubstanz) ausmachen, bringt naturheilkundlich tätige Ärzte und Heilpraktiker auf die richtige Fährte bei ihrer Behandlung. Wenn zwei Menschen mit ein und derselben Symptomatik, aber unterschiedlichem Terrain vorstellig werden, werden ihnen nicht dieselbe Ernährung, dieselben Heilpflanzen oder Spurenelemente empfohlen.

WAS BEEINFLUSST DAS MILIEU?

Mehrere Faktoren prägen das Milieu (Grundsubstanz) eines Menschen:

- Die *Konstitution,* die bestimmt wird durch das Erbgut – die angeborene geistige und körperliche Verfassung eines Menschen, seine individuelle Ganzheit („das Angeborene") – und durch seine Kultur, seine im Laufe des Lebens vermittelten Werte („das Erlernte").
- Sein *Naturell/Temperament* bzw. seine krankheitswertige Struktur als Indikator für den Gesundheitszustand. Es signalisiert die Stärken und Schwächen der verschiedenen Organe, die unser Verhalten sowohl auf mentaler als auch auf körperlicher Ebene unser Leben lang beeinflussen.
- Die *Toxämie*, das heißt die Verschlackung des Blutes. Es gibt zwei Formen von Toxämie – die Vergiftung mit körpereigenen Toxinen und Vergiftung mit externen Giftstoffen.

Zusammenfassung:
Das *Milieu* (Grundsubstanz) umfasst:

- Ihre körperliche und geistige *Konstitution*: „Womit bin ich bereits auf die Welt gekommen?"
- Ihr *Naturell/Temperament:* „Was habe ich daraus gemacht?"
- Ihre *Diathese:* „Wo stehe ich heute?"

Naturheilkundliche Ärzte und Heilpraktiker gründen ihre Behandlung auf verschiedene Säulen. Zunächst gibt es **drei Hauptansätze,** die für die Gesundheit unerlässlich sind:

1. *Ernährung*: Sie sollte ausgewogen, hypotoxisch, basenspendend sein sowie beispielsweise Mono-Diäten, Kurzzeitfasten umfassen.
2. *Bewegung*: zur Entwicklung eines besseren Körpergefühls und zur Unterstützung der Ausscheidungsorgane bei ihrer Arbeit durch körperliche Aktivitäten wie Spaziergänge, Yoga, Gymnastik und Schwimmen.

3. *Psychische Gesundheit*: u. a. Entspannung, Stressbewältigung, positives Denken, Persönlichkeitsentwicklung, Sophrologie, Meditation.

Unterstützend dazu können einige der **sieben anderen untergeordneten Verfahren** angewendet werden:

1. *Hydrotherapie*: warme und kalte Bäder, Wärmflaschen, Wechselbäder, Einsatz von Nasenduschen (*Lota*), Tonerde, Thermalbäder.
2. *Manuelle Therapien*: Wellness-Massagen (z. B. kalifornisch, koreanisch).
3. *Reflexzonentherapie*: Massage von Reflexzonen an Füßen, Händen, Ohren und im Gesicht, Bearbeitung von Akupressurpunkten, Knap-Punkten (diese Punkte befinden sich überall am Körper, aber hauptsächlich am Oberkörper, wo die Organe und Drüsen sitzen; sie werden durch Druck mit dem Daumen oder einem geeigneten Hilfsmittel wie einem Edelstein-Massagestab aktiviert, wodurch sich die Körperfunktionen selbst regulieren), *Shiatsu* (wörtlich ‚Fingerdruck', eine Entspannungsmethode japanischen Ursprungs, bei der auf die Punkte manueller Druck ausgeübt wird).
4. *Atemtechniken:* Vollatmung, Dreiecksatmung, Lippenbremse, Herzkohärenz-Atmung, 4-7-8-Atmung, Quadratatmung und viele andere.
5. *Aromatherapie und Phytotherapie*: Verwendung von ätherischen Ölen, Heilpflanzen und Knospen für Aufgüsse, Abkochungen, Tinkturen.
6. *Energietechniken*: Magnetismus, Kristallelixiere usw.
7. *Schwingungstechniken*: Blütenessenzen, Einsatz von Farben, Sonnenstrahlen, Musik usw.

Es können auch Verfahren aus dem Ayurveda, der Traditionellen Indischen Medizin (Ernährungslehre, Massagen) oder aus der Traditionellen Chinesischen Medizin (beispielsweise Schröpfen, Moxibustion, Reflexzonenmassage, chinesische Ernährungslehre) zur Anwendung kommen.

Ein naturheilkundlicher Berater wird kaum oder gar keine manuellen Therapien anbieten, während ein Praktiker der Naturheilkunde mehr manuelle Therapien einsetzen wird.

Wie finde ich einen guten naturheilkundlichen Arzt oder Heilpraktiker?

Um sicherzugehen, dass Sie an einen gut ausgebildeten Arzt mit Zusatzbezeichnung „Naturheilverfahren“ oder einen Heilpraktiker geraten, der eine fundierte und qualitativ hochwertige Ausbildung genossen hat, wenden Sie sich am besten an die Kassenärztliche Bundesvereinigung oder an einen Berufsverband im Dachverband Deutscher Heilpraktikerverbände.

Inwiefern kann Ihnen ein Heilpraktiker helfen?

Die Naturheilkunde hat bei der Behandlung drei Hauptziele:

- *Entzündliche Prozesse reduzieren und Schmerzen lindern* mit allen Therapien, die dem Naturheilkundler zur Verfügung stehen: Im Allgemeinen geht es dabei um Ernährung, Pflanzenheilkunde sowie Techniken zur Stressbewältigung.
- *Unterstützung der Leber* bei ihrer Entgiftungsarbeit.
- *Etablierung eines gesunden Lebensstils*, der sich positiv auf den Alltag auswirkt und es den Betroffenen ermöglicht, mit ihrer Erkrankung besser zurechtzukommen.

Detox für eine höhere Schmerztoleranz des Organismus

Eine naturheilkundliche Entgiftungskur soll den Körper dabei unterstützen, sich von Toxinen, die vom Körper selbst gebildet werden, und von Giftstoffen, die sich außerhalb des Körpers befinden und aufgenommen werden, zu befreien. Detox ist die Abkürzung von *Detoxifikation* und bedeutet ‚Entgiftung‘ oder ‚Entschlackung‘. Ganz allgemein heißt Entgiftung, dass man auf sein inneres Wohlbefinden achtet und sich für einen gesunden Lebensstil entscheidet, um sich geistig und körperlich fit zu fühlen.

Denn unser Körper erzeugt selbst körpereigene Toxine, etwa während der Verdauung. Außerdem sterben in unserem Inneren jeden Tag Milliarden von Zellen ab. Darüber hinaus nehmen wir täglich Schadstoffe von außen auf: beispielsweise über verunreinigte Luft, Medikamente, Zusatz- und Farbstoffe.

Das Ziel der Entgiftung

Die Entgiftung hilft dem Organismus, sein Gleichgewicht und seine Selbstheilungskräfte wieder zu aktivieren. Allerdings ist Entgiftung **nur für Personen geeignet, die über eine ausreichende Vitalität verfügen,** um angesammelte schädliche Stoffe wieder loszuwerden. Am Ende einer Entgiftungskur ist der gesamte Organismus regeneriert und die Nährstoffe werden besser von den Zellen aufgenommen und verwertet. Man geht mit neuer körperlicher und geistiger Vitalität und einer deutlich höheren Stressresistenz daraus hervor.

Insbesondere bei Endometriose empfiehlt sich eine Entgiftung, um der Leber zu helfen, den bei diesem Krankheitsbild problematischen Östrogenüberschuss abzubauen. Unter normalen Umständen ist Ihre Leber von allein dazu in der Lage, aber je nach Lebensstil benötigt sie bisweilen zusätzliche Unterstützung.

Ist Entgiftung etwas für jeden?

Nein, eben nicht! Auf eine Entgiftungskur muss man sich zunächst vorbereiten. Außerdem ist hohe Vitalität eine Grundvoraussetzung, denn der Organismus soll nicht noch weiter geschwächt werden. Genau aus diesem Grund sollte man übrigens auch nicht in den Wintermonaten entgiften.

Jeder Mensch ist einzigartig und anders. Entgiftungskuren können daher nicht jedem empfohlen werden.

Unser Körper verfügt über Organe, die für die Ausscheidung von nicht mehr benötigten oder schädlichen Stoffen zuständig sind, sogenannte Ausscheidungsorgane: die Leber, die Nieren, der Darm, die Haut und die Lunge. Aber je nach Gesundheitszustand, Vitalität und Konstitution fällt es manchen Menschen schwer, Giftstoffe auf natürliche Weise auszuscheiden, weil ihre Organe auf Sparflamme laufen!

WAS BEDEUTET VITALITÄT?

Vitalität oder Lebenskraft ist die in unserem Organismus vorhandene Energie, die es uns ermöglicht, am Leben zu sein. Nach dieser Auffassung besteht der Mensch und überhaupt jedes Lebewesen nicht nur aus Materie, sondern auch aus einer Lebensenergie, die ihm Leben einhaucht. In den verschiedenen Kulturen finden sich unterschiedliche Bezeichnungen für diese Lebenskraft: In der Traditionellen Chinesischen Medizin spricht man von *Qi*, im Ayurveda von *Prâna*.

Wie erkenne ich, dass ich genügend Vitalität habe?

Dank unserer Lebensenergie ist unser Körper in der Lage, sich selbst zu heilen. Die Lebensenergie wird regelmäßig aktiviert, indem sie zu reaktiven oder akuten Erkrankungen führt, um der Verschlackung des Körpers entgegenzuwirken und ihn bei der natürlichen Entgiftung zu unterstützen.

Und so manifestiert sich unsere Lebensenergie:

- Fieber zum Verbrennen schädlicher Stoffe
- Gewebeentzündung als Reaktion von gefäßreichem Gewebe auf eine Schädigung
- Durchfall bei Vergiftungen
- Schmerzen als Warnsignal bei einem Angriff auf den Körper
- Wundheilung

Wenn die Lebenskraft stärker ist als die „Verschlackung" der Grundsubstanz, werden die auftretenden Erkrankungen akute Krisen hervorrufen, die aber auch schnell wieder abheilen.

Wenn die Lebenskraft dem Ausmaß der „Verschlackung" entspricht, werden die Krisen zwar langwierig und eher chronisch sein, aber eine Heilung, also eine Rückkehr zum organischen Gleichgewicht, ist noch möglich.

Wenn der Zustand andauert, erschöpft sich die Lebenskraft, die Krisen werden schwerwiegend und dauerhaft und führen zu chronischen (wie bei Endometriose) oder gar degenerativen Erkrankungen.

Eine Entgiftung ist in diesem Fall ratsam, aber Sie sollten sich dennoch folgende Frage stellen: Sind meine Ausscheidungsorgane wirklich in der Lage, schädliche Stoffe angemessen abzubauen und auszuleiten? Denn entgiften zu wollen, ohne dafür „die Ausgangstüren zu öffnen", ist wie das Befüllen eines Spülbeckens mit verstopftem Abfluss (zugegebenermaßen eine sehr einfache, aber anschauliche Metapher!).

WOFÜR SIND AUSSCHEIDUNGSORGANE GUT?

Unsere Ausscheidungsorgane leiten Schadstoffe und Abbauprodukte des Körpers aus, um das Gleichgewicht im Körperinneren aufrechtzuerhalten. Die für diese Aufgabe verantwortlichen primären Ausscheidungsorgane sind: Leber, Darm, Nieren, Lunge und Haut. Daneben gibt es sekundäre Ausscheidungsorgane wie Gebärmutter, Brüste, Speicheldrüsen, Tränendrüsen.

Die primären Ausscheidungsorgane stellen sicher, dass Giftstoffe permanent abgebaut und ausgeleitet werden. Bei ausreichender Lebensenergie ist unser Organismus perfekt in der Lage, alles, was er nicht benötigt, auch wieder loszuwerden.

Bewegung spielt dabei eine unbestreitbar wichtige Rolle, denn erst sie ermöglicht es dem Bindegewebe, in dem nicht ausgeschiedene Giftstoffe zwischengelagert werden, sich wieder von diesen zu befreien.

Vereinfacht ließe sich dies mit der körpereigenen „Müllabfuhr" beschreiben. Eine Hauptvoraussetzung dafür ist aber, dass der Weg frei ist!

Eine erfolgreiche Entgiftungskur setzt also voraus, dass Sie vital sind, keinen ausgeprägten Vitamin- oder Mineralstoffmangel aufweisen und nicht an einer schweren Erkrankung leiden (Verdauungsstörung, Krebs, Diabetes). Wenn Sie unsicher sind, sprechen Sie mit Ihrem behandelnden Arzt und/oder konsultieren Sie einen Heilpraktiker, der Sie begleiten kann.

Finden Sie selbst heraus, wie gut Ihre Ausscheidungsorgane arbeiten: ein Fragenkatalog

Sie werden jetzt verstanden haben, dass Sie selbst für eine kurze Entgiftungskur sicherstellen müssen, dass „Ihre Ausgangspforten" angemessen arbeiten. Dafür haben wir Fragenkataloge erarbeitet, damit Sie selbst eine Bestandsaufnahme vornehmen können. Und wir geben einige Tipps, wie Sie jedes Ausscheidungsorgan entsprechend dessen Bedürfnissen bei seiner Arbeit unterstützen können.

Ausscheidungsorgan: Leber

Die Leber ist das wichtigste, weil am stärksten beanspruchte, Ausscheidungsorgan des Körpers. Sie nimmt nämlich über das Blut alle Verdauungsprodukte auf und filtert sie heraus. Dies gilt auch für unerwünschte chemische Substanzen: Pestizide, Herbizide, Konservierungsmittel, Stabilisatoren, Medikamente, Schwermetalle, Zusatzstoffe, freie Radikale usw.

Bei Endometriose spielt dieses Organ eine enorm wichtige Rolle.

- Die Leber filtert Schadstoffe aus dem Blut, baut sie ab und leitet sie aus (wie alle anderen Ausscheidungsorgane).
- Die Leber neutralisiert viele giftige und krebserregende Substanzen.
- Eine gesunde Leber ist für die Regulierung des Hormonhaushalts unerlässlich: Sie wandelt das aktive Östrogen aus den Eierstöcken (*Estradiol*) in eine harmlosere Form (*Estriol*) um. Da es sich bei Endometriose um eine hyperöstrogene Erkrankung handelt, ist eine gut funktionierende Leber von entscheidender Bedeutung!

Übrigens werden die von der Leber aus dem Blut herausgefilterten Schadstoffe in der Galle abgebaut. Deshalb ist es wichtig, dass die Gallenblase ordentlich arbeitet und regelmäßig Gallenflüssigkeit ausleitet. Diese Flüssigkeit ermöglicht sowohl die Verdauung als auch die Entgiftung.

Fragebogen: Wie gut arbeitet Ihre Leber?

Beantworten Sie die folgenden Aussagen mit „Ja“ oder „Nein“.

1. Fett, zu fette Mahlzeiten, Eier, Sahne usw. bekommen mir nicht gut.
   ☐ Ja ☐ Nein

2. Mir wird leicht übel.
   ☐ Ja ☐ Nein

3. Ich leide regelmäßig an Verdauungsstörungen.
   ☐ Ja ☐ Nein

4. Bestimmte Speisen lösen bei mir Kopfschmerzen oder Migräne aus.
   ☐ Ja ☐ Nein

5. Mein Mund ist trocken, wenn ich morgens aufwache.
   ☐ Ja ☐ Nein

6. Meine Zunge ist belegt.
   ☐ Ja ☐ Nein

7. Nach dem Essen verspüre ich ein unangenehmes Völlegefühl.
   ☐ Ja ☐ Nein

8. Ich habe oft Blähungen.
   ☐ Ja ☐ Nein

9. Ich verspüre ein Schweregefühl oder Stechen im Bereich der Leber.
   ☐ Ja ☐ Nein

10. Ich neige zu Verstopfung.
☐ Ja ☐ Nein

Wenn Sie keine Aussage mit „Ja“ beantwortet haben, ist Ihre Leber in bester Verfassung.

Wenn Sie mehrere Aussagen mit „Ja“ beantwortet haben, ist Ihre Leber träge und bedarf Ihrer Aufmerksamkeit.

Die Lösung

- *Legen Sie* abends vor dem Schlafengehen 20 Minuten lang *eine Wärmflasche* auf die rechte Seite, denn die Leber mag Wärme.
- *Eine Massage der Handinnenflächen oder der Fußsohle* kann die Leberfunktionen anregen.
  - ▶ Stimulieren Sie Ihre Leber mit einer Hand- oder Fußreflexzonenmassage.

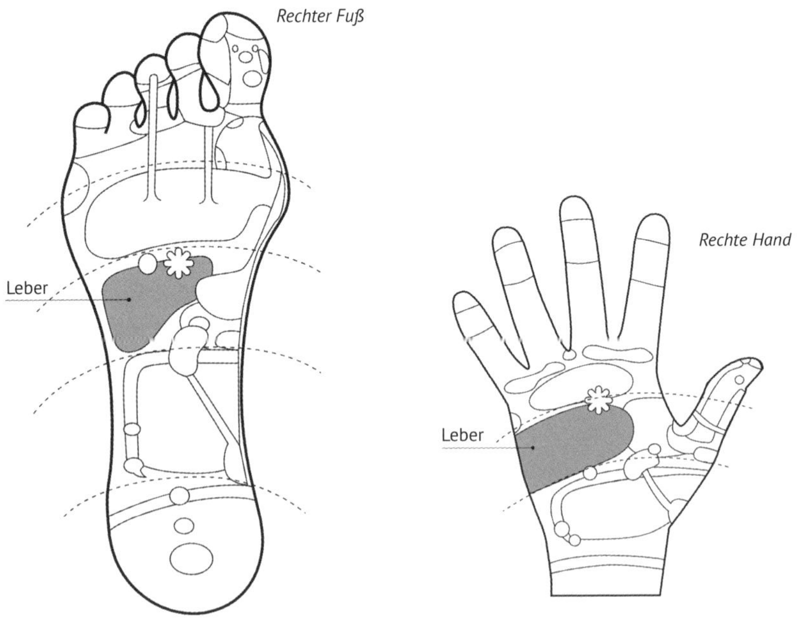

- ▶ Eine genaue Beschreibung der Reflexzonenmassage finden Sie auf Seite 38ff.

- *Im Winter:* Keine Entgiftung der Leber im Winter – der Organismus benötigt jetzt all seine Energie. Sie können jedoch Nahrungs- und Genussmittel, welche die Leber belasten könnten, einschränken, indem Sie Süßigkeiten, industrielle Fette und Alkohol meiden. Nutzen Sie Ihre Wärmflasche und die Reflexzonenpunkte.
- *Im Frühling:* Die Lebersaison schlechthin! Zur Entgiftung Ihrer Leber können Sie spezielle Heilpflanzen wie Mariendistel, Artischocke und Kurkuma verwenden (siehe oben im Abschnitt Pflanzenheilkunde, S. 68).
- *Im Sommer:* Keine Entgiftung der Leber im Sommer – nutzen Sie die Gelegenheit und essen Sie möglichst viel frisches, sonnenverwöhntes, saisonales Gemüse und Obst aus biologischem Anbau.
- *Im Herbst:* Um die positive Wirkung des Sommergemüses und -obst zu strecken und sich gut auf den Winter vorzubereiten, empfiehlt sich eine Übergangsmaßnahme.
  - ▶ Machen Sie eine Mono-Diät mit Weintrauben (Anhang 2). Diese haben gerade Saison und eignen sich daher perfekt, um den Körper bei der Entgiftung zu unterstützen.
  - ▶ In dieser Jahreszeit empfiehlt sich auch die Einnahme von Lindenrinde, um die Leber sanft zu entgiften (siehe S. 69).

Seien Sie sich dennoch bewusst, dass es fundamental ist, dass alle „Ausgangspforten" ordentlich arbeiten, bevor Sie eine Entgiftung der Leber in Angriff nehmen.

Die Leber ist das wichtigste Organ für die Biotransformation: Bei der Filterung des Bluts werden hier eigentlich giftige, das heißt nicht bzw. schwer ausscheidbare Substanzen und Fremdstoffe (*Xenobiotika*) in leichter eliminierbare, lösliche Verbindungen umgewandelt, die anschließend über den Urin oder den Stuhl ausgeschieden werden. Aus genau diesem Grund muss während einer Entgiftungskur immer viel getrunken werden.

Ausscheidungsorgan: Darm

Die Naturheilkunde schenkt der Stuhlqualität und der Darmtätigkeit besondere Aufmerksamkeit. Es kann durchaus vorkommen, täglich Stuhlgang zu haben, ohne dass der Darm angemessen arbeitet. Die Form und die Konsistenz des Stuhls sind allgemein wichtige Indikatoren für den Gesundheitszustand. Ein wohlgeformter glatter Stuhl, der jeden Tag leicht abgeführt werden kann, ist ein Indiz für eine rege Darmtätigkeit. Bei einem gesunden Menschen dauert die Darmpassage 24 Stunden. Bevor Sie eine Entgiftungskur durchführen, muss das Ausscheidungsorgan Darm unbedingt komplett entleert werden. Darüber hinaus ist es wichtig, Verstopfung zu verhindern, damit es nicht zu einer *Dyschezie* (schmerzhafte Stuhlentleerung) kommt.

Fragebogen: Wie rege ist Ihr Darm?

Beantworten Sie die folgenden Aussagen mit „Ja“ oder „Nein“.

1. Ich habe 1- bis 2-mal täglich Stuhlgang, ohne mich anzustrengen.
☐ Ja ☐ Nein

2. Mein Stuhl ist wohlgeformt (weder rissig noch klumpig).
☐ Ja ☐ Nein

3. Mein Stuhl riecht nicht wirklich unangenehm.
☐ Ja ☐ Nein

4. Mein Stuhl hat normalerweise eine braune bis dunkelbraune Farbe.
☐ Ja ☐ Nein

5. Mein Stuhl hinterlässt kaum Rückstände am After.
☐ Ja ☐ Nein

Wenn Sie weniger als 2-mal mit „Ja“ geantwortet haben, sollten Sie Ihre Ernährungsweise ändern: mehr Ballaststoffe essen, mehr Wasser trinken, etwas mehr Bewegung, um die Darmperistaltik anzuregen.

Die Lösung

- *Stimulieren Sie Ihren Darm* mit der Hand- und Fußreflexzonenmassage.

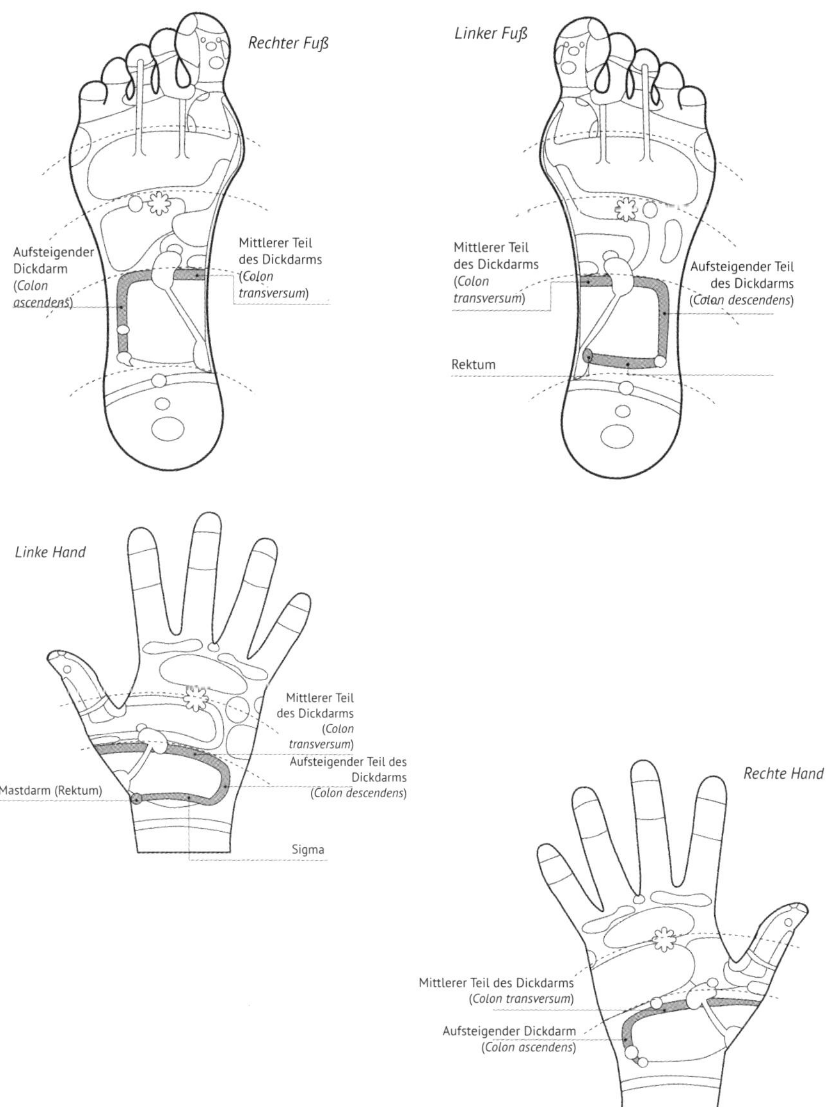

▶ Eine genaue Beschreibung der Reflexzonenmassage finden Sie auf Seite 38ff.

- *Sie müssen unbedingt mehr trinken.* Empfohlen wird Quellwasser mit geringem Mineralgehalt wie Mont Roucous, Montcalm oder Evian in einer Menge von 1 bis 1,5 Litern pro Tag, wobei Sie regelmäßig kleine Mengen über den Tag verteilt trinken sollten.
- *Achten Sie darauf, mehr Ballaststoffe zu sich zu nehmen:* 30 Gramm ist die Tagesdosis für eine rege Darmtätigkeit.
- *Sie können Ihre Ballaststoffzufuhr erhöhen* durch den Verzehr von Flohsamen (*Plantago ovata*), welche die Verdauung hervorragend regulieren. Ihr Verzehr empfiehlt sich sowohl bei weichem Stuhlgang als auch bei Verstopfung. Dank ihrer Gelbildung reizen Flohsamen die Darmschleimhaut nicht (siehe unsere Empfehlungen in Anhang 9b).
- *Probiotika* sind ebenfalls sehr nützlich, da sie das Reizdarmsyndrom lindern, das Gleichgewicht des Darmmikrobioms wiederherstellen und die natürlichen Immunfunktionen des Körpers optimieren können. Bei Endometriose sind bestimmte Bakterienarten besonders nützlich: zum Beispiel *Bifidobacterium lactis* oder *longum* wegen ihrer entzündungshemmenden Eigenschaften (siehe unsere Empfehlungen in Anhang 9b).
- *L-Glutamin* schützt den Darm. Es stärkt die Darmbarriere, die Bakterien und Bakterientoxine am Eindringen in den Körper hindert. Ist die Darmwand nicht mehr intakt, kann eine schwere Darmentzündung die Folge sein. L-Glutamin trägt zur Regulierung des hauptsächlich vom Darm ausgehenden Immunsystems bei, indem es die Regeneration der Schleimhaut und die Vermehrung einer ausgeglichenen Darmflora anregt. Auch Frauen mit Verdauungsschmerzen sollten es einnehmen, denn es hilft, die Darmzotten einer über Monate oder gar Jahre gereizten und entzündeten Darmwand wieder aufzubauen. Da es somit dazu beiträgt, die Permeabilität der Darmschleimhaut zu verringern, wird es bei der Behandlung zahlreicher Erkrankungen wie Autoimmunerkrankungen, zu denen auch Endometriose zählt, aber auch chronisch-entzündlicher Darmerkrankungen von Nutzen sein (siehe unsere Empfehlungen in Anhang 9a).

Ausscheidungsorgan: Haut

Die Haut wird gerne als „3. Niere“ bezeichnet. Hierbei handelt es sich um ein Ausscheidungsorgan, das in der Lage ist, toxische Substanzen in großem Umfang auszuscheiden, und zwar auf zwei verschiedenen Wegen:

- über die Schweißdrüsen in Form von Schweiß (Schweißkristalle);
- über die Talgdrüsen in Form von Talg (Hautfette).

Schwitzen bei Saunabesuchen, heißen Bädern und körperlicher Anstrengung ist ein hervorragendes Mittel, um sich der angesammelten Fremd- und Schadstoffe sowie der Stoffwechselendprodukte zu entledigen. Beim Sport werden außerdem die Lungen beansprucht und der Organismus mit Sauerstoff versorgt.

Die Haut ist sowohl eine Barriere gegen äußere Einflüsse als auch ein Sinnesorgan. Und sie ist ein durchlässiges Organ, das sowohl von innen als auch von außen belastet werden kann. Mit ihrer großen Oberfläche kann sie schnell die Aufgaben anderer Ausscheidungsorgane (insbesondere Darm und Nieren) übernehmen, wenn diese stark ausgelastet sind.

Fragebogen: Wie gut entgiftet Ihre Haut?

Beantworten Sie die folgenden Aussagen mit „Ja“ oder „Nein“.

1. Ich schwitze schnell nach 10 Minuten in einem 39 °C warmen Bad.
   ☐ Ja ☐ Nein

2. Ich schwitze schnell nach 10 Minuten Joggen.
   ☐ Ja ☐ Nein

3. Meine Haut fühlt sich im Sommer oft feucht an.
   ☐ Ja ☐ Nein

4. Ich habe keine trockene Haut.
   ☐ Ja ☐ Nein

5. Ich habe selten kalte Hände oder Füße.
   ☐ Ja ☐ Nein

6. Ich habe keine Pickel oder Ekzeme.
   ☐ Ja ☐ Nein

7. Ich habe keine oder kaum Akne.
   ☐ Ja ☐ Nein

8. Meine Haut ist nicht zu fettig.
   ☐ Ja ☐ Nein

Wenn Sie viele Aussagen mit „Ja" beantwortet haben, leistet Ihre Haut als Ausscheidungsorgan ganze Arbeit.

Wenn Sie viele Aussagen mit „Nein" beantwortet haben, ist es ratsam, dass Sie die Funktionen Ihrer Haut nach und nach wieder trainieren, damit sie bald wieder alle unerwünschten Stoffe bestens eliminieren kann.

Die Lösung

- *Trockenbürsten.*

PRAXISTIPP: TROCKENBÜRSTEN

Die Vorteile des Trockenbürstens

- Regt die Durchblutung an und sorgt so für eine bessere Versorgung der Haut mit Sauerstoff und anderen wichtigen Nährstoffen;
- Bringt das Lymphsystem wieder in Schwung und bewirkt so die Ausleitung von überschüssiger Flüssigkeit, Schadstoffen und Stoffwechselendprodukten;
- Trägt abgestorbene Hautzellen ab und regt die Hauterneuerung und damit die Bildung von gesunden Zellen an;
- Stärkt das Nervensystem und stimuliert das Immunsystem;
- Hilft gegen Cellulite und Fettansammlungen;

- Stimuliert die Talgproduktion und nährt so trockene Haut;
- Schafft eine streichelzarte, glatte und strahlende Haut;
- Steigert die Energie und wirkt stimulierend und belebend auf den Organismus;
- Hilft, sich wohl, leicht und lebendig zu fühlen;
- Seife wird damit überflüssig, außer an den „strategischen“ Stellen ...

Das Lymphsystem, auch: lymphatisches System, verfügt zwar wie der Blutkreislauf über Gefäße, ist aber kein geschlossener Kreislauf. Die Lymphgefäße transportieren ihre eigene Flüssigkeit: milchig-weiße sogenannte „Lymphe“ oder Lymphflüssigkeit. Später wird diese Zwischenzellflüssigkeit wieder dem Blutkreislauf zugeführt. Das Lymphsystem (mit den Lymphgefäßen als Leitungsbahnen) ist neben dem Blutkreislauf das wichtigste Transportsystem in unserem Organismus, denn es versorgt die Zellen mit Nahrung (Nährstoffen, weißen Blutkörperchen) und transportiert gleichzeitig all das, was unsere Zellen nicht mehr brauchen, also Abfallstoffe und abgestorbene Zellen zusammen mit Krankheitserregern und Fremdkörpern zur Entsorgung zu den lymphatischen Organen.
Dieses System unterstützt sowohl die Immunabwehr als auch verschiedene Entgiftungs- und Ausleitungsprozesse: Seine Aufgabe ist es, den Organismus gegen Angriffe von beispielsweise Viren, Bakterien, Fremdkörpern zu verteidigen.

Anleitung zum Trockenbürsten

- Bürsten Sie nur trockene Haut, vor dem Duschen einmal täglich fünf Minuten lang.
- Verwenden Sie nur Bürsten mit Naturborsten oder Borsten aus Pflanzenfasern.
- Bürsten bzw. streichen Sie sanft in Aufwärtsbewegungen zum Herzen hin mit leichten, im Uhrzeigersinnen kreisenden Bewegungen (Gefühl von leichtem Kribbeln).
- Beginnen Sie mit den Beinen: von den Zehen (einschließlich Nägeln) über Spann, Ferse, Knöchel, Wade, Knie, um den Oberschenkel bis hoch zum Gesäß – zuerst ein Bein, dann das andere.
- Bei den Armen gehen Sie genauso vor: von den Fingern (einschließlich Fingernägeln) über Hand, Unterarm, Ellbogen, Oberarm, Achselhöhle bis hoch zur Schulter – zuerst ein Arm, dann der andere.
- Im Anschluss folgt der Bauch. Wichtig dabei ist, ihn kreisförmig dem Darmver-

lauf entsprechend zu bürsten. Niemals die Brüste bürsten. Zuletzt sind Hals, Ohren, Rippen, Rücken und Nacken an der Reihe.

- Duschen Sie sich danach ab und tragen Sie anschließend eine Essiglotion auf (um die restlichen Unreinheiten und abgestorbenen Hautzellen zu entfernen, Kalkrückstände zu neutralisieren und den natürlichen pH-Wert der Haut wiederherzustellen).
- Reiben Sie sich mit ein paar Tropfen Öl oder einer feuchtigkeitsspendenden Körperlotion ein.
- Sparen Sie empfindliche Bereiche und Bereiche, in denen die Haut zum Beispiel durch Ausschläge, Wunden, Schnitte oder Entzündungen angegriffen ist, beim Bürsten aus.
- Zum Schluss können Sie noch Ihre reguläre Dusche nehmen (oder auch nicht, das ist nicht zwingend erforderlich).
- Trocknen Sie sich nach dem Duschen gründlich ab und reiben Sie Ihre Haut mit reinen Pflanzenölen wie Oliven-, Avocado-, Aprikosen-, Mandel-, Sesam- oder Kokosnussöl ein.
- Reinigen Sie Ihre Massagebürste einmal pro Woche mit Wasser und Seife.

Die beste Zeit zum Trockenbürsten ist morgens oder abends vor dem Schlafengehen. Wenn Sie sich ausreichend bewegen, genug Wasser trinken und Ihre Haut regelmäßig bürsten, brauchen Sie keine teuren Lotionen oder Cremes mehr. Ihre Haut wird sich seidig glatt anfühlen und vor Gesundheit strahlen!

Vorsicht: Bitte bürsten Sie keine Wunden, Krampfadern, durch Sonnenbrand angegriffene Areale und bürsten Sie nicht während einer Krebserkrankung. Sie benötigen eine Bürste mit Naturborsten, idealerweise mit Griff, damit Sie auch weniger zugängliche Stellen wie den Rücken erreichen können. Sie können auch einen einfachen Luffa-Handschuh verwenden, aber nach unserer Erfahrung sind Bürsten am besten! Viel Spaß beim Bürsten!

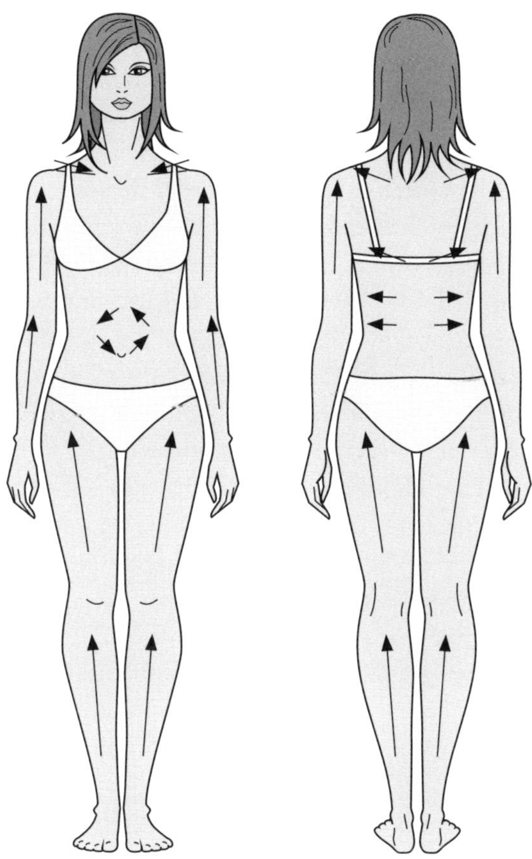

Korrekte Richtungen beim Trockenbürsten

- *Heiße Bäder* gefolgt von einer kalten Dusche.
- *Ausreichende Flüssigkeitszufuhr,* indem Sie täglich mindestens 1,5 Liter Wasser trinken, zusätzlich gerne auch Kräutertees oder grünen Tee.
- *Übungen, die Sie zum Schwitzen bringen,* damit giftige Stoffe über die Schweißdrüsen ausgeleitet werden.
- *Besuche von Sauna und/oder Hammam,* optional je nach Vorliebe einmal im Monat.

Ausscheidungsorgan: Nieren

Unsere Nieren haben die Aufgabe, die in unserem Blut zirkulierenden Abfallprodukte zu filtrieren und auszuleiten (die Nieren filtern 120 ml Blut pro Minute), was sie zu einem der wichtigsten Ausscheidungsorgane unseres Körpers macht. Alle Säuren in unserem Körper müssen die Nieren passieren; in ihnen bilden sich aber auch Kristalle. Diese Säuren und Kristalle schaden unserem Organismus, daher sollten wir sie so schnell wie möglich wieder loswerden, denn sie übersäuern den Organismus und öffnen so Entzündungen Tür und Tor. Um dies zu verhindern, müssen die zirkulierenden Flüssigkeiten dünnflüssig sein (häufiges Trinken von Wasser mit niedrigem Mineralgehalt hilft, da mineralreiches Wasser die Nieren zu sehr belastet).

Aber das allein reicht nicht aus. Zusätzlich sollte der Konsum von tierischem Eiweiß, Milchprodukten, raffiniertem Zucker, Kaffee und schwarzem Tee unbedingt reduziert werden.

Wenn die Nieren über ihre Ausscheidungskapazität hinaus belastet werden, können u. a. Nierensteine entstehen.

Fragebogen: Wie gut arbeiten Ihre Nieren?

Beantworten Sie die folgenden Aussagen mit „Ja“ oder „Nein“.

1. Ich uriniere regelmäßig und proportional zu dem, was ich getrunken habe.
   ☐ Ja ☐ Nein

2. Mein Morgenurin ist verfärbt und scheint konzentrierter zu sein.
   ☐ Ja ☐ Nein

3. Im Laufe des Tages ist mein Urin zwar verfärbt, aber nicht ganz so konzentriert.
   ☐ Ja ☐ Nein

4. Wenn es kalt ist, muss ich deutlich öfter Wasser lassen.
   ☐ Ja ☐ Nein

5. Es gab keine Nierenerkrankungen in meiner Familie.
   ❐ Ja ❐ Nein

Wenn Sie weniger als zweimal mit „Ja" geantwortet haben, sollten Sie eine gründliche Untersuchung Ihrer Nierenfunktion in Erwägung ziehen (sprechen Sie darüber mit Ihrem behandelnden Arzt) – vor allem wenn Sie zu Blähungen oder Wassereinlagerungen neigen. Diesem Ausscheidungsorgan wird bei Entgiftungskuren oft wenig Beachtung geschenkt. Dabei werden die Nieren bei einer Entgiftung extrem beansprucht. Kümmern Sie sich also auch um sie!

Die Lösung

- *Regen Sie Ihre Nieren an* über Hand- oder Fußreflexzonenmassage.

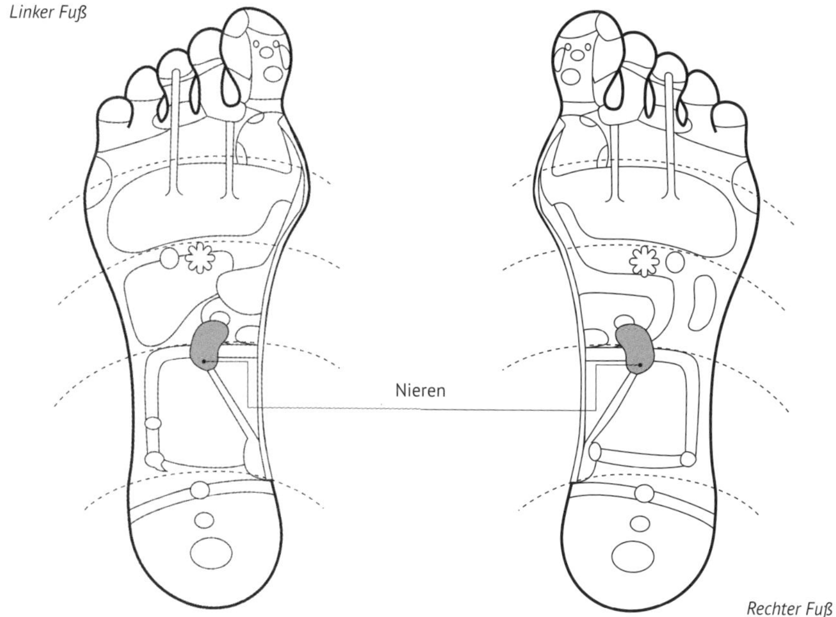

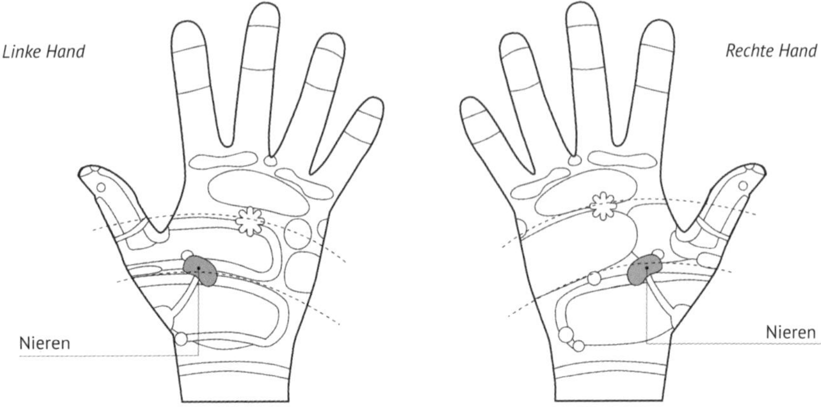

- ▶ Die Reflexzonenmassage wird detailliert auf den Seiten 38ff. beschrieben.
- *Trinken Sie viel* Wasser mit geringem Mineralgehalt wie Mont Roucous, Cristalline, Volvic, Montcalm, Evian.
- *Sie können auch Leitungswasser trinken,* das Sie vorab 30 Minuten lang bei Raumtemperatur in einem Tonkrug stehen lassen. Alternativ können Sie Ihr Leitungswasser auch mit einem Aktivkohlestab reinigen. Der kostet nicht viel (etwa zehn Euro für sechs Monate Nutzung). Schon nach vier Stunden ist das Wasser gereinigt; das beste Ergebnis wird jedoch erst nach zwölf Stunden erreicht. Aktivkohlestäbe gibt es nur im Internet zu kaufen.

Ausscheidungsorgan: Lunge

Die Lunge ist ein besonderes Ausscheidungsorgan. Sie beseitigt gasförmige Abfallstoffe, aber auch feste Abfallstoffe aus den Belastungen, denen wir unseren Körper aussetzen. Ein Überschuss an Kalorien (zu viel Zucker, zu viel Fett, zu viel stärkehaltige Lebensmittel) wird in dünnen, klaren Schleim umgewandelt, den wir dann abhusten. Kurz gesagt: Wenn Ihre Lunge viel Schleim produziert, sollten Sie eine Umstellung Ihrer Ernährung in Betracht ziehen; reduzieren Sie den Verzehr von Gebäck, fetten Soßen und Milchprodukten.

Fragebogen: Wie gut arbeitet Ihre Lunge?

Beantworten Sie die folgenden Aussagen mit „Ja“ oder „Nein“.

1. Ich atme meist frei und tief.
   ☐ Ja ☐ Nein

2. Ich kann in Vollatmung atmen (Bauch und Brust).
   ☐ Ja ☐ Nein

3. Bei Grippe oder Erkältung muss ich viel abhusten, aber immer nur kurz.
   ☐ Ja ☐ Nein

4. Ich treibe regelmäßig Sport.
   ☐ Ja ☐ Nein

5. Ich tanke so oft wie möglich Sauerstoff in der Natur.
   ☐ Ja ☐ Nein

Wenn Sie die ersten drei Aussagen mit „Ja“ beantwortet haben, arbeitet Ihre Lunge einwandfrei. Bewegen Sie sich und atmen Sie häufig bewusst tief ein und aus, um Ihrem Körper zu helfen, auf natürlichem Wege zu entschlacken.

Die Lösung

- Stimulieren Sie Ihre Lunge mit der Hand- oder Fußreflexzonenmassage.

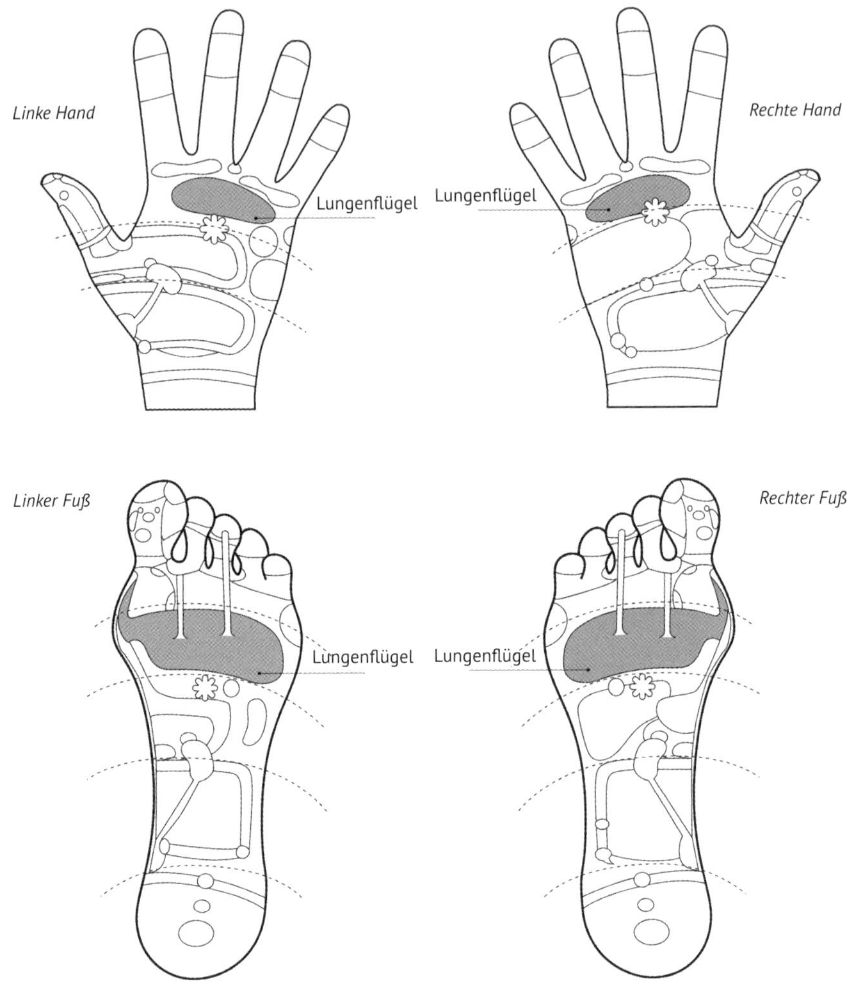

▶ Die Reflexzonenmassage wird detailliert auf den Seiten 38ff. beschrieben.

- *Bewegen Sie sich täglich 30 Minuten.* Spazierengehen ist eine hervorragende Aktivität, die jedem Spaß macht.

Kapitel 6

Die Umgebung entgiften: So mindern Sie Ihre Schadstoffbelastung

Chemische Schadstoffe und endokrine Disruptoren, die auch als *Xenohormone* oder *hormonaktive Substanzen* bezeichnet werden, machen inzwischen regelmäßig Schlagzeilen – dabei wurde ihr Einfluss auf unsere Gesundheit lange Jahre unterschätzt. Ihre mangelnde Beachtung hat sich mittlerweile zu einem verstärkten Interesse gewandelt, denn ihre Präsenz in unserem Alltag wird regelmäßig von Verbrauchermagazinen angeprangert. So konnte das französische Verbrauchermagazin *60 millions de consommateurs* in seiner Ausgabe vom April 2017 nachweisen, dass alle 43 untersuchten Kinder endokrine Disruptoren (EDC) in ihren Haaren aufwiesen. Am Valentinstag warnte dasselbe Magazin vor Pestiziden in importierten Rosen ... Das französische Verbrauchermagazin *UFC Que Choisir* schlug 2018 ebenfalls in diese Kerbe, als es wiederholt vor fragwürdigen Substanzen in 400 untersuchten Kosmetika warnte.

Die Hauptschadstoffe in unseren Innenräumen wirken als endokrine Disruptoren. Dabei handelt es sich meist um Bisphenol A, Pestizide, Parabene, Phthalate, per- und polyfluorierte Chemikalien (PFC) und Brandschutzmittel. Diese sind in Lebensmitteln und bestimmten Lebensmittelverpackungen, in vielen Kosmetika, in Waschmitteln, Kleidung, Möbeln und Haushaltsgeräten und vielem mehr enthalten.

Wie wirken endokrine Disruptoren?

Wenn diese Schadstoffe aufgenommen oder eingeatmet werden bzw. mit der Haut in Berührung kommen, ahmen sie die Wirkung unserer Hormone nach oder blockieren sie, und zwar vor allem die Sexual- und Schilddrüsenhormone. Daher die Bezeichnung „endokrine Disruptoren". Sie stehen im Verdacht, an einer verminderten Fruchtbarkeit bei Frauen und Männern beteiligt zu sein, Entwicklungsanomalien bei Föten zu verursachen, bei Kindern Frühreife auszulösen und die Entstehung hormonabhängiger Krebserkrankungen (Brust, Hoden, Prostata) zu begünstigen. Ein kausaler Zusammenhang mit Fettleibigkeit und Diabetes scheint ebenfalls wahrscheinlich. Bei Endometriose könnte die Exposition gegenüber endokrinen Disruptoren durchaus eine Rolle in der Pathophysiologie der Erkrankung spielen, denn sie stehen im Verdacht, Entzündungen zu fördern und die Ausbreitung von Endometriumzellen zu stimulieren. So konnte in bestimmten Studien eine höhere BPA- bzw. PCB-Konzentration im Gewebe von Endometriose-Kranken als bei der Kontrollgruppe aus gesunden Frauen nachgewiesen werden.

Nach heutigem Wissensstand scheint der Mensch in bestimmten Lebensabschnitten endokrine Disruptoren besser aufzunehmen als in anderen. Während der Schwangerschaft passieren Schadstoffe die Plazentaschranke und könnten so die gesunde Entwicklung des Urogenitaltrakts und der Schilddrüse von Embryos beeinträchtigen. Das Gehirn, das Nervensystem und die Schilddrüse entwickeln sich noch in den ersten Lebensjahren weiter. Es wird vermutet, dass endokrine Disruptoren bestimmte kognitive Beeinträchtigungen und Verhaltensstörungen bei Kindern und das Risiko von Fettleibigkeit oder Diabetes im Erwachsenenalter begünstigen. In der Pubertät sollen sie die gesunde Entwicklung der Fortpflanzungsorgane beeinträchtigen.

Studien haben noch längst nicht alle Risiken dieser unerwünschten Substanzen aufgezeigt. Daher ist es besser, Vorsicht walten zu lassen und sich diesen Stoffen nur in geringem Maß auszusetzen. Je mehr man auf verarbeitete Nahrungsmittel oder industriell hergestellte Produkte zurückgreift, desto größer ist die Gefahr. Unsere vordringlichste Aufgabe sollte also darin bestehen, unsere Konsumartikel sorgsam auszuwählen und natürlichen bzw. nur geringfügig bearbeiteten Produkten den Vorzug zu geben. Essen Sie frisches Obst und Gemüse statt Konserven, Selbstgemachtes statt Fertiggerichte, frisch gepresste Säfte statt Tetrapaks. Geben Sie Produkten ohne Verpackung, Kosmetika mit einer übersichtlichen Liste der Inhaltsstoffe, Spielzeug aus unbehandeltem Holz, althergebrachten Haushaltsreinigern den Vorzug. Wenn sich dieses Wissen einmal in Ihr Bewusstsein eingebrannt hat, werden Sie sicher einiges aus Ihrem Zuhause verbannen. Hier ein paar Tipps, die Ihnen helfen werden.

Im Bereich der Ernährung

Entsorgen

☹ *Kunststoffbehälter*, deren Recycling-Dreieck die Ziffern 3, 6 und 7 zeigt. Diese Codes signalisieren, dass im Kunststoff eventuell Phthalate und Bisphenol A enthalten sind, zwei endokrine Disruptoren. Geben Sie Behältern mit den Recyclingcodes 2, 4 und 5 den Vorzug.

Einschränken

😐 *Konserven und Getränkedosen,* deren Innenseite mit einer Plastikschicht überzogen ist. Nehmen Sie lieber Gläser oder Glasflaschen.

😐 *Frischhaltefolie:* Vermeiden Sie es, fettige Lebensmittel darin einzuwickeln (vor allem Käse), und verwenden Sie sie nicht, wenn Sie Lebensmittel in der Mikrowelle erhitzen, da die Gefahr besteht, dass Phthalate freigesetzt werden.

😐 *Fast-Food-Gerichte und Pizzas zum Mitnehmen*, denn ihre Verpackungen können Weichmacher und andere Schadstoffe enthalten.

☹ *Längeres Aufbewahren oder Garen von Lebensmitteln in Alufolie:* gilt für bestimmte Lebensmittel wie Tomaten, Rhabarber und Hering. Am besten verwenden Sie Backpapier.

Machen

☺ *Lagern Sie Ihre Lebensmittel* in Glasbehältern.

☺ *Legen* Sie handelsübliche Fertiggerichte vor dem Aufwärmen *auf einen Teller* oder eine Glasschale.

☺ *Verwenden Sie einen Wasserkocher aus Edelstahl* statt aus Kunststoff.

☺ *Vermeiden Sie das Umfüllen sehr heißer Getränke* oder Speisen in Plastikgeschirr, da durch die Wärme Schadstoffe freigesetzt und in die Lebensmittel gelangen können. Vorsicht ist auch bei Kaffee in Plastikbechern geboten. Am besten nehmen Sie einen Porzellanbecher mit ins Büro und bereiten Ihren Kaffee selbst zu (ist übrigens auch umweltfreundlicher).

☺ *Entscheiden Sie sich für eine sichere Zubereitung*, indem Sie Geschirr aus Pyrex, Gusseisen (z. B. Wok, Bräter) oder Edelstahl benutzen. Bei Kochgeschirr mit Antihaftbeschichtung (z. B. Pfannen) ist unbedingt darauf zu achten, dass keine Kratzer vorhanden sind. Außerdem sollten Sie diese nicht überhitzen.

☺ *Entscheiden Sie sich für möglichst unverarbeitete Lebensmittel*, frisch oder tiefgefroren. Wenn Sie sich ab und zu mit verarbeiteten Produkten behelfen, dann lesen Sie bitte die Liste der Inhaltsstoffe genau durch: Finger weg von Produkten mit mehr als drei Zusatzstoffen (E)! Generell gilt: Je länger die Liste der Inhaltsstoffe, desto verarbeiteter ist das Produkt. Lassen Sie es im Regal stehen!

☺ *Geben Sie Bio-Lebensmitteln den Vorzug.* Obst und Gemüse aus nichtbiologischem Anbau sollten Sie waschen und schälen, um zumindest einen Teil der enthaltenen Pestizide zu beseitigen. Einige werden stärker behandelt als andere. Hier ist eine Liste der am stärksten belasteten Obst- und Gemüsesorten und derjenigen mit den geringsten Pestizidrückständen. Sie wird Ihnen helfen, eine fundierte Entscheidung zu treffen.

Rückstände von Pestiziden in Obst und Gemüse

Anteil der ermittelten Pestizidrückstände
bei den untersuchten Proben in Prozent*

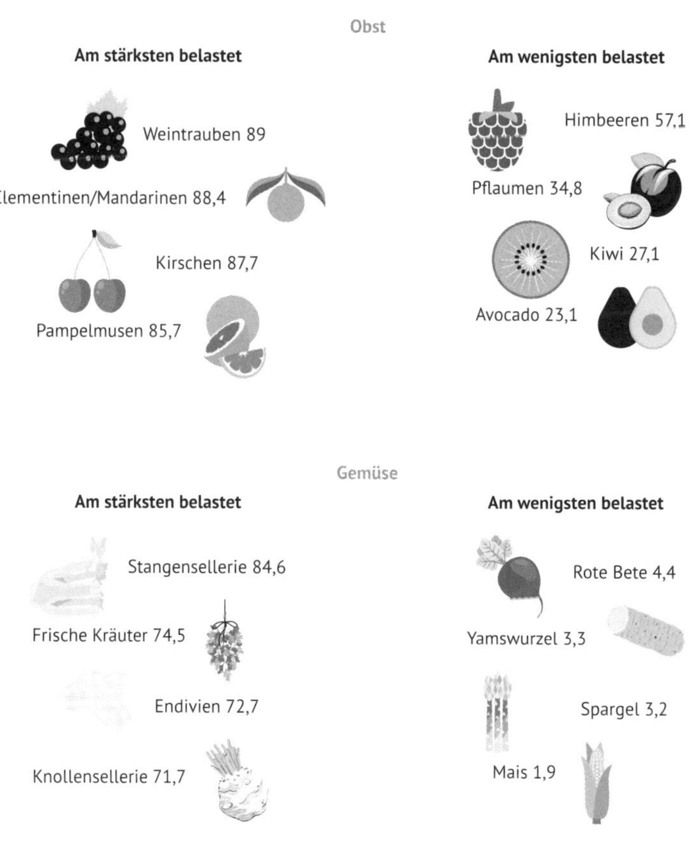

* Ermittelt im Verlauf von fünf Jahren, Quelle: *Générations futures.*

TIERISCHE FETTE

PCB gehören zu den endokrinen Disruptoren, die seit 1989 verboten sind. Gelangen sie einmal in die Umgebung, können sie sich dort, wie Dioxine, leider lange halten. Sie reichern sich in der Nahrungskette an, vor allem in tierischen Fetten. Am stärksten kontaminiert sind daher fettes Fleisch, Wurstwaren, Milch, Butter, Sahne und Käse, die in Maßen verzehrt werden sollten. Auch fettreiche Fische gelten als Bioakkumulatoren. Trotzdem sollten sie ein- bis zweimal pro Woche auf Ihrem Speiseplan stehen, denn sie enthalten langkettige Omega-3-Fettsäuren (EPA und DHA), die wegen ihrer entzündungshemmenden Eigenschaften bei Endometriose von Vorteil sein können. Greifen Sie lieber zu kleinen, fetten Fischen (Sardinen, Sardellen, Heringe und Makrelen) statt zu fetten Raubfischen (Thunfisch, Schwertfisch), die zu den stark bioakkumulierenden Fischarten zählen.

Im Bereich der Haut

Weglassen

☹ *Reinigungstücher, feuchtes Toilettenpapier, Reinigungslotionen und Parfüms für Babys* sowie Make-up für Mädchen, da viele dieser Produkte immer noch gesundheitsschädliche Substanzen enthalten. Am besten verwenden Sie zur Reinigung Ihres Babys eine Salbe aus Öl und Kalkwasser (wählen Sie eine Marke ohne Konservierungsstoffe und mit Bio-Öl) und eine milde pH-neutrale Seife.

Einschränken

😐 *Alle Kosmetikprodukte, die endokrine Disruptoren enthalten.* So sind u. a. Parabene, Phthalate, Alkylphenole, Glykoläther, chemische UV-Filter,

Resorcin, BHA (Beta-Hydroxy-Säure), Triclosan, Silikone in Duschgels, Deodorants, Shampoos, Parfüms, Make-up, Haarfärbemitteln, Zahnpasta, Cremes, Lotionen, also in fast allen klassischen Kosmetika aus der Petrochemie enthalten. Je länger die Liste der Inhaltsstoffe eines Produkts ist, desto misstrauischer sollten Sie werden.

Bevorzugen

☺ *Einfachheit!* Eine rückfettende Seife für die Körperpflege, ein Pflanzenöl zur Versorgung der Haut mit Feuchtigkeit und Nährstoffen, ein Bio-Deodorant (die Auswahl wird von Tag zu Tag größer), natürliche Make-up-Produkte. Greifen Sie möglichst immer zu natürlichen und/oder bio-zertifizierten Produkten, vor allem bei Kosmetika, die lange Zeit mit der Haut in Kontakt bleiben (Cremes, Feuchtigkeitslotionen).

Machen

☺ *Stellen Sie Ihre Kosmetika selbst her,* zum Beispiel aus Pflanzenölen, Pflanzenhydrolaten, Tonerde, Eiern, Teebeuteln, Honig, Aloe Vera – natürlich alles in Bio-Qualität!

Im Haus

Weglassen

☹ *Raumdüfte, Duftkerzen, Lufterfrischer und Räucherstäbchen, chemische Insektizide und Mottenschutzmittel.*
Gegen Gerüche hilft am besten großflächiges Lüften. Gegen Fliegen sollten Sie wieder die gute alte Fliegenklatsche zur Hand nehmen, und gegen Motten helfen Kugeln und Produkte aus Zedernholz. Gegen Mücken können Sie ätherische Öle (z. B. Geranie, Lavendel, Zitroneneukalyptus, Zitronengras) verwenden.

Vermeiden

😐 *Zu große Mengen chemischer Reinigungsmittel und Waschmittel.* Entscheiden Sie sich stattdessen für weniger schädliche Produkte, die idealerweise mit dem EU-Ecolabel, dem Label ECOCERT oder dem Blauen Engel versehen sind.

😐 *Dekorieren/Renovieren des Kinderzimmers*, wenn Sie schwanger sind, da Deko-Produkte oft Phthalate sowie weitere Schadstoffe enthalten.

Machen

☺ *Besinnen Sie sich auf die guten alten Hausmittel* unserer Großmütter: Kernseife, Schmierseife, Natron oder Essig zum Entfernen von Fett und Flecken; weißer Essig gegen Kalkablagerungen und zum Fensterputzen; Natron zum Entfernen von Gerüchen, Bleichen von Wäsche, Reinigen von Böden, Toiletten, Kochplatten und Spülbecken; ein paar Tropfen Zitronenessenz zum Desinfizieren. Verwenden Sie Mikrofasertücher zum Entfernen von Fettresten und Staub. Kaufen Sie einen Abzieher, um die Wände der Dusche zu reinigen.

☺ *Regelmäßig staubsaugen* und Böden feucht wischen, da sich Schadstoffe im Staub absetzen können. Ein Muss, wenn Sie ein Baby haben, das auf allen Vieren durch die Wohnung krabbelt.

Textilien und Kleidung

Weglassen

☹ *Kleidung mit „geruchshemmenden" Eigenschaften* (z. B. entsprechende Socken, T-Shirts), denn sie enthalten antibakterielle Wirkstoffe und/oder Silber-Nanopartikel, die gesundheitsschädlich sein könnten.
Kleidungsstücke, auf denen Motive mit Kunststoffüberzug aufgedruckt sind (insbesondere T-Shirts und Schlafanzüge für Kinder), dieser enthält Phthalate.

Einschränken

😐 *Der Kauf von Kleidung in kräftigen oder dunklen Farben:* Sie wurden zahlreichen chemischen Behandlungen unterzogen und enthalten schwermetallhaltige Pigmente. Diese Textilien sind zwar beim Tragen nicht gesundheitsschädlich, wohl aber nach dem Waschen, da sie schädliche Verbindungen ins Wasser abgeben, die auf diesem Wege schließlich in die Nahrungskette gelangen.

Machen

☺ *Wählen Sie Kollektionen aus Bio-Baumwolle oder recycelten Materialien.* Immer mehr Mode-Ketten bieten sie an, u. a. H&M, Zara, Benetton, Mango. Seien Sie besonders vorsichtig bei Baby-Kleidung, da Neugeborene gerne an ihren Kleidungsstücken herumkauen und somit gefährdeter sind.

Im Bereich Wohnungseinrichtung

Vermeiden

☹ *Das Kinderzimmer während der Schwangerschaft renovieren.* Farben, Tapeten, Klebstoffe und Lösungsmittel dünsten zahlreiche Schadstoffe aus. Überlassen Sie diese Arbeiten lieber anderen. Lassen Sie ein Kleinkind nicht sofort in einem frisch eingerichteten Raum schlafen. Lüften Sie das Zimmer mehrere Tage lang ausgiebig.

Machen

☺ *Entscheiden Sie sich beim Renovieren für die umweltfreundlichsten Produkte,* die Sie bekommen können. Wählen Sie Farben, die mit dem EU-Ecolabel oder dem Blauen Engel versehen sind.

☺ *Beim Kauf von Möbeln* sollten Sie bedenken, dass Möbel, in denen Sperrholz verarbeitet wurde, noch über Wochen flüchtige organische Verbindungen abgeben. Lassen Sie sie an der frischen Luft (auf einer Terrasse, einem Balkon) ausdünsten oder lüften Sie den Raum, in dem Sie diese vorübergehend aufstellen, regelmäßig. Bei Babymöbeln ist diese Vorsichtsmaßnahme ein Muss!

Kapitel 7

Ein besseres Körpergefühl entwickeln

Wer regelmäßig Schmerzen hat, fühlt sich schnell von seinem Körper verraten. Am liebsten würde man ihn komplett vergessen. Aber man kann ihn nicht ignorieren und muss sich mit ihm beschäftigen, zumal er eben auch Schmerzen verursacht. Dann sollten Bewegung und Atmung als schmerzstillende Werkzeuge ins Spiel kommen, die leider allzu oft vernachlässigt werden.

Bewegung ist wichtig!

Schmerzspezialisten, Gynäkologen und Rheumatologen sind sich inzwischen einig: Bei chronischen Schmerzen ist regelmäßige Bewegung die beste Medizin. Es fällt nicht immer leicht, sich dazu aufzuraffen, wenn einem alles wehtut: der Bauch, der Rücken, die Gelenke. ABER: Je weniger Sie sich bewegen, desto schlimmer werden die Schmerzen, denn Bewegungsmangel führt dazu, dass Gewebe steif wird und Muskeln schrumpfen. Man sagt heute, dass Bewegungsmangel die Hauptursache für Krankheiten ist. In den USA ist sogar ein neuer Slogan entstanden, der Menschen dazu bringen soll, sich mehr zu bewegen: „*Sitting is the new smoking!*"

Zugegebenermaßen wird Endometriose nicht durch Bewegungsmangel verursacht. Aber mangelnde körperliche Bewegung verschlimmert die Symptome nur.

Sich aufrecht und gerade halten

In unserem Körper ist alles miteinander verbunden. Je weniger man sich bewegt, desto schlechter hält man sich und krümmt sich stattdessen um den schmerzenden Bereich zusammen. Diese Fehlhaltung führt wiederum zu Schmerzen an der Halswirbelsäule und am Rücken und verschlimmert die Bauchschmerzen nur. Die Bauchmuskeln, die wir sowieso zu wenig beanspruchen, erschlaffen. Das Zwerchfell, ein dicker Muskel zwischen Brusthöhle und Bauchraum und eigentlich unser Hauptatemmuskel, zieht sich in dieser Position zusammen. Und bei angespanntem und verkrampftem Zwerchfell ist die Atmung meist flach und verhindert so jegliche Entspannung. Die Stressanfälligkeit nimmt zu und damit auch das Schmerzempfinden.

Hinzu kommt, dass eine schlechte Körperhaltung und Bauchmuskeln, denen es an Tonus mangelt, den Druck der Organe nach unten erhöhen und so die Schmerzen verstärken. Bei schlechter Haltung ist zudem der Beckenboden großen Belastungen ausgesetzt, die ihn schwächen können. Der Beckenboden besteht aus einer Reihe von Muskeln, die das Schambein mit dem Kreuzbein verbinden, und bildet eine Art Hängematte: Er umschließt den After, die Vagina und die Schließmuskel von Blase und Darm und verhindert so, dass Urin austritt, Stuhl unkontrolliert abgesetzt wird oder sich die Organe absenken. Außerdem ist er mit den tiefen Bauchmuskeln, insbesondere dem querverlaufenden Bauchmuskel, verbunden. Wenn Sie Ihre tiefen Bauchmuskeln trainieren, stärken Sie nicht nur Ihren Beckenboden, sondern auch Ihre Rückenmuskulatur. Das Ergebnis ist eine korrekte Körperhaltung, weniger intraabdominaler Druck und weniger Schmerzen.

Heilende Moleküle ausschütten

Regelmäßige Bewegung ist nicht nur gesund, sondern auch ein hervorragendes Mittel, um schmerzlindernde Moleküle, sogenannte Endorphine, auszuschütten. Wie ihr Name bereits anzeigt, sind Endorphine mit Morphium verwandt und wirken auf die gleiche Weise, indem sie Schmerzinformationen blockieren und so Schmerzreize unterdrücken. Aber sie sind auch natürliche Glückshormone, die stimmungsaufhellend wirken und dafür sorgen, dass wir uns rundum wohl fühlen. Bewegung senkt folglich nachweislich die Gefahr einer Depression und macht widerstandsfähiger gegen Stress. Außerdem verbessert sie die Schlafqualität und ist das beste Mittel bei chronischer Erschöpfung. Letztlich werden bei körperlicher Aktivität entzündungshemmende Moleküle ausgeschüttet, die Schmerzen lindern und den Alterungsprozess der Zellen verlangsamen.

Vom Schmerz ablenken

Bewegung kann auch von Schmerz ablenken, ebenso wie beispielsweise Meditation (siehe S. 176). Denn wer sich körperlich betätigt und Spaß dabei hat, schüttet Endorphine aus: Es entstehen Glücksgefühle. Die Freude, die wir beim Sport empfinden, lässt uns die Aufmerksamkeit auf den Moment richten und stressige Gedanken, die das Schmerzerleben verstärken, beiseiteschieben. Denn bei Bewegung werden Hirnareale aktiviert, welche die Schmerzempfindung dämpfen. Inzwischen ist Bewegung als vollwertiges Schmerzmittel anerkannt. Allerdings unter einer Bedingung: Sie darf nicht zu einer Verstärkung der Symptome führen. Wenn Sie Schmerzen haben, hören Sie nicht auf, sondern reduzieren Sie einfach das Tempo, bis die Schmerzen nachlassen. Hören Sie auf Ihr Gefühl. Noch ein kleiner Tipp am Rande: Achten Sie auf regelmäßige Bewegung, selbst wenn es anfangs nur ein paar Minuten am Tag sind. Es ist besser, sich jeden Morgen und jeden Abend fünf Minuten lang körperlich zu betätigen als eine Stunde pro Woche. Durch die Regelmäßigkeit gewöhnt sich Ihr Körper an die Belastung: Er wird langfristig widerstandsfähiger und leistungsfähiger.

Nebenwirkungen von Therapieverfahren lindern

Bewegung erhält die Muskelmasse, hält Knochenschwund in Schach und beugt Gelenkschmerzen und Gewichtszunahme vor. Es handelt sich hierbei also um eine wertvolle Unterstützung im Kampf gegen die Nebenwirkungen bestimmter Endometriose-Behandlungen (insbesondere derjenigen, die künstliche Wechseljahre auslösen). Bewegung hilft auch, sich nach einer Operation schneller zu erholen. Sobald Ihnen Ihr Chirurg grünes Licht gibt, können Sie nach einem Eingriff so schnell wie möglich wieder körperlich aktiv werden. Lassen Sie sich gegebenenfalls ruhig ein paar Stunden Reha-Sport verschreiben, die Sie bei Ihrem Physiotherapeuten absolvieren können. Als Fachmann für Rehabilitation und Bewegungserziehung wird er Ihnen die richtigen Handgriffe und Übungen für Ihren Fall und Ihre Symptome (z. B. Rückenschmerzen, Ischias) zeigen können.

Täglich etwas Bewegung

Am besten ist es, wenn Sie Bewegung in Ihren Alltag integrieren. Und das beginnt ganz einfach mit Spazierengehen. Sie kennen wahrscheinlich den berühmten Slogan von den 10.000 Schritten am Tag. Erfunden wurde dieser übrigens 1964 in Japan. Heutzutage ist es einfach, die eigenen Schritte mit einem Smartphone zu zählen. Sie benötigen dazu nur die entsprechende App. Damit die App reagiert, stehen Sie regelmäßig auf und gehen ein paar Schritte – im Büro oder zu Hause. Erledigen Sie Ihre täglichen kleinen Besorgungen zu Fuß. Gehen Sie zu Fuß zur Arbeit oder stellen Sie das Auto in einiger Entfernung ab und benutzen Sie für den Rest des Weges Ihre Beine. Dasselbe gilt für öffentliche Verkehrsmittel: Steigen Sie eine Haltestelle früher aus. Ihnen werden bestimmt bald eigene Strategien einfallen, wie Sie das respektable Tagesziel von 10.000 Schritten schaffen.

Allerdings gibt es noch viele andere Arten von Bewegung, die Ihnen guttun: Hausarbeit (ja, durchaus!), Gartenarbeit, aktives Spielen mit den Kindern im Park oder im Garten, Familienspaziergänge am Wochenende, ... Alles hilft, solange Sie sich dafür bewegen müssen. Sie sind genervt, weil Sie in öffentlichen Verkehrsmitteln keinen Sitzplatz bekommen? Stehen ist besser, denn es trainiert die Rücken- und Beinmuskulatur und stärkt die Bauchmuskulatur – all diese Muskeln werden benötigt, um eine stabile Position zu halten. Auch das tut Ihnen also gut.

Die Aktivität ausüben, die Ihnen Spaß macht

Wenn Ihnen eine Aktivität Spaß macht, dann ist das der beste Garant dafür, dass Sie ihr regelmäßig nachgehen. Es gibt also keine Sportart, die „besser" ist bzw. „mehr" hilft, und erst recht keine Sportart, die kontraindiziert wäre. Zunächst einmal geht es um Ihre persönlichen Vorlieben und Ihr Empfinden. Solange die Aktivität keine Schmerzen verursacht (siehe oben), ist alles in Ordnung. Wenn Sie gerne tanzen, tanzen Sie, wenn Sie gerne laufen, laufen Sie, wenn Sie gerne schwimmen, schwimmen Sie! Und wenn Sie keine speziellen Vorlieben haben, gehen Sie einfach zu Fuß – ohnehin eine hervorragende Aktivität.

Pilates für den Muskelaufbau

Haben wir Sie überzeugt? Dann wollen wir Ihnen eine spezielle Methode vorstellen, die Sie ganz einfach zu Hause durchführen können: Pilates. Bei dieser sanften Ganzkörpergymnastik geht es um die Stärkung der Tiefenmuskulatur im Einklang mit der Atmung. Besonderes Augenmerk gilt dabei der Körpermitte. Das Training der Tiefenmuskulatur im Becken- und Bauchraum verbessert die allgemeine Beweglichkeit. Mit Pilates-Übungen bauen Sie wieder Muskelmasse auf und finden zu einer gesunden und guten Körperhaltung zurück. Sie können Pilates mit einem ausgebildeten Trainer üben oder die Übungen zu Hause machen. Weiter unten stellen wir Ihnen einige vor. Entwickelt wurden diese von medizinischen Fachkräften empfohlenen Übungen von der französischen Physiotherapeutin Jocelyne Rolland, die sich auf Pilates spezialisiert hat, um erkrankten Frauen (auch Endometriose-Betroffenen) zu helfen. Praktischerweise werden sie im Sitzen durchgeführt, was weniger anstrengend, aber deshalb nicht minder effektiv ist. Bei ihnen geht es darum, die tiefe Bauchmuskulatur, die Oberschenkel- und Armmuskeln sowie den Rücken zu trainieren.

Nach einiger Zeit werden Sie feststellen, dass Sie wieder über mehr Muskeltonus und eine straffere Körperhaltung verfügen, sodass Sie auch andere Aktivitäten wie Yoga, Jogging oder Fitnesstraining gefahrlos ausüben können.

Die Übungen

Wir beschreiben Ihnen hier eine Reihe von Bewegungsabfolgen. Finden Sie selbst heraus, welche Übungen Ihnen guttun. Wenn überhaupt, sollten Sie nur Schmerzen verspüren, die vom Muskeltraining herrühren.

1. Setzen Sie sich mit geradem Rücken auf einen Hocker (oder auf einen Stuhl, ohne sich anzulehnen), die Füße stehen flach auf dem Boden, die Schultern sind entspannt nach hinten unten gesenkt. Mit der Ausatmung stehen Sie auf und spannen die Bauch- und Gesäßmuskeln an, die Schultern bleiben unten. Mit der Einatmung dürfen sich diese Muskeln wieder entspannen. Wiederholen Sie diese Übung ein Dutzend Mal.

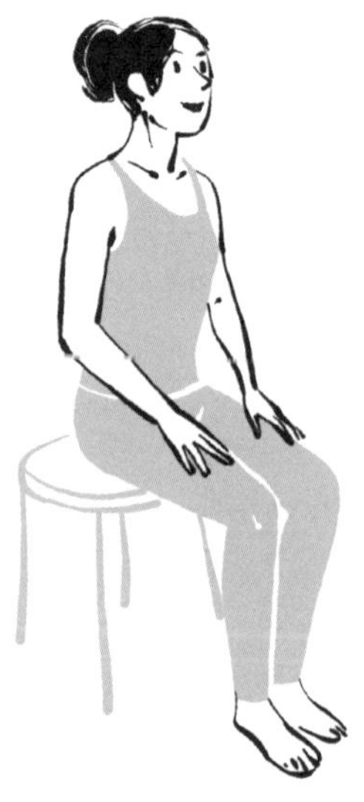

2. Verschränken Sie Ihre Hände hinter Ihrem Rücken, damit ein leichtes Hohlkreuz entsteht. Strecken Sie beim Ausatmen ein Bein lang aus, wobei Sie den Fuß vom Boden heben. Atmen Sie beim Absetzen des Fußes wieder ein. Wiederholen Sie die Bewegung mit dem anderen Bein. Führen Sie diese Übung 5-mal auf jeder Seite durch.

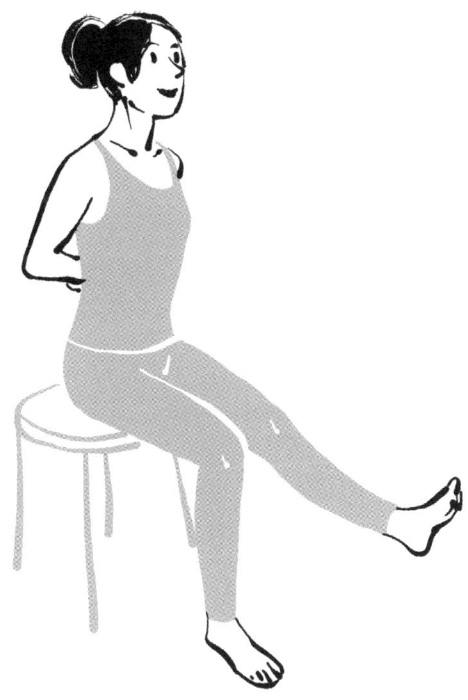

3. Mit der Ausatmung heben und strecken Sie einen Arm und das gegenüberliegende Bein und ziehen gleichzeitig den Bauch ein. Mit der Einatmung setzen Sie den Fuß wieder ab und senken den Arm, wobei Sie die Hand wieder in die Hohlkreuzregion legen. Wiederholen Sie die Bewegung mit dem anderen Bein. Führen Sie diese Übung 5-mal auf jeder Seite durch.

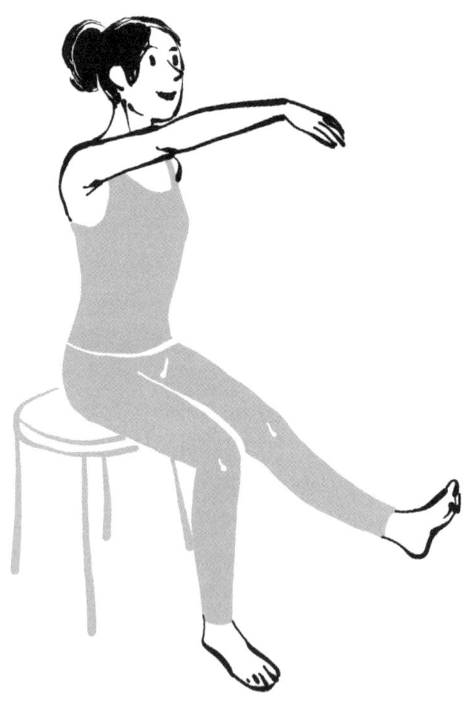

4. Sie sitzen gerade mit den Händen hinter dem Rücken verschränkt. Heben Sie abwechselnd die Füße so, als ob Sie auf der Stelle treten würden. Atmen Sie dabei frei. 10- bis 20-mal.

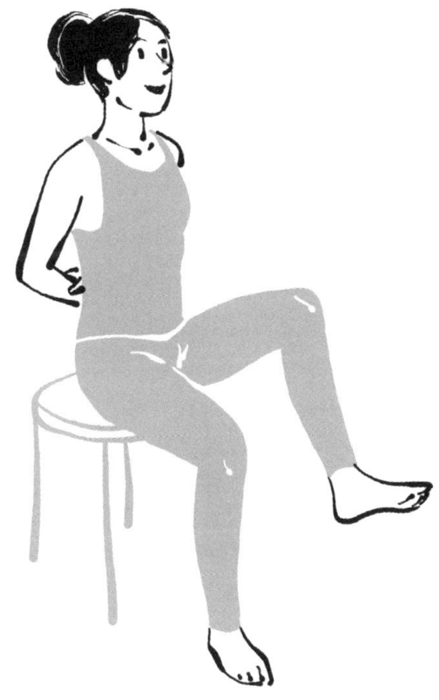

5. Vertiefen Sie diese Übung, indem Sie dabei mit den Armen so schwingen, als würden Sie gehen (Kreuzkoordination). Dabei halten Sie den Rücken gerade und spannen Sie den Bauch an. Die Schultern sind tief und entspannt. 10- bis 20-mal.

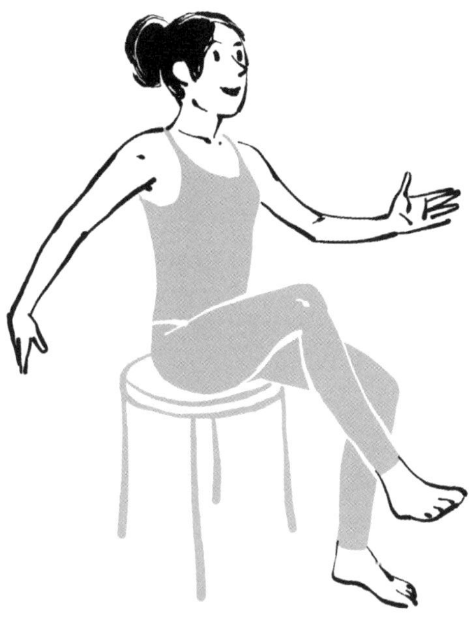

6. Halten Sie sich an der Sitzfläche Ihres Hockers fest und ziehen Sie beim Ausatmen daran, als wollten Sie sich mitsamt dem Hocker erheben. Gleichzeitig spannen Sie den Bauch an und entspannen Sie die Schultern. Mit der Einatmung dürfen sich alle Muskeln wieder entspannen. Wiederholen Sie diese Übung ein Dutzend Mal.

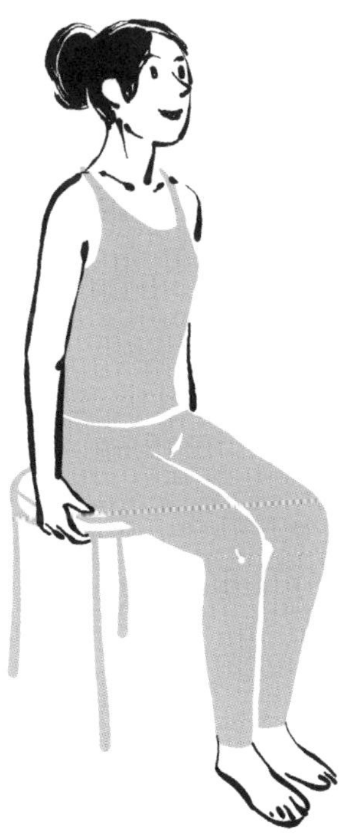

7. Legen Sie Ihre Hände auf Ihre Schultern. Mit der Ausatmung beugen Sie sich nach vorne, bis Ihr Oberkörper parallel zum Boden ist. Heben Sie gleichzeitig einen Arm an, sodass er in einer Linie mit Ihrem Rücksen ist. Der Rücken ist gerade, aber nicht zu sehr angespannt. Mit der Einatmung richten Sie sich wieder auf. Mit der nächsten Ausatmung wiederholen Sie die Bewegung mit dem anderen Arm. Führen Sie diese Übung 5-mal auf jeder Seite durch.

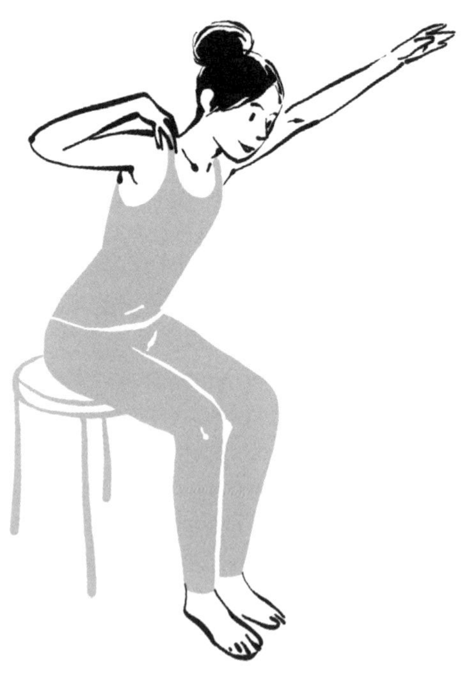

8. Hier nun eine kurz Dehnübung. Halten Sie sich mit einer Hand an der Sitzfläche fest. Mit der Ausatmung strecken Sie den anderen Arm nach oben, sodass er neben Ihrem Ohr ist. Neigen Sie Ihren Oberkörper seitwärts, in Richtung der festen Hand, bis Sie eine Dehnung spüren. Atmen Sie wieder ein. Mit der nächsten Ausatmung wiederholen Sie die Bewegung auf der anderen Seite. Jede Seite 4-mal hintereinander.

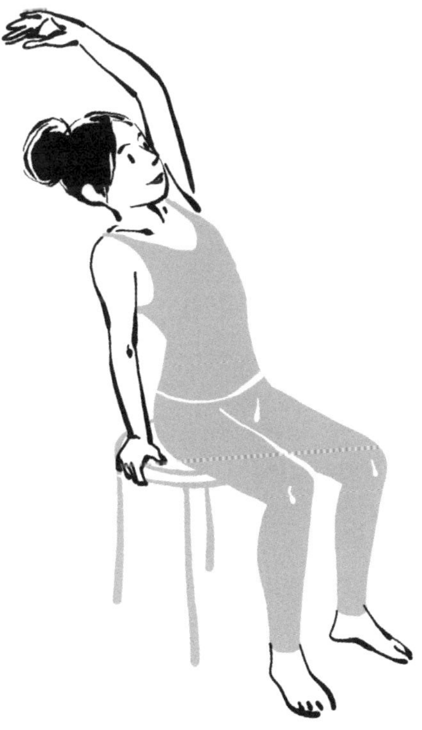

9. Rutschen Sie ganz nach vorne an die Sitzkante und legen Sie Ihre Hände auf Ihre Schultern. Atmen Sie aus und beugen Sie sich leicht nach vorne, während Sie Ihre Beine strecken und sich vom Stuhl erheben. Atmen Sie ein, während Sie sich wieder hinsetzen, ohne die Hände zu benutzen. Wiederholen Sie diese Übung ein Dutzend Mal.

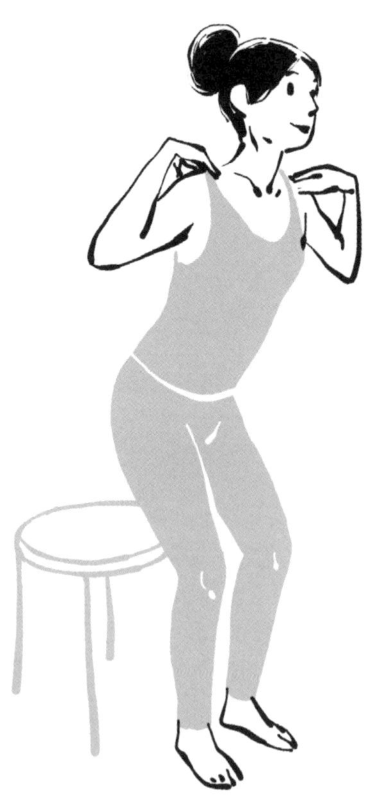

10. Dies ist eine Vertiefung der letzten Übung. Sie wiederholen die Bewegung, jedoch ohne sich hinzusetzen. Atmen Sie aus und beugen Sie sich leicht nach vorne, während Sie Ihre Beine strecken und sich vom Stuhl erheben. Anstatt sich wieder hinzusetzen, bleiben Sie in einer halben Hocke stehen. Atmen Sie ein, während Sie sich wieder aufrichten, ohne die Hände zu benutzen. Atmen Sie aus, während Sie sich wieder in die halbe Hocke senken. Wiederholen Sie diese Übung mehrmals.

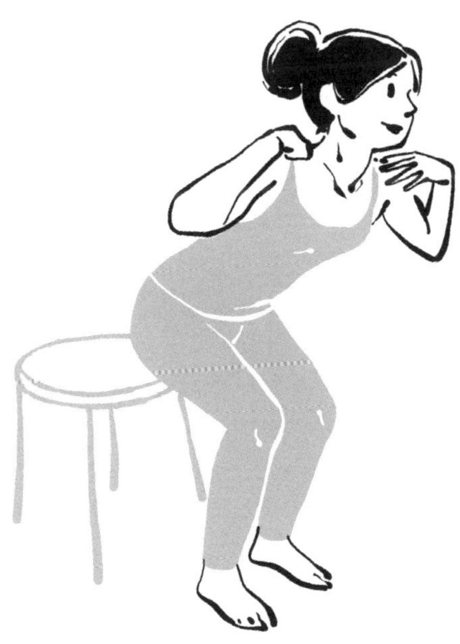

Eine beruhigende Yoga-Stunde

Yoga liegt immer mehr „im Trend“. Möglicherweise ist Ihnen sogar aufgefallen, dass in Ihrer Nähe ein Yoga-Studio aufgemacht hat oder Yoga-Kurse angeboten werden. Warum melden Sie sich nicht einfach für eine Probestunde an? Dann könnten Sie sich selbst ein Bild davon machen, wie diese mehrere tausend Jahre alten Übungen auf Ihren Körper und auf Ihren Geist wirken! Diese Sportart erfordert keine besonderen Fähigkeiten: Jeder übt in seinem eigenen Tempo und entsprechend seiner momentanen körperlichen Verfassung. Wichtig ist nur eine wohlwollende Haltung gegenüber sich selbst. Yoga sorgt fast augenblicklich für eine Form der geistigen und muskulären Entspannung durch die Kombination von Körperhaltungen und Atempraktiken (die unten beschrieben werden). Pausen mit Meditationen und positiven Visualisierungen ergänzen die körperliche Praxis.

Die Körperhaltungen *(Asanas)* bestehen aus Streckbewegungen, Vor- und Rückbeugen und Drehhaltungen. Sie fördern Gleichgewicht, Kraft und Beweglichkeit. Dabei steht die Wirbelsäule im Mittelpunkt. Gelenke, Nerven und Muskeln werden beansprucht und Organe und Drüsen angeregt. Die Atemübungen *(Pranayamas)* erfordern Konzentration. Hierbei wird langsam oder stoßweise ein- und ausgeatmet oder die Wechselatmung praktiziert (durch ein Nasenloch ein und durch das andere Nasenloch aus). Die Kombination aus Körperhaltungen und Atmung lässt die Lebensenergie (*Prâna*) harmonisch durch den Körper fließen und beruhigt den Geist.

Ein therapeutisches Hilfsmittel

Mittelfristig hilft Yoga bei vielen Beschwerden, darunter chronischen Schmerzen (Rückenschmerzen, Gelenkschmerzen, Regelschmerzen), Verdauungsstörungen, Durchblutungsstörungen, Schlafstörungen, Angstzuständen und Depression. Yoga sorgt für ein lang anhaltendes Gefühl von Wohlbefinden.

Die Wirksamkeit von Yoga erklärt sich aus der Ganzheitlichkeit seines Ansatzes. Der aus dem Sanskrit stammende Begriff *Yoga* bedeutet nämlich

'Verbindung': Verbindung oder besser Harmonisierung von Körper und Geist, von Mond und Sonne, des weiblichen (*Yin*) und des männlichen Prinzips (*Yang*). In dieser Hinsicht kann Yoga in seiner spirituellen Form als eine echte Lebensphilosophie und eine Methode zur persönlichen Entwicklung betrachtet werden. Yoga hat zum Ziel, den Geist zu schulen und den Körper in einem optimalen Gesundheitszustand zu halten, damit der Mensch besser und länger meditieren kann.

WELCHE ART VON YOGA SOLL ICH WÄHLEN?

In der westlichen Welt kennt man verschiedene Arten von Yoga, die alle vom Hatha-Yoga abgeleitet sind, dem klassischsten Stil, der auch am häufigsten unterrichtet wird (auch Haltungs-Yoga genannt).

Dynamisches Yoga

Vielleicht haben Sie schon einmal die Bezeichnungen „*Vinyasa Yoga*“ oder „*Ashtanga Yoga*“ irgendwo gelesen oder gehört. Bei diesen beiden Ansätzen geht es um die Synchronisierung von Bewegung und Atmung in rhythmischen Sequenzen, die oft Herz und Kreislauf anregen, denn die Haltungen folgen schnell aufeinander. Dieser Yoga-Stil zieht vor allem Menschen an, die viel und gerne körperlich aktiv sind, und erfordert gewisse Fitness.

Yin-Yoga

Beim „regenerierenden“ Yoga, auch Yin-Yoga genannt, geht es eher darum, Positionen über eine viel längere Zeit zu halten, manchmal sogar mehrere Minuten. Dieser neue Ansatz, der als „Yoga zur Entschleunigung“ oder „Yoga zur Verinnerlichung“ bezeichnet wird, ist von der Traditionellen Chinesischen Medizin inspiriert. Hier geht es darum, tief und ganz entspannt, ohne jegliche Anstrengung das Yin-Gewebe im Körper zu bearbeiten: Knochen, Gelenke, Sehnen, Bänder, Faszien und natürlich das Bindegewebe. Beim Yin-Yoga werden vielfach Hilfsmittel wie Bolster (spezielle längliche, feste Kissen, siehe unten), Blöcke oder Gurte verwendet, um in erster

Linie das Bindegewebe und erst in zweiter Linie die Muskeln sanft zu dehnen.

12 Übungen gegen Regelschmerzen

Eine Yogastunde, wie wir sie hier beschreiben, können Sie gut alleine zu Hause machen. Damit sollen Menstruations- und Rückenschmerzen gelindert, der Hormonhaushalt ausgeglichen und Gefühlsschwankungen gemildert werden. Die nachfolgenden Übungen befreien das Becken, machen die Hüften geschmeidig, entspannen den Unterleib und den unteren Rücken und regen behutsam die Eierstöcke an. Wir stellen Ihnen sitzende und liegende Haltungen vor, die alle sehr entspannend sind, da sie mit einem Bolster (in Fachgeschäften erhältlich, ab 30 Euro) praktiziert werden.

Machen Sie die Übungen an einem ruhigen Ort, in bequemer Kleidung und barfuß. Atmen Sie tief und gleichmäßig, indem Sie 4 bis 5 Sekunden lang einatmen und ebenso lange ausatmen. Auf diese Weise erreichen Sie einen Zustand der sogenannten „Herzkohärenz-Atmung“, der den Geist beruhigt und Schmerzen lindert (siehe S. 170).

1. Apanasana-Variante

- Sie liegen auf dem Boden mit geschlossenen Beinen. Führen Sie beim Ausatmen das rechte Knie zum Bauch und umfassen Sie es mit beiden Händen. Atmen Sie in dieser Haltung langsam ein und wieder aus, wodurch leichter Druck auf die Organe in der rechten Körperhälfte entsteht. Lassen Sie bei einer Ausatmung das Bein wieder los und wechseln Sie dann das Bein.
- Im zweiten Schritt ziehen Sie bei einer Ausatmung beide Knie zur Brust, umfassen sie mit beiden Händen und heben gleichzeitig den Kopf zu den Knien. Atmen Sie in dieser Haltung 4- bis 6-mal ein und aus, bevor Sie die Beine wieder auf dem Boden ausstrecken.

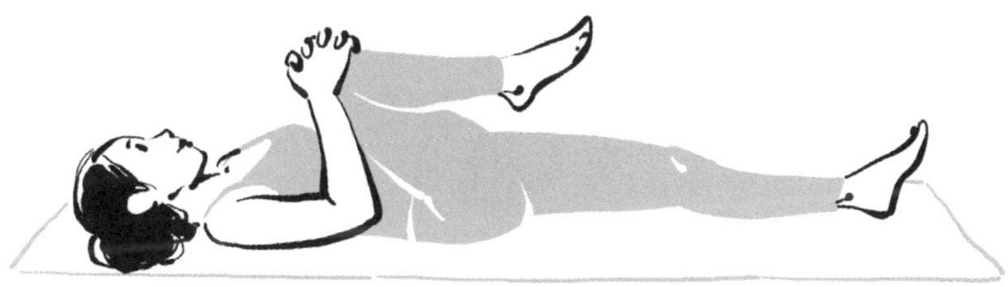

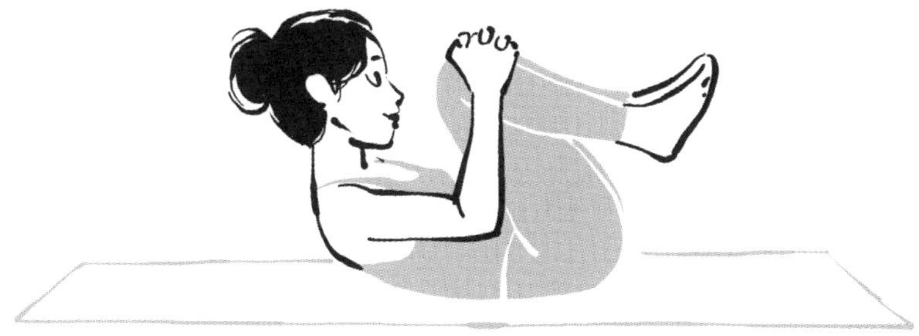

2. Happy-Baby-Position

- Legen Sie sich auf dem Boden auf den Rücken. Führen Sie die gebeugten Knie zur Brust und umfassen Sie mit den Händen die Außenkanten der Füße. Alternativ können Sie auch einen Gurt um jeden Fuß legen, den Sie mit der jeweiligen Hand halten.
- Mit der Ausatmung heben Sie die Beine an und spreizen sie, wobei die Fersen zur Decke zeigen.
- In dieser Haltung schaukeln Sie im Rhythmus Ihrer Atmung von rechts nach links, um den Rücken zu entspannen, das Becken zu öffnen und die Hüften zu lockern. Halten Sie diese Position ein paar Minuten, bevor Sie die Füße bzw. die Gurte wieder loslassen und die Beine ausstrecken.

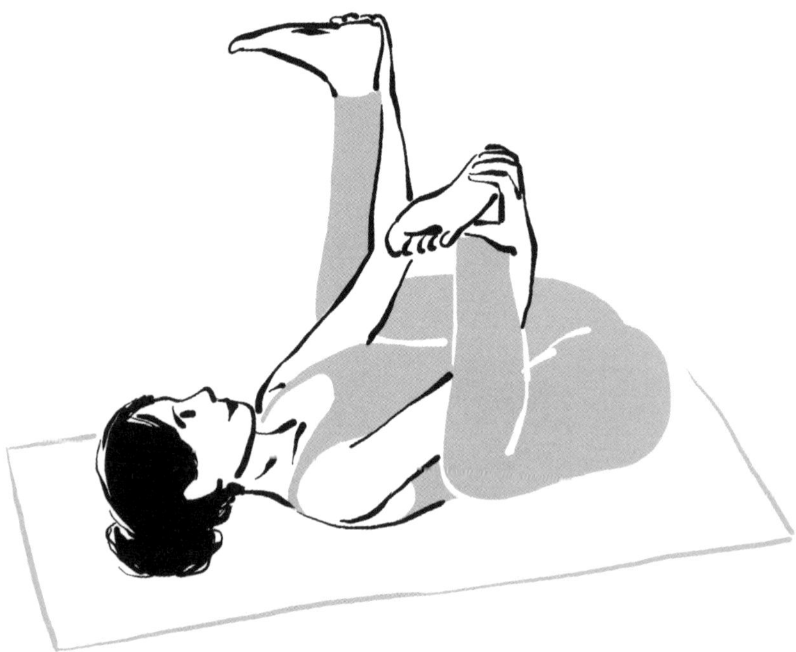

3. Rückenlage, ein Bein seitlich ausgestreckt

- Strecken Sie das linke Bein nach oben und halten Sie den Fuß mit einem Gurt. Beim Ausatmen senken Sie den Oberschenkel ab und legen ihn auf dem Bolster ab.
- Diese Haltung lockert die Beinrückseiten, öffnet die Hüften und hilft gegen schwere Beine. Der Bauch entspannt sich.

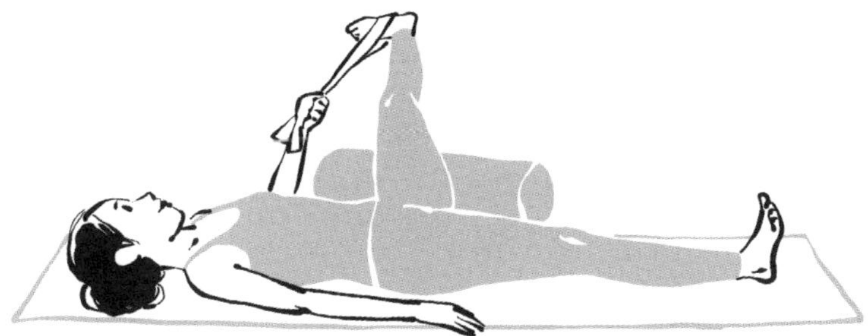

4. Vorwärtsbeuge im Sitzen

- Im Lotussitz beugen Sie sich bei einer Ausatmung nach vorne, um Ihre Stirn auf dem Bolster abzulegen, die Arme sind nach vorne gestreckt.
- In dieser Haltung wird die Wirbelsäule sanft gestreckt, Bauch und Eierstöcke werden massiert und der gesamte Unterleib entspannt. Wechseln Sie nach einer Minute die Beinkreuzung.

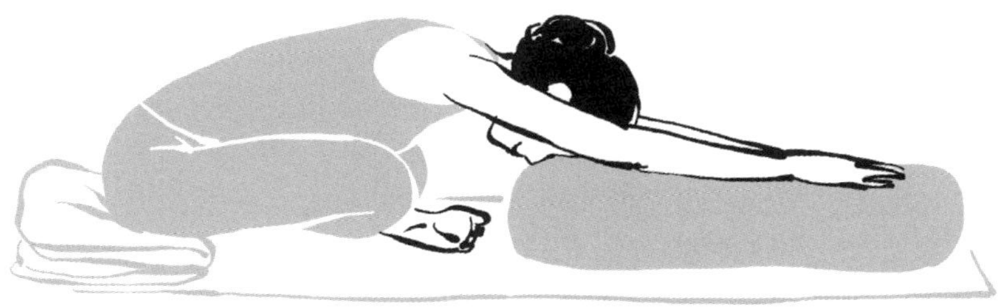

5. Der Schmetterling (*Baddha Konasana*)

- Setzen Sie sich mit geradem Rücken auf den Boden oder auf ein Yogakissen, winkeln Sie Ihre Knie so an, dass Ihre Beine zur Seite fallen, die Füße stehen sich gegenüber, die Fersen befinden sich in der Nähe des Beckens.
- Umfassen Sie Ihre Füße mit gefalteten Händen und strecken Sie den Rücken. Atmen Sie in dieser Haltung tief ein.
- Legen Sie dann die Ellenbogen auf die Oberschenkel, um die Hüfte weiter zu öffnen. Atmen Sie in dieser Position ein und aus.
- Beugen Sie beim Ausatmen den Oberkörper nach vorne und versuchen Sie, ihn so nah wie möglich an den Boden zu bringen, wobei der Rücken flach ist. Atmen Sie 3- bis 4-mal in dieser Position ein und aus, bevor Sie sich wieder aufrichten.

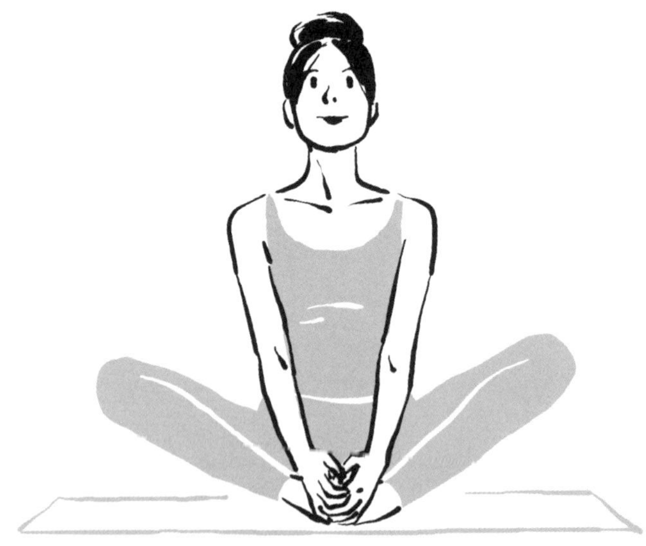

6. Liegender Lotussitz (*Supta Sukhasana*)

- Setzen Sie sich im Lotussitz hin und legen Sie ein Bolster der Länge nach hinter sich; geben Sie eine zusammengelegte Decke zwischen sich und das Bolster. Legen Sie Ihren Rücken auf das Bolster, umfassen Sie die Ellbogen mit den Händen und legen Sie Kopf und Arme auf die Decke.
- Diese Haltung entspannt den gesamten Unterleib und die Eierstöcke. Sie können mehrere Minuten in dieser Position bleiben. Denken Sie nur daran, die Beinkreuzung zu wechseln.

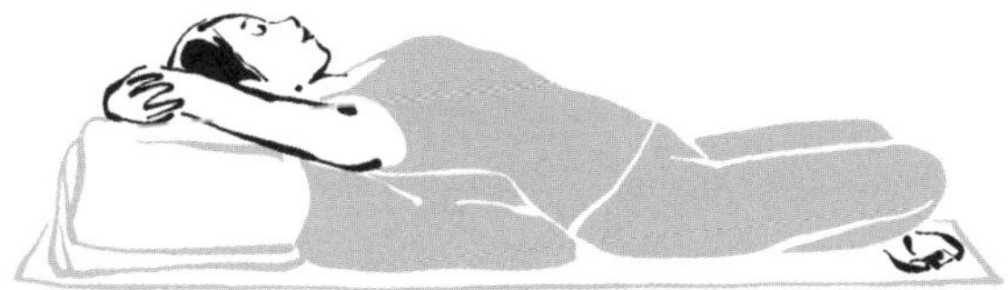

7. Kopf-zum-Knie-Haltung (*Janu Sirsasana*)

- Setzen Sie sich auf eine Decke. Strecken Sie das linke Bein und beugen Sie das rechte Knie und lassen Sie es nach außen sinken. Die Ferse ist in der Nähe des Beckenbodens platziert. Legen Sie Ihren Bolster auf das linke Bein. Strecken Sie sich nach vorne, um den linken Fuß mit den Händen zu fassen, und legen Sie während der Ausatmung die Stirn auf das Bolster.
- Diese Haltung entspannt den Bauch, massiert die Eierstöcke und dehnt den Rücken. Wechseln Sie nach einer Minute die Seite.

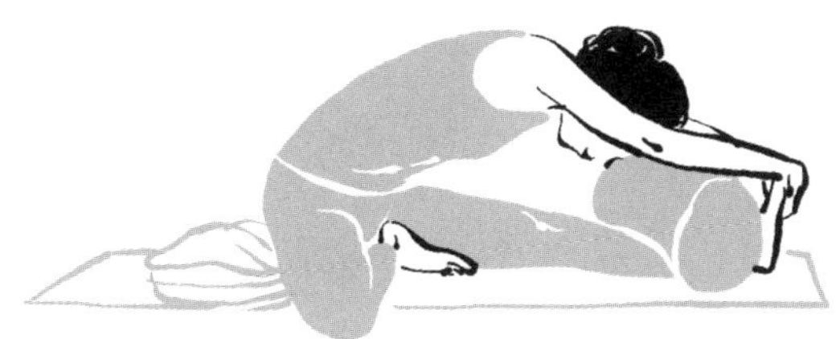

8. Vorwärtsbeuge in der Grätsche (*Upavistha Konasana*)

- Setzen Sie sich auf eine Decke und grätschen Sie die Beine, sodass diese ein V bilden. Platzieren Sie das Bolster der Länge nach vor sich, dass Sie Kopf, Oberkörper und Bauch darauf ablegen können.
- Variante: Wenn es Ihnen schwerfällt, sich in dieser Position nach vorne zu beugen, lehnen Sie sich an eine Wand, grätschen Sie die Beine so weit es geht und halten Sie die Füße mit zwei Gurten, wobei Sie den Rücken gerade halten.
- Durch beide Haltungen wird die Durchblutung im Unterleib angeregt.

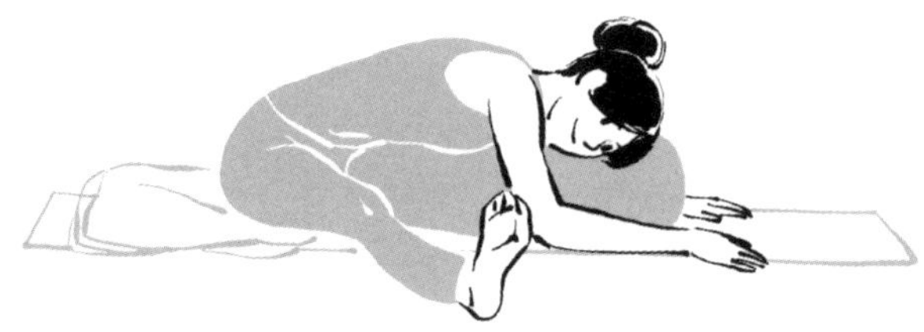

9. Gedrehte Vorbeuge mit gegrätschten Beinen

- Ausgehend von der vorherigen Haltung positionieren Sie den Bolster neben dem linken Fußgelenk und drehen und beugen Sie sich nach vorne, um die Stirn und die Arme auf dem Bolster abzulegen, wobei Sie den Fuß mit den gefalteten Händen umfassen.
- Variante: Wenn Sie Ihren Oberkörper nicht weit genug vorbeugen können, halten Sie den linken Fuß mit einem Gurt und richten Sie die Wirbelsäule auf.
- Halten Sie diese Position eine Minute lang, bevor Sie die Seite wechseln.

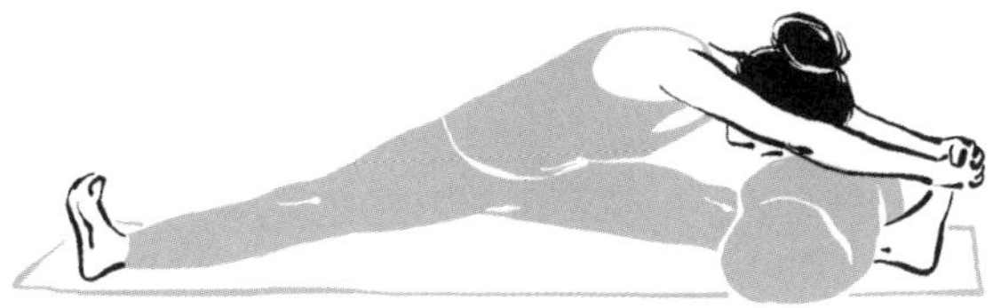

10. Die Zange (Vorwärtsbeuge, *Pashcimottanasana*)

- Schließen Sie die Beine und platzieren Sie das Bolster auf Höhe Ihrer Knöchel. Heben Sie die Arme wie eine Zange im 90°-Winkel an. Klappen Sie dann die Zange nach vorne und legen Sie während der Ausatmung die Stirn und die Arme auf dem Bolster ab.
- Diese Pose ist gut für die innere Einkehr und kann eine Minute lang gehalten werden.

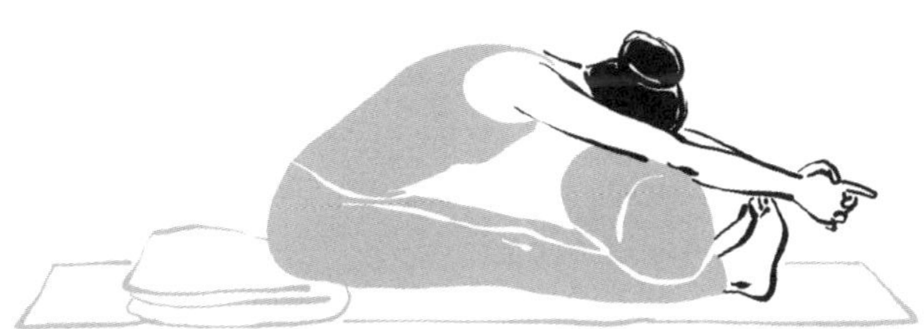

11. Liegende Grätsche

- Legen Sie sich auf den Rücken und heben und grätschen Sie beide Beine gleichzeitig. Ellbogen und Schultern bleiben auf dem Boden, die Hände stützen die Beine. Atmen Sie ein und aus, während Sie den Beckenboden anspannen.

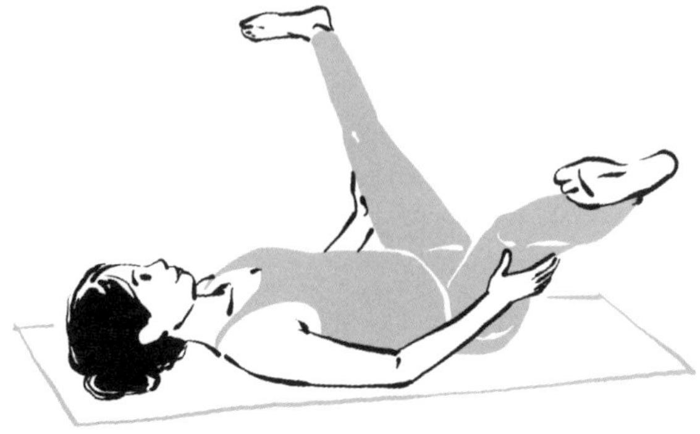

Kehren Sie zurück in die Liegeposition mit den Beinen auf dem Boden und machen Sie mehrere Minuten lang folgende Visualisierungsübung.

VISUALISIERUNGSÜBUNG ZUR ENERGETISCHEN HARMONISIERUNG DER HORMONDRÜSEN

Mit dieser Übung soll die Energie in Ihren endokrinen Drüsen – den Eierstöcken, der Schilddrüse und Hypophyse – harmonisiert werden. Sie entstammt einer speziellen Praxis, dem Hormon-Yoga.

- Sie liegen auf dem Rücken. Wärmen Sie Ihre Hände auf, indem Sie diese rund 10-mal kraftvoll aneinanderreiben. Anschließend legen Sie sich die Hände auf den Bauch auf Höhe Ihrer beiden Eierstöcke. Atmen Sie langsam ein und stellen Sie sich vor, wie ein Energiefluss am linken Fuß in Ihren Körper eindringt, zu Ihrem linken Eierstock hochfließt und dann weiter zur Schilddrüse (am Hals) und zur Hypophyse (in der Mitte des Gehirns) gelangt.
- Spüren Sie, wie sich diese Energie in Ihrem Kopf ausbreitet, ähnlich einem hell leuchtenden Licht. Atmen Sie ein paar Mal ein und aus, während Sie sich weiter vorstellen, wie diese Energie sich immer stärker ausdehnt.

- Dann, mit einem weiteren Ausatmen, lassen Sie die Energie durch den Hals, dann durch den rechten Eierstock bis zum rechten Fuß absinken.
- Atmen Sie wieder ein und führen Sie die Energie durch den rechten Fuß, das rechte Bein und durch den rechten Eierstock hinauf bis zum Hals und zum Gehirn. Jetzt lassen Sie aus dieser Energie einen hellen Ball in der Mitte Ihres Kopfes entstehen. Machen Sie mehrere Atemzüge, während Sie sich dies bildlich vorstellen.
- Lassen Sie dann bei einer weiteren Ausatmung die Energie durch Ihren Hals und dann durch Ihren linken Eierstock, Ihr linkes Bein und Ihren linken Fuß wieder nach unten fließen.
- Machen Sie einige langsame Atemzüge, um die Energie wieder in Ihrem ganzen Körper zu verteilen.

Im Anschluss gähnen Sie einmal genüsslich, dehnen und strecken sich und rollen sich in der Embryonalstellung auf die rechte Seite, bevor Sie sich langsam wieder aufrichten. Wenn Sie Interesse an Meditation und positiver Visualisierung haben, beginnen Sie doch zunächst mit den einfachen Übungen, die wir Ihnen in Kapitel 8 (S. 174) vorstellen.

Die richtige Atmung

Kann Atmen heilsam sein? Eine Idee, die Ihnen vielleicht auf den ersten Blick etwas abwegig erscheinen mag. Dabei ist die Atmung ein sehr wertvolles Instrument zur Bekämpfung von Stress.

Wussten Sie, dass Stress alle chronischen Krankheitsbilder mitverursacht und stellenweise sogar befeuert? Denn Stress fördert Entzündungen, verschlimmert Endometriose und erhöht das Risiko, an Krebs, Diabetes, Fettleibigkeit und Herz-Kreislauf-Störungen zu erkranken. Und weil Stress auch Angstgefühle intensiviert, schürt er Schlafstörungen, chronische Erschöpfung und Depressionen. Und er intensiviert das Schmerzempfinden.

Von all unseren unbewussten Körperfunktionen – wie etwa Verdauung, Herzschlag, Hormonausschüttungen, Übertragung von Nervenimpulsen – ist die Atmung die einzige, die wir bewusst beeinflussen können. Ist das nicht fantastisch? Mit etwas Konzentration und Geduld können wir tatsächlich unsere Atemzüge verlängern, die Bauchatmung oder die Vollatmung lernen. Es handelt sich um einen Lernprozess, der anfangs etwas Anstrengung erfordert. Doch mit der Zeit fällt es immer leichter, die Atmung zu kontrollieren. Und Sie werden die Wirkung sehr schnell spüren, weil Sie deutlich entspannter sind. Eine tiefe Bauch- oder Vollatmung fördert außerdem den Gasaustausch der Lungenbläschen. Das Blut wird besser mit Sauerstoff versorgt, das Kohlendioxid über die ausgeatmete Luft besser ausgeschieden und so die unnötige Ermüdung des Organismus vermieden.

Weiter oben haben wir Ihnen Yoga vorgestellt. Einer seiner Kernaspekte ist die richtige Atmung. Aber Sie können auch zu Hause lernen, wie man richtig atmet. Befolgen Sie einfach unsere Tipps weiter unten.

BEI STRESS UND SCHMERZEN ATMEN WIR „VERKEHRT"

Bei Stress und Schmerzen atmen wir zu schnell und zu flach allein in den Brustkorb. Dann kann leicht ein Gefühl von Kurzatmigkeit entstehen, bei dem das Herz rast und alle Muskeln zunehmend angespannt sind, allen voran das Zwerchfell, die Bauchmuskeln und die Gebärmutter. Diese kurze, stoßartige Atmung kann sogar Hyperventilation herbeiführen, mit Unwohlsein und zunehmender Muskelverspannung. Dann gilt es, sich zu beruhigen und zu längeren und tieferen Atemzügen zurückzufinden.

Bauchatmung lernen

Wenn wir schlafen oder tiefenentspannt sind, atmen wir in den Bauch. Dabei wird der Zwerchfellmuskel, der sich beim Einatmen senkt und beim Ausatmen hebt, sanft trainiert. Zeitgleich wird der Solarplexus entspannt, wo unsere Emotionen ihren Ursprung haben. Die Bauchatmung ähnelt einer tiefen Bauchmassage, bei der alle inneren Organe (z. B. Darm, Leber, Milz, Bauchspeicheldrüse) auf sanfte Weise angeregt werden.

PRAXISTIPP

Machen Sie es sich bequem: Legen Sie sich oder setzen Sie sich hin und halten Sie dabei den Rücken gerade. Legen Sie Ihre geöffneten Hände flach auf Ihren Bauch, Ihre Daumen liegen auf den unteren Rippen. Atmen Sie langsam und tief durch den Bauch ein, indem Sie mit den Händen auf Ihren Bauch „hören". Spüren Sie, wie er sich beim Einatmen wie ein Luftballon aufbläht. Atmen Sie aus, indem Sie den Bauchnabel leicht und ohne großen Kraftaufwand einziehen. Mit der Zeit werden Sie in der Lage sein, Ihre Atemzüge immer mehr zu verlängern. Genießen Sie die Entspannung, die sich mit der Bauchatmung einstellt.

Vollatmung lernen

Wenn Sie die Bauchatmung einmal verinnerlicht haben, können Sie noch einen Schritt weiter gehen und sich mit einer noch wirkungsvolleren Form der Atmung befassen. Es handelt sich um die vollständige Atmung oder yogische Vollatmung, bei der die Bauchatmung mit der Flanken- und der Lungenspitzenatmung verbunden wird.

PRAXISTIPP

Legen Sie sich hin und atmen Sie langsam in den Bauch ein, indem Sie ihn wie oben beschrieben mit Luft füllen. Dann lassen Sie denselben Atemzug weiter nach oben gelangen. Um ein Gefühl dafür zu bekommen, legen Sie Ihre Hände seitlich an Ihren Brustkorb und spüren Sie, wie er sich weitet und öffnet. Atmen Sie aus und nehmen Sie dann einen neuen Atemzug und lassen Sie die Luft weiter nach oben in die Lungenspitzen dringen, unter die Schlüsselbeine, die leicht angehoben werden.

Dann atmen Sie langsam durch die Nase aus, wobei Sie zuerst die Luft aus dem Bauch, dann aus den Flanken und schließlich aus den Lungen strömen lassen. Wiederholen Sie die Vollatmung mehrmals in Ihrem eigenen Tempo.

In Herzkohärenz atmen

Bei dieser Übung wird eine bestimmte Anzahl von langsamen und genau definierten Atemzyklen pro Minute praktiziert (6 Atemzüge pro Minute, 5 Sekunden lang einatmen und 5 Sekunden lang ausatmen). So lässt sich Ihr Herzschlag harmonisieren. Beim Einatmen schlägt das Herz schneller und der (leistungssteigernde) Sympathikus wird angeregt. Beim Ausatmen verlangsamt sich der Herzschlag und der (beruhigende) Parasympathikus wird angesprochen. Beide sind Bestandteile des vegetativen Nervensystems, das lebenswichtige Aufgaben im Körper steuert, ohne dass wir uns dessen bewusst sind. Diese umfassende Harmonisierung von Atmung und Herzschlag wird als „Kohärenzatmung“ oder auch „Herzkohärenz-Atmung“ bezeichnet.

Die Wirkung dieser Atemtechnik – im Übrigen setzt die französische Luftwaffe sie schon seit Langem ein – konnte inzwischen wissenschaftlich dokumentiert werden. Atmen in Herzkohärenz schützt das Herz, stimuliert die Aktivität des Vagusnervs und wirkt ausgleichend auf das Nervensystem. Es wirkt sowohl beruhigend als auch entzündungshemmend, denn es hemmt die Produktion von Cortisol (das Hormon, das bei Stress ausgeschüttet wird).

Das Gleichgewicht in Ihrem Körper wird durch das vegetative Nervensystem gesteuert. Dieses Nervensystem ist unter anderem für die Funktionsfähigkeit des Herzens, der Lunge und der inneren Organe verantwortlich. Bis heute ist man davon ausgegangen, dass das vegetative Nervensystem nicht willentlich, also bewusst, beeinflusst werden kann. Mit dem Atmen in Herzkohärenz ist es möglich, gleich einem „trojanischen Pferd“ in das vegetative Nervensystem einzudringen, es zu verändern, um es „neu zu zentrieren“, und Ihr Stresslevel deutlich zu verringern.

Stress verstärkt das Schmerzempfinden auf zwei Arten:

- *Er fördert die Übersäuerung des Körpers*, wodurch die Muskeln steifer und anfälliger für Entzündungen werden.

- *Er erzeugt Angstgefühle*, was die Schmerzempfindlichkeit verstärkt. Wenn Sie gestresst sind, wird Ihnen derselbe Schmerzreiz (beispielsweise, wenn Sie jemand kneift) schmerzhafter vorkommen, als wenn Sie nicht gestresst wären.

Das Atmen in Herzkohärenz wirkt auf vielfältige Weise

Seelisches und geistiges Wohlbefinden

- Stressabbau
- Mehr Energie und Widerstandskraft
- Größere geistige Klarheit, bessere Entscheidungsfindung
- Steigerung der intellektuellen und kreativen Fähigkeiten
- Verbesserung des emotionalen Gleichgewichts
- Verbesserung der Fähigkeit zuzuhören, bessere persönliche Präsenz

Körperliche Gesundheit

- Senkung des Cortisolspiegels (Stresshormon)
- Erhöhte Produktion von DHEA (Jungbrunnenhormon)
- Erhöhte Produktion von Oxytocin (Glück, Liebe)
- Erhöhte Produktion von Acetylcholin (Beruhigung, Wohlbefinden)
- Erhöhte Produktion von Dopamin (Spaß, Freude)
- Erhöhte Serotoninproduktion (Schlaf)
- Senkung des Cholesterinspiegels
- Verringerung von Bluthochdruck
- Verringerung von Diabetes
- Verbesserung von Asthma
- Verbesserung des Schlafs
- Stärkung des Immunsystems
- Gewichtsverlust

Wie wirkt Atmen in Herzkohärenz auf Schmerzen?

Mehreren Studien zufolge führt weniger Stress zu weniger Schmerzen.[35] Dies gilt insbesondere bei chronischen Rückenschmerzen. Indes wurde nicht nur eine allgemeine Schmerzlinderung, sondern auch eine Verringerung der Schmerzempfindlichkeit festgestellt, wenn der Stresspegel sinkt.

In einer Studie zur positiven Wirkung von Herzkohärenz bei Menschen mit Fibromyalgie konnte ebenfalls nachgewiesen werden, welchen Nutzen diese Methode bei dieser Erkrankung bieten kann, über die man immer noch viel zu wenig weiß.[36]

PRAXISTIPP: HERZKOHÄRENZ-ATMUNG

Im Gegensatz zur Meditation hat die Atmung in Herzkohärenz den Vorteil, dass sie sehr einfach zu erlernen ist. Meditation erfordert dagegen regelmäßige Übung, um sie tiefenwirksam auszuschöpfen. Übrigens entsprechen 5 Minuten Atmung in Herzkohärenz einer 20-minütigen Meditation.

Die beruhigende Wirkung setzt sofort nach der Anwendung ein und hält 4 bis 6 Stunden an. Nach ca. 10 Tagen regelmäßiger Praxis können Sie die ersten positiven Auswirkungen auf Stress und Schmerzen feststellen. Die Übung besteht aus 6 Atemzyklen pro Minute, wobei Sie 5 Sekunden lang einatmen und 5 Sekunden lang ausatmen. Übrigens gibt es mittlerweile kostenlose und kostenpflichtige Smartphone-Apps, mit denen sich diese Technik spielerisch erlernen lässt. Auf Ihrem Bildschirm wird Ihre Atmung mit einer Anzeige koordiniert: beispielsweise eine Blume, die beim Einatmen wächst und beim Ausatmen schrumpft. Entspannen Sie sich beim Üben, damit die Vollatmung gelingt.

Achten Sie auf Ihre Körperempfindungen. Mit etwas Übung können Sie die Augen auch schließen, um den Zustand der Entspannung und des Wohlbefindens, der sich nach und nach einstellt, besser auszukosten.

ZUM WEITERLESEN

Das Atmen in Herzkohärenz wurde vor etwa dreißig Jahren vom US-amerikanischen HeartMath-Institut entwickelt, das dessen gesundheitlichen Nutzen (z. B. bei Herz-Kreislauf-Problemen, Depressionen, Stressbewältigung, Schmerzen) im Rahmen von medizinischen Forschungen in den Bereichen Neurowissenschaften und Neurokardiologie untersucht hat.

In Frankreich war es Dr. David Servan-Schreiber, der als Erster diese Technik der breiten Öffentlichkeit bekannt machte, als er 2003 seinen Bestseller *Guérir le stress, l'anxiété, la dépression: sans médicament ni psychanalyse* (‚Die Neue Medizin der Emotionen: Stress, Angst, Depressionen: Gesund werden ohne Medikamente') veröffentlichte. Er widmet zwei Kapitel seines Buches den Veröffentlichungen des HeartMath-Instituts in der Zeit von 1993 bis 1997.

2008 verfasste Dr. David O'Hare (Kanada) einen Bestseller zum Thema: *3/6/5 – Der Atem-Code.*

Kapitel 8

Emotionen regulieren, um Schmerzen zu lindern

Die Beschwerden von Endometriose-Betroffenen variieren in Intensität und Dauer. Manche haben während der Menstruation so starke Schmerzen, dass sie das Gefühl haben, als müssten sie jeden Monat mehrere Tage hintereinander ohne Periduralanästhesie Kinder gebären. Andere haben Schmerzen vor und während der Menstruation, wobei die Schmerzen bis zu fünfzehn Tage im Monat anhalten können. Bei manchen hören sie gar nicht mehr auf und beeinträchtigen dauerhaft ihren Alltag. Unter diesen Umständen ist es verständlich, dass sich Wut, Frustration, Groll und Zorn auf diesen schmerzenden Körper einstellen können, aber auch Angst, immer noch oder wieder Schmerzen zu haben. Angst, nicht fit genug zu sein, um zur Arbeit oder zur Schule bzw. Uni gehen zu können, Angst, kein erfülltes Sexualleben haben zu können, Unsicherheit, ob man überhaupt jemals Kinder bekommen kann ...

Das sind alles Gedanken und Gefühle, die am Selbstvertrauen nagen, einen von innen auffressen und zermürben. Betroffene haben dann meist nur noch einen einzigen Wunsch: diesen Bauch, diesen fleischgewordenen Schmerz, loszuwerden. Doch je mehr man seinen Körper ausblendet, je mehr man sich von negativen Emotionen überwältigen lässt, je mehr man grübelt, desto schlimmer werden diese perfiden Schmerzen und sie breiten sich auch weiter aus. Selbstverständlich ist Endometriose alles andere als eine psychische Erkrankung. Allerdings haben die Schmerzen, die dieses Krankheitsbild verursacht, weitreichende psycho-emotionale Folgen. Unter anderem potenzieren sie Angstgefühle, die ihrerseits die Schmerzwahrnehmung steigern. Dadurch werden die natürlichen, in unserem Gehirn vorhandenen Mechanismen zur Schmerzbekämpfung außer Kraft gesetzt. Unser Gehirn ist dermaßen überfordert und beginnt die Schmerzempfindung zu verstärken, statt uns schützen. Glücklicherweise gibt es Mittel und Wege, um diesen Teufelskreis zu durchbrechen.

„WIR KÖNNEN UNSERE NERVENZELLEN UMPROGRAMMIEREN“

Interview mit Dr. Didier Bouhassira, Neurologe und Schmerzspezialist*

Ist unser Gehirn unser bester Verbündeter im Umgang mit Schmerzen?
Ja, zumindest bei den meisten von uns, denn das Gehirn reguliert die Schmerzkontrollsysteme. Es ist nämlich in der Lage, die Ausschüttung von Molekülen anzustoßen, die so stark wirken wie Morphin (die berühmten Endorphine) und so die Weiterleitung von Schmerzinformationen blockieren. Das funktioniert besonders gut bei akuten Schmerzen.

Was passiert bei chronischen Schmerzen wie bei Endometriose?
Dann sind diese Kontrollsysteme gestört und die Schmerzen haben sich verselbstständigt. Anstatt für Schmerzlinderung über Botenstoffe

* Leiter der *Inserm-Einheit* „Pathophysiologie und klinische Pharmakologie des Schmerzes“ am Klinikum Ambroise-Paré in Boulogne-Billancourt.

zu sorgen, schüttet das Gehirn Substanzen aus, welche die nozizeptive Information noch verstärken. Die Schmerzursache ist eigentlich *de facto* gar nicht mehr vorhanden, aber trotzdem halten die Schmerzen an. Stress, Unwohlsein, Schlafmangel oder Bewegungsmangel befeuern diese Dysfunktion.

Wie lassen sich diese Regulationsmechanismen wiederherstellen? Glücklicherweise ist das Gehirn ein plastisches Organ, das heißt, es bildet jeden Tag neue Nervenzellen und formt sich ständig um. Heutzutage ist es möglich, mit bestimmten Therapien wie Neuromodulation, kognitiver Verhaltenstherapie, Meditation, Hypnose oder auch Bewegung auf die Hirnareale einzuwirken, in denen Schmerzinformationen moduliert werden. So soll der entsprechende Schmerz aus unserem Gehirn gelöscht, das Gehirn sozusagen „entgiftet" werden.

Die drei therapeutischen Ansätze, die wir Ihnen hier vorstellen, helfen alle, Schmerzen zu lindern und Stress abzubauen. Mit ihnen können Sie Ihre Emotionen und negativen Gedanken besser in den Griff bekommen. Sie haben Einfluss auf die Hirnstruktur, indem sie die Bildung neuer Nervenzellen in den Bereichen des Kortex anregen, in denen sowohl Schmerzinformationen als auch Schmerzemotionen verarbeitet werden, und so das Schmerzempfinden senken.

Achtsamkeitsmeditation

Die Achtsamkeitsmeditation (Achtsamkeit heißt auf Englisch *mindfullness*) ist eine weltliche Methode, die sich auf verschiedene Techniken aus dem Buddhismus und dem Yoga stützt. Inzwischen hat sie als palliatives Mittel zur Schmerzlinderung Einzug in die Krankenhäuser gehalten. Wie Hypnose, Sophrologie oder Autogenes Training zählt sie zu den kognitiven Verhaltenstherapien. Bei unserer Achtsamkeitsmeditation soll es darum gehen, Schmerzen als ein Produkt unseres Gehirns zu betrachten (was sie *de facto* auch sind) und sie als einen Gedanken oder eine Emotion von vielen anzusehen. Wenn wir sie als solche akzeptieren, ohne sie zu bewerten, können wir uns mithilfe von Meditation von ihnen lösen und so ihr Schadpotenzial mindern.

Meditation lehrt uns, unsere Aufmerksamkeit auf das Hier und Jetzt zu richten, wodurch wir in einen besonderen Bewusstseinszustand gelangen, bei dem die Gedanken weder in die Zukunft noch in die Vergangenheit abschweifen. Gedanken an die Zukunft sind vielfach angstbesetzt, während das Schwelgen in Erinnerungen bisweilen Bedauern oder schmerzhafte Gefühle heraufbeschwören kann, die mit Grübeleien einhergehen.

Die Einfachheit der Vorgehensweise mag überraschen, aber eine große internationale Studie mit Tausenden von Teilnehmenden hat gezeigt, dass unser Geist zwei Drittel der Zeit umherschweift und unsere Gedanken im Kopf wirr aufeinanderprallen. In dieser Studie wurde außerdem nachgewiesen, dass Menschen, die regelmäßig ihre Aufmerksamkeit auf den gegenwärtigen Moment richten, glücklicher und zufriedener sind.

Im Gegensatz zu unserer natürlichen Neigung, zu grübeln und ständig nach irgendwelchen Lösungen zu suchen, lehrt uns die Achtsamkeitsmeditation also, die Aufmerksamkeit auf das Hier und Jetzt zu richten. Dann setzt die Selbstregulation von Körper und Geist und damit die Loslösung von unseren Gedanken und leidvollen Erlebnissen ein. Wenn wir einmal Abstand zu unseren Sorgen und Problemen gewinnen, gelingt es uns auch, sie besser zu bewältigen.

Die verschiedenen Übungen, die wir Ihnen im Folgenden vorstellen, können durchaus miteinander kombiniert werden. So bauen Sie zusätzliche Ressourcen im Umgang mit den Herausforderungen des Lebens auf. Je regelmäßiger Sie in Zeiten, in denen „es gut läuft", üben, desto besser kann Ihr Gehirn in turbulenten Zeiten darauf zurückgreifen. Mit der Achtsamkeitsmeditation stellt sich eine Art inneres Wohlbefinden ein, dank dem Sie unbeschwerter durchs Leben gehen werden, und zwar ungeachtet der Umstände.

Angst und Stress

Dies sind die Hauptindikationen der Achtsamkeitsmeditation, aus der das berühmte MBSR-Programm hervorgegangen ist: die Achtsamkeitsbasierte Stressreduktion (*Mindfullness based stress reduction*). Dieses Programm, das zunehmend in Krankenhäusern oder von Psychotherapeuten vermittelt wird, wurde vor rund dreißig Jahren an der Klinik für Stressabbau der Massachusetts Medical School (USA) entwickelt. Sein Nutzen wurde in Rahmen zahlreicher neurowissenschaftlicher Studien bestätigt, denen zufolge mit MBSR ein bestimmtes Hirnareal an Masse abnimmt. Gemeint ist hier die Amygdala, auch Mandelkern genannt, die u.a. negative Emotionen wie Angst oder Stress verstärken kann. Menschen, die MBSR anwenden, berichten von dessen positiver Wirkung.

Dieses Programm erstreckt sich über acht Wochen mit Lehreinheiten von jeweils drei Stunden pro Woche in kleinen Gruppen unter der Aufsicht eines zertifizierten Meditationslehrers. Dabei lernt man die Grundlagen der Praxis und übt zwischen den Sitzungen zu Hause mithilfe einer vom Lehrer bereitgestellten Aufnahme.

PRAXISTIPP: KONZENTRIEREN SIE SICH AUF IHRE ATMUNG

Die wohl bekannteste Übung dieser Methode ist die Konzentration auf die Atmung. Setzen Sie sich im Lotussitz auf den Boden oder auf einen Stuhl, den Rücken gerade, und beobachten Sie Ihren Atemfluss, indem Sie sich ausschließlich auf das Ein- und Ausatmen konzentrieren. Mit der Konzentration auf das körperliche Erleben lernen Sie, die Aufmerksamkeit auf das Hier und Jetzt zu richten. Es ist völlig normal, dass Ihre Gedanken immer wieder abschweifen oder plötzlich Gefühle hochkommen. Seien Sie sich dessen bewusst, nehmen Sie sie wahr und lenken Sie Ihre Aufmerksamkeit immer wieder zurück auf den Atem. Ein paar Minuten pro Tag tragen sehr schnell Früchte.

Schmerzen

Wer Schmerzen hat, möchte natürlich, dass diese auch schnell wieder verschwinden. Wenn das nicht gelingt, neigt man dazu, sich zu verkrampfen, was die Schmerzen noch verstärkt. Diese Problematik tritt häufig bei Endometriose auf, da Schmerzmittel nicht immer so schnell wirken wie gewünscht und es keine Behandlung gibt, durch die sich die Erkrankung heilen ließe. Dies führt zu Frustration, die wiederum die Schmerzen intensiviert. Im Gegensatz dazu kann Meditation während eines Anfalls helfen, die Schmerzen zu lindern. Und wer regelmäßig meditiert, kann sogar die Häufigkeit der Anfälle reduzieren.

PRAXISTIPP: SCHMERZANALYSE

Schließen Sie die Augen, entspannen Sie sich so gut es geht und richten Sie dann Ihre Aufmerksamkeit auf den Unterleib, den Bereich, von dem die Beschwerden ausgehen. Aber statt dem unangenehmen Gefühl entkommen zu wollen, statt sich zu weigern, daran zu denken, oder statt den Schmerz als unerträglich oder ungerecht einzustufen, versuchen Sie, sich die Schmerzen dreidimensional vorzustellen, um sie zu analysieren. Welche Form haben sie? Wie groß sind sie? Wenn Sie ihnen eine Farbe geben müssten, welche wäre das? Sind sie nur an einer Stelle zu spüren oder wandern sie von einer Stelle zur anderen? Sind sie zu bestimmten Zeiten intensiver und zu anderen Zeiten schwächer?
Bei regelmäßiger Anwendung dieser neutralen und sachlichen Praxis sinkt die Schmerzintensität. In diesem Fall lernen wir über die Achtsamkeitsmeditation, eine völlig neue Einstellung zu unseren Schmerzen einzunehmen: Anstatt ihnen auszuweichen, versuchen wir, uns ihnen zu nähern, um sie abzumildern.

Veränderung des Selbstwertgefühls

Endometriose setzt nicht nur dem Organismus zu, sondern auch der Weiblichkeit – ein geschmälertes Selbstbewusstsein kann die Folge sein, einhergehend mit vorübergehender Niedergeschlagenheit bis hin zu einer ausgeprägten Depression. Die folgende Meditation kann das Selbstwertgefühl wieder ankurbeln.

PRAXISTIPP: DIE METTA-MEDITATION

Die Meditationspraxis namens *Metta* ist nach einem Sanskritbegriff benannt, der ‚Liebe, Wohlwollen und allumfassendes Mitgefühl' bedeutet. Sie besteht darin, sich selbst positive Gedanken zu senden, und hilft insbesondere Menschen mit einem geringen Selbstwertgefühl. Einer oder mehrere der folgenden Sätze: „Möge ich glücklich sein", „Möge ich geistig und körperlich gesund sein", „Möge ich unbeschwert leben" und/oder „Möge ich mich sicher und geborgen fühlen" werden wie Mantras innerlich wiederholt, wobei die Aufmerksamkeit auf die Atmung gerichtet wird. Die tägliche Praxis dieser Form der Meditation (immer mehrere Minuten) stärkt unseren Geist, der in der Folge in der Lage sein wird, diese Gedanken bei Angstzuständen oder Schmerzattacken zu reaktivieren. So wird der Parasympathikus angeregt, was zu automatischer Entspannung führt, sodass der Schub besser bewältigt werden kann.

Schritt-für-Schritt-Anleitung: Bodyscan

Dies ist eine weitere klassische Meditation für einen besseren Umgang mit Emotionen und Stress, die beide negative Folgen auf das Schmerzempfinden haben. Der Bodyscan wird in Schmerzkliniken angeboten und wirkt sich auf die Aufmerksamkeit aus, die wir unserem Körper und der Außenwelt schenken. Wir beschreiben sie hier im Detail, damit Sie sie auch gut zu Hause machen können.

PRAXISTIPP: BODYSCAN

Setzen Sie sich auf einen Stuhl, ohne sich anzulehnen, beide Füße stehen flach auf dem Boden, und nehmen Sie eine würdevolle und bequeme Position ein. Oder Sie setzen sich im Lotussitz mit gestrecktem Rücken auf den Boden. Beide Hände liegen auf den Oberschenkeln, die Muskeln sind entspannt. Ihre Augen sind geschlossen, geöffnet oder halb geöffnet. Diese 15-minütige Übung umfasst sechs Schritte.

1. *Richten Sie Ihre Aufmerksamkeit zunächst auf Ihre Atmung,* indem Sie frische, saubere Luft tief durch die Nase einatmen und sanft durch den Mund ausatmen. Achten Sie

darauf, wie die Luft beim Einatmen kühl zunächst durch die Nasenlöcher, dann durch den Hals, die Brust und das Zwerchfell strömt, wie sich der Bauch beim Einatmen dehnt und mit dem Ausatmen wieder flach wird. Spüren Sie, wie Ihre Verspannungen mit jedem Atemzug nachlassen. Nehmen Sie auf diese Weise drei tiefe Atemzüge.

- Dann atmen Sie wieder in Ihrem natürlichen Atemrhythmus. Schauen Sie, wo Sie Ihre Atmung am deutlichsten spüren, ohne sie beeinflussen zu wollen. Sie können tief, leicht, schnell oder langsam atmen. Nutzen Sie Ihre Atmung als „Anker" für die Aufmerksamkeit auf den gegenwärtigen Moment.

2. Achten Sie darauf, wo Ihr Körper den Stuhl oder den Boden berührt, beginnend mit den Füßen. Wo spüren Sie den Kontakt am deutlichsten: An den Fersen? An der Fußsohle? In den Zehen? An den Waden? Vielleicht spüren Sie Ihren linken Fuß mehr als den rechten Fuß. Oder umgekehrt. Dann wenden Sie sich Ihren Oberschenkeln, Ihrem Gesäß zu. Nehmen Sie wahr, wo sie den Stuhl bzw. den Boden berühren, mit einer freundlichen, annehmenden Haltung, voller Neugier, ohne zu bewerten.

3. Gehen Sie nun zur Körperreise über: Gehen Sie vom Scheitel bis zu den Füßen durch jeden Teil Ihres Körpers, so als ob Sie eine Lupe hätten, um jeden Körperteil einzeln zu erkunden. Achten Sie dabei auf Stellen, die angespannt sind, aber auch auf Stellen, die sich angenehm anfühlen oder an denen Sie gar nichts spüren, ohne sie zu bewerten oder kontrollieren zu wollen. Es kann auch sein, dass Sie gar nichts spüren, was völlig in Ordnung ist. Beobachten Sie sie einfach, wohlwollend, neugierig, aber immer bewertungsfrei. Nehmen Sie alles so an, wie es ist. Wenn Sie für jeden Körperteil einen Wetterbericht erstellen müssten, wie sähe der aus: Scheint dort die Sonne? Ist es regnerisch? Ist es bewölkt oder normal? Beginnen Sie mit dem Kopf und dem Gesicht. Vielleicht werden Sie spüren, wie sich diese Bereiche mit jedem Atemzug immer weiter entspannen. Die Augenlider werden schwerer, die Kiefermuskulatur entspannt sich, die Zunge wird ebenfalls schwerer und sinkt langsam nach unten auf den Boden Ihrer Mundhöhle.

- Machen Sie dann mit den Schultern und den Armen weiter. Anschließend gehen Sie durch jeden Wirbel der Wirbelsäule, beginnend mit dem ersten Halswirbel. Lassen Sie Ihr Bewusstsein einer Taschenlampe gleich allmählich von Wirbel zu Wirbel gleiten und spüren Sie dabei – immer freundlich annehmend und ohne zu bewerten –, welches Wetter an jedem einzelnen Wirbel vorherrscht.

• Machen Sie weiter mit Ihrem Bauch, Ihren Hüften und Ihrem Beckenboden. Versuchen Sie, jedes einzelne Organ unter die Lupe zu nehmen, und stellen Sie die jeweiligen Wetterverhältnisse fest.
• Gehen Sie dann zum linken Bein, dem linken Oberschenkel, dem linken Knie und dem linken Fuß und nehmen Sie sich jeden Zeh einzeln vor.
• Anschließend machen Sie dasselbe mit dem rechten Bein, schrittweise hinunter bis zum Fuß.

4. Beenden Sie nun diese Körperreise und wenden Sie sich Ihrer Haut, Ihrer fleischlichen Hülle zu: Sie umgibt Ihren Körper wie ein Kokon. Spüren Sie den Kontakt der Haut mit Ihrer Kleidung, mit der Luft. Visualisieren Sie, wie sie atmet. Stellen Sie sich vor, wie sich jede einzelne Zelle Ihrer Epidermis beim Einatmen ausdehnt und beim Ausatmen wieder flacher wird.

5. Achten Sie dann auf Ihre Sinne, um sich der Außenwelt bewusst zu werden. Zunächst das Gehör: Spitzen Sie Ihre Ohren und nehmen Sie die Geräusche um sich herum wahr. Manche sind ganz nah und andere fern. Bewerten Sie sie nicht, sondern konzentrieren Sie sich auf deren Intensität: Sind sie sanft, leise, angenehm, laut, schrill, störend? Richten Sie dann Ihre Aufmerksamkeit auf die Gerüche, die Sie umgeben. Nehmen Sie sie wahr, ohne sie zu bewerten.

6. Richten Sie schließlich Ihre Aufmerksamkeit auf Ihre Gedanken. Wenn Ihr Geist meckern will, lassen Sie ihn meckern. Wenn Ihnen angenehme Gedanken kommen, nehmen Sie sie an, ohne sie zu bewerten.
• Wenden Sie sich dann wieder Ihrer Atmung zu und nehmen Sie ganz in Ruhe noch zehn Atemzüge. Dann können Sie die Augen wieder öffnen, sich gegebenenfalls dehnen und strecken und ganz langsam wieder in Ihrem eigenen Tempo in die Welt zurückkehren.

Während der gesamten Meditation sollten Sie sich vor Augen halten, dass es normal und ganz natürlich ist, wenn Ihre Gedanken abschweifen. Nehmen Sie diese bewertungsfrei wahr, und kehren Sie mit Ihrer Konzentration immer wieder zu Ihrer Atmung zurück, um die Übung ruhig an der Stelle fortzusetzen, an der Sie abgelenkt wurden.

Was passiert beim Meditieren im Gehirn?

Tatsächlich ist Meditation echte „Hirngymnastik“:

- Durch die Lenkung der Aufmerksamkeit auf etwas Bestimmtes (beispielsweise die Atmung oder eine konkrete Körperregion) wird ein Hirnareal aktiviert.
- Wenn die Gedanken abschweifen, wird ein anderes Hirnareal aktiviert.
- Erkennen wir bewusst, dass die Gedanken kommen und gehen, wird ein drittes Hirnareal aktiviert.
- Beim Zurücklenken der Aufmerksamkeit auf das Meditationsobjekt (die Atmung oder eine konkrete Körperregion) wird noch ein weiteres Hirnareal aktiviert.

Dieser zyklische Prozess wiederholt sich während der Meditation und führt zu einer allmählichen Veränderung der Hirnstruktur nach dem Prinzip der Neuroplastizität. Unser Gehirn ist nämlich in der Lage, neue Chancen zu ergreifen und aus eingefahrenen Denk- oder Verhaltensmustern auszubrechen. So lässt sich die nachweislich gesundheitsfördernde Wirkung von Achtsamkeit zur Vorbeugung von Stress, Burn-out, Wiedererkrankung an Depression und im Umgang mit Schmerzen erklären.

Sophrologie

Bei dieser Heilmethode geht es um die Ausgeglichenheit von Körper und Geist mithilfe von Tiefenentspannung und Visualisierung zugunsten mehr innerer Balance, einem gesteigerten Wohlbefinden und mehr Lebensqualität. Sophrologie wirkt auf vielfältige Weise.

- Sie ermöglicht es, auf sich selbst zu hören und sich seiner eigenen Grenzen bewusst zu werden, indem man insbesondere krankheitsbedingtem Stress auf die Schliche kommt.
- Sie fördert Wohlbefinden, Entspannung und die Wiederentdeckung von Lebensfreude.

- Sie hilft, Abstand von der Krankheit zu gewinnen.
- Sie kann die Behandlung bestimmter Gesundheitsprobleme wie Schlafstörungen, Schmerzen, psychosomatische Erkrankungen oder Störungen des Bewegungsapparats unterstützen.

Die vorgeschlagenen Übungen sind sehr einfach und führen zu einer Art innerer Harmonie. Sophrologie wird in Einzel- oder in Gruppensitzungen praktiziert. In spezialisierten Schmerzzentren, aber auch in Unternehmen werden zunehmend mehr Kurse angeboten, denn Sophrologie hilft, Emotionen und die persönliche Stressantwort zu regulieren. Nach wenigen Sitzungen werden Sie in der Lage sein, ein paar der mit dem Lehrer praktizierten Übungen allein zu Hause zu machen.

Wir beschreiben hier eine Visualisierung, die klassischerweise in der Sophrologie eingesetzt wird und welche das Selbstvertrauen und ein Gefühl der Sicherheit fördert.

PRAXISTIPP: DIE VISUALISIERUNG EINES BAUMES

- Stellen Sie sich mit entspannten Armen, Schultern und Rücken aufrecht hin, die Knie sind leicht gebeugt, die Füße stehen parallel. Atmen Sie in dieser Position tief und ruhig durch den Bauch.
- Stellen Sie sich vor, Sie wären ein Baum, der fest im Boden verwurzelt ist. Visualisieren Sie die Wurzeln, die von Ihren Füßen ausgehen und bis tief in die Erde reichen. Visualisieren Sie seinen Stamm (Ihre Beine, Ihren Rücken, Ihren Brustkorb), seine Äste (Ihre Arme), seine Blätter; sehen Sie ihre Farbe, ihre Bewegung und ihr Rascheln im Wind.
- Stellen Sie sich seinen Saft vor, wie er bei jeder Einatmung aus den Wurzeln hochsteigt und sich in Ihren Füßen, Beinen und in Ihrem ganzen Körper ausbreitet. Mit jeder Ausatmung nehmen Sie die Energie des Sonnenlichts in sich auf.
- Visualisieren Sie jetzt den Baum, zu dem Sie geworden sind, das Leben, das ihn durchströmt, den reichen und fruchtbaren Boden, der ihn nährt.
- Zuversicht erfüllt Sie. Sie sind mit Himmel und Erde fest verankert.

Für Fortgeschrittene: Der eigene mentale Zufluchtsort

Wenn Sie tiefenentspannt sind, stellen Sie sich eine Oase der Ruhe vor – einen Ort, der in Ihnen ein Gefühl von Frieden auslöst. Das kann der Garten aus Kindertagen sein, ein Weg im Wald oder entlang eines Flusses, ein sonniger Sandstrand, ein gemütlicher Sessel vor dem Kamin ... Es ist ein Ort, der Sie tröstet und glücklich macht, Ihr persönlicher Zufluchtsort, an dem Sie niemand stören kann. Stellen Sie sich jedes Detail vor, alle Formen, Farben und Gerüche, die Sie damit verbinden. Atmen Sie den Geruch von brennenden Holzscheiten ein, streichen Sie über den weichen Bezug des Sessels, nehmen Sie die Brandung der Wellen wahr, spüren Sie das Wasser unter Ihren Füßen, riechen Sie die Feuchtigkeit des Unterholzes, atmen Sie die Reinheit der Luft ein. Spüren Sie diesen Ort mit jeder Pore Ihrer Haut und brennen Sie ihn dauerhaft in Ihr Gedächtnis ein. Jedes Mal, wenn Sie gestresst, verärgert, schmerzerfüllt oder wütend sind, bringen Sie diesen Ort aus den Tiefen Ihres Gedächtnisses wieder in Ihr Bewusstsein, als wollten Sie dort Zuflucht suchen. Und es wird sich augenblicklich ein Gefühl von Entspannung und Frieden einstellen.

Psychotherapie für mehr Resilienz

Die durch Endometriose bedingten Schmerzen haben keine psychischen Ursachen. Aber wie bereits weiter vorne festgestellt, tragen die mit der Erkrankung einhergehenden Emotionen, Ängste, angstbesetzten Gedanken und die Isolation dazu bei, die Schmerzwahrnehmung zu verstärken. Darüber hinaus wirkt sich die Krankheit aufgrund ihres chronischen Verlaufs und der Regelblutungen, der Müdigkeit, der Schmerzen und der Auswirkungen auf die Sexualität oft auch auf die Psyche aus. Ein Kinderwunsch kann lange Zeit unerfüllt bleiben oder sogar nie erfüllt werden. Die Betroffene fühlt sich in ihrer Weiblichkeit, Sexualität und Fruchtbarkeit infrage gestellt, und ihr komplettes Liebesleben leidet darunter. Wie soll man authentisch man selbst sein, wenn man die ganze Zeit leidet?

Das persönliche Leid trifft meist auf Unverständnis im privaten und/oder beruflichen Umfeld, insbesondere wenn die Krankheit noch nicht diagnostiziert wurde, wodurch alles noch unerträglicher erscheint. Ganz zu schweigen von Ärzten, die Symptome übersehen oder bagatellisieren oder gar äußerst pessimistische Prognosen abgeben, insbesondere was den eigenen Kinderwunsch betrifft. Manche Betroffene sind durch die Krankheit in ihrem Alltag und ihrer Lebensqualität so stark beeinträchtigt, dass Stimmungsschwankungen und Depressionen entstehen können.

An der Krankheit wachsen

Um den psychischen Symptomen Einhalt zu gebieten und weniger zu leiden, muss ganzheitlich behandelt werden. Für manche Frauen bedeutet dies, dass sie die Unterstützung eines Psychologen in Anspruch nehmen müssen, die je nach persönlichem Leidensweg mehr oder weniger lange dauern kann. Diese psychologische Unterstützung ist keineswegs ein Eingeständnis von Schwäche, sondern eine zusätzliche Möglichkeit, um die Krankheit zu bewältigen, die eigenen Stärken, Fähigkeiten und Strategien zur Krankheitsbewältigung zu schätzen und weiter auszubauen. Das eigene Leid in Worte zu fassen und auf Verständnis zu treffen, wirkt definitiv befreiend. Durch sein urteilsfreies, aktives und einfühlsames Zuhören kann ein Psychotherapeut die Betroffene in ihrem Resilienzprozess begleiten, um ihr zu helfen, an der Krankheit zu wachsen.

Der Begriff „Resilienz" stammt aus der Physik und bezeichnet die Fähigkeit eines Gegenstandes, nach einer Verformung durch eine äußere Krafteinwirkung seine ursprüngliche Form wiederzuerlangen. In der Psychologie geht es um die Fähigkeit, schwierige Lebenssituationen ohne anhaltende Beeinträchtigung zu überstehen und als Anlass für Entwicklungen zu nutzen. Endometriose und die damit einhergehenden täglichen Beschwerden können einen psychischen Zusammenbruch herbeiführen und bewirken, dass Betroffene ihre Zukunftspläne infrage stellen. Manche Frauen benötigen dann die Unterstützung eines Psychotherapeuten, um die vier klassischen Phasen der Resilienz zu durchlaufen.

1. *Überleben:* sich im Hier und Jetzt mit der Erkrankung auseinandersetzen.

2. *Sich anpassen:* in sich selbst und um sich herum die erforderlichen Ressourcen finden, um den Alltag erträglicher zu gestalten und das Leben wieder lebenswert zu machen. Zur Auswahl stehen u. a. Psychotherapie, Meditation, Entspannung, Ernährung, Bewegung, Kunst – kurzum: viele der Methoden, die wir Ihnen in diesem Buch beschreiben.
3. *Krone richten:* neue Wünsche und Träume entwickeln, die Lust am Leben wiederfinden, Pläne schmieden ...
4. *Phoenix-Kompetenz entwickeln:* anerkennen, dass die Krankheit uns stärker gemacht hat und unser Leben in eine Richtung gelenkt hat, die im Grunde genommen nicht wirklich schlecht ist. Wir stehen wieder auf wie ein Phoenix aus der Asche. Dies ist ein wichtiger Schritt in Richtung Akzeptanz (und nicht in Richtung Resignation). Denn erst wenn wir die Gegebenheiten annehmen, gelingt es, sie loszulassen – erst dann können wir unser Potenzial neu entfalten.

Die Veranschaulichung dieser Prozesse bringt eine sehr schöne Metapher zum Ausdruck, die der französische Neurologe und Psychiater Boris Cyrulnik in seinem Buch *Mein Lebensglück bestimme ich* (französische Ausgabe: *Les vilains petits canards*) verwendet:

> „Anhand des Strickens lässt sich gut vermitteln, wie der Prozess der persönlichen Regeneration abläuft. Aber eines muss klar sein: Einmal erlittenes Leid lässt sich nicht rückgängig machen, sondern muss umgewandelt werden. Eine Verletzung in der Kindheit oder ein schwerer emotionaler Schock hinterlassen Spuren im Gehirn und auf der Seele, die bei Wiederaufnahme der persönlichen Entwicklung vergraben bleiben. Unser Pullover wird verlorene Maschen oder besondere Maschen aufweisen, die seinen weiteren Verlauf und sein Gesamtbild beeinflussen werden. Er wird sicher auch schön und warm werden, aber er wird anders aussehen. Der Schaden lässt sich beheben, manchmal sogar zum Guten, aber er lässt sich nicht ungeschehen machen.“

Kapitel 9

Das 14-Tage-Programm zur Schmerzlinderung

Ihr komplettes Praxisprogramm, das Ihnen helfen wird, Entzündungen zu hemmen und so Schmerzen zu lindern

Wir möchten Ihnen hier ein zweiwöchiges Programm vorstellen. Es enthält eine Reihe von Menüs mit den dazugehörigen Rezepten sowie eine Vielzahl von Körper-, Atem- und Entspannungsübungen, die im Laufe des Tages und am Abend gemacht werden können. Ziel ist es, Sie so zu coachen, dass Sie die verschiedenen Tipps, die wir Ihnen in diesem Buch geben, leicht in Ihren Alltag integrieren können.

Erläuterungen zur Ernährung

Führen Sie ein Schmerztagebuch und notieren Sie alle Schmerzen, Verspannungen, Energieverlust, Kopfschmerzen oder andere Symptome. Wenn Sie in Woche 1 keine wirkliche Besserung verspüren, empfehlen wir Ihnen, direkt mit Woche 2 (Verzicht auf Gluten) weiterzumachen. Seien Sie mutig und probieren Sie herum. Experimentieren Sie!

Wenn Sie beispielsweise keinen Weizen oder keine Milchprodukte mehr zu sich nehmen, stellt das die seit Generationen überkommenen Vorstellungen und Ernährungsdogmen auf den Kopf. Die Schwierigkeit beim Ablegen von Gewohnheiten, die Angst vor Mangelernährung und die landläufige Meinung, dass glutenfreies Mehl dick macht, sind eine große Barriere für eine Veränderung.

Dabei fällt es uns sicher am schwersten, Gewohnheiten abzulegen, und zwar in allen Bereichen unseres Lebens. Sie allein wissen, welche Gewohnheiten einen schlechten Einfluss auf Sie haben und Sie daran hindern, herumzuexperimentieren.

Die Angst vor Mangelernährung ist auf bestimmte Vorstellungen über zum Beispiel Milch und Getreide zurückzuführen. Aber keine Sorge: Diese Diät bietet eine ausgewogene Versorgung mit Kohlenhydraten, Eiweißen und Fetten und damit beste Voraussetzung für eine gesunde und kraftspendende Ernährung.

Wenn diese Hürden überwunden sind, müssen Sie nur noch loslegen

- Beginnen Sie damit, sich mental auf die Ernährungsumstellung einzustellen.
- Tauschen Sie die Lebensmittel in Ihrem Vorratsschrank und Ihrem Kühl- und Gefrierschrank aus – gehen Sie wieder auf den Markt, wechseln Sie vom Einkaufswagen zum Korb im Bioladen.
- Wer auswärts oder in der Firmenkantine zu Mittag isst, sollte Rohkost, gedünsteten Fisch ohne Soße oder nur mit Olivenöl gewürzt sowie Gemüse wählen.

- Zögern Sie nicht, im Restaurant darauf hinzuweisen, dass Sie sich gluten- und laktosefrei ernähren. Fragen Sie nach einem frischen gemischten Salat oder einem Carpaccio (Fleisch oder Fisch) und geben Sie Gemüse oder Salzkartoffeln den Vorzug vor Pommes frites.
- Rechnen Sie mit körperlichen Reaktionen (z. B. Verstärkung der Schmerzen, Verdauungsstörungen, Hautausschläge, Kopfschmerzen). Das sind ganz normale Reaktionen. Ihr Organismus ist gerade dabei zu entschlacken. All dies geht vorüber.
- Kauen Sie Ihre Nahrung gründlich.
- Trinken Sie im Laufe des Tages ausreichend Wasser.

PRAXISTIPP

Woche 1 ist die Entgiftungswoche, die Sie je nach Ihrer Vitalität zu jeder Jahreszeit (außer im Winter) durchführen können. Wenn Sie sehr erschöpft sind, empfehlen wir Ihnen, direkt mit Woche 2 zur Revitalisierung zu beginnen. Übrigens können Sie das Programm für Woche 2 über mehrere Wochen fortsetzen.

Woche 1: Sanfte Entgiftung

Ziele der Woche

- Sanfte Stimulierung der Entgiftungsorgane (Leber, Nieren, Lunge, Haut, Darm).
- Ausleitung von Giftstoffen und Toxinen.
- Unterstützung des Körpers, Nährstoffe besser aufzunehmen.
- Stärkung der Konstitution des Patienten, damit seine Abwehrkräfte zur besseren Bekämpfung der Erkrankung gestärkt werden.
- Eindämmung schmerzhafter Entzündungen.

Was wird in Woche 1 vom Speiseplan gestrichen?

☹ Molkereiprodukte aus Kuhmilch
☹ Alle Produkte, die nicht bio sind
☹ Alle verarbeiteten und/oder industriell hergestellten Nahrungsmittel
☹ Raffinierter Zucker

Je nach Ihren Beschwerden können Sie noch einen Schritt weiter gehen und auf eine hypotoxische Ernährung umstellen (siehe S. 96). Gehen Sie schrittweise vor, verzichten Sie nicht von einem Tag auf den anderen auf alles. Notieren Sie in Ihrem Schmerztagebuch, wie es Ihnen damit geht. So können Sie einen Zusammenhang zwischen einer eventuellen Besserung und Ihrer Ernährung herstellen.

Vorbereitung der Woche

- Fotokopieren oder fotografieren Sie Ihre Einkaufsliste für die Woche.
- Bereiten Sie Ihre Mischungen aus ätherischen Ölen entsprechend Ihrer Beschwerden vor (siehe S. 60).
- Planen Sie Pausen für sich ein, in denen Sie die empfohlenen Übungen machen können.

Einkaufsliste für Woche 1

Die Rezepte sind für eine Person gedacht. Natürlich können Sie die Menge für Ihre Familie umrechnen, damit sie ebenfalls in den Genuss der Vorzüge kommt.

Im Vorratsschrank (die meisten dieser Lebensmittel finden Sie in Bioläden oder in großen Supermärkten mit Bio-Abteilung)

- ❑ Mandelmus aus ganzen Mandeln (mit Schale): 1 Glas
- ❑ Cashew-Mus: 1 Glas
- ❑ Sesammus (Tahin) zu 50 Prozent aus Vollkornsesam: 1 Glas
- ❑ Glutenfreie Blumenbrot-Scheiben: 1 Packung
- ❑ Akazienhonig: 1 Glas (250 g)
- ❑ Kokosmilch: 100 ml
- ❑ Kokoscreme: 100 ml
- ❑ Kokosöl: 125 g
- ❑ Mandelmus zum Kochen: 1 Glas
- ❑ Traubensaft ohne Zucker: 250 ml
- ❑ Glutenfreie Getreideflocken: 125 g
- ❑ Gewürze: Vanille, Zimt, Sternanis, Kardamom, Curry, Kurkuma, Ingwer, Kreuzkümmel
- ❑ Hirse: 75 g
- ❑ Kürbiskerne: 10 g
- ❑ Miso: 50 g
- ❑ Dashi: 1 Würfel
- ❑ Nori-Blätter (Algen): 2
- ❑ Korallenlinsen: 50 g
- ❑ Chia-Samen: 100 g
- ❑ Olivenöl, Arganöl, Sesamöl: je eine 500-ml-Flasche
- ❑ Grüner Tee
- ❑ Kräutertee „YogiTea Frauenbalance“
- ❑ Gomasio (japanisches Sesamsalz): 125 g
- ❑ Samen zum Keimen (z. B. Alfalfa, Fenchel, schwarzer Rettich): 1 Tüte
- ❑ Vollkorn-Basmatireis: 125 g
- ❑ Quinoa: 125 g
- ❑ Esskastanien im Glas: 1 Glas

Im Kühlschrank

- ❑ Feta: 50 g
- ❑ Schafskäse 50 g

- ❏ Bio-Eier: 6
- ❏ Fester Tofu: 100 g

Im Gefrierschrank

- ❏ Ratatouille: 250 g
- ❏ Grüne Bohnen: 250 g
- ❏ Blumenkohl: 250 g

Obst

- ❏ Birnen: 1
- ❏ Äpfel: 4
- ❏ Walnüsse: 500 g
- ❏ Cashew-Nüsse: 50 g
- ❏ Zitronen: 4
- ❏ Limette: 1
- ❏ Datteln: 6
- ❏ Mandeln: 200 g
- ❏ Bananen: 2
- ❏ Mango: 1
- ❏ Rosinen: 125 g
- ❏ Kiwi: 2

Gemüse

- ❏ Frischer Ingwer: 1 Rhizom
- ❏ Frische Kurkuma: 2 Rhizome
- ❏ Zucchini: 2
- ❏ Hokkaido-Kürbis: 200 g
- ❏ Möhren: 4
- ❏ Tomaten: 1
- ❏ Champignons: 200 g
- ❏ Spinatsprossen: 500 g
- ❏ Avocado: 3
- ❏ Frische Kräuter: Basilikum, Minze, Koriander
- ❏ Grünkohl: 1 Strunk
- ❏ Fenchel: 1
- ❏ Gurke: 1
- ❏ Süßkartoffeln: 2
- ❏ Butternut-Kürbis: 125 g
- ❏ Radieschen: 1 Bund
- ❏ Rucola: 125 g
- ❏ Kopfsalat: 1
- ❏ Zwiebeln: 3
- ❏ Knoblauch: 1 Knolle

Fleisch

- ❏ Hühnerbrust: 120 g
- ❏ Putenbrust: 120 g

Fisch

- ❏ Kabeljausteak: 120 g
- ❏ Wildlachs: 120 g
- ❏ Weißfisch Typ Seezunge oder Heilbutt, je nach Ihrem Budget: 250 g

Planen Sie zusätzlich Ihr Gemüse oder Obst für die Abende mit Mono-Diät ein.

TAG 1

Nach dem Aufstehen

- Trinken Sie ein großes Glas zimmerwarmes Wasser. Sanguinikerinnen (siehe Anhang 1) können im Frühling oder Sommer ein paar Tropfen Zitrone in ihr Wasser geben. Das fördert die Entgiftung.

- ♥ 5 Minuten Atmen in *Herzkohärenz* (siehe S. 170)

- 5 Minuten Aufwärmen der Muskulatur

Wechseln Sie 10-mal hintereinander zwischen der *Katze*- und der *Kuh-Stellung*.

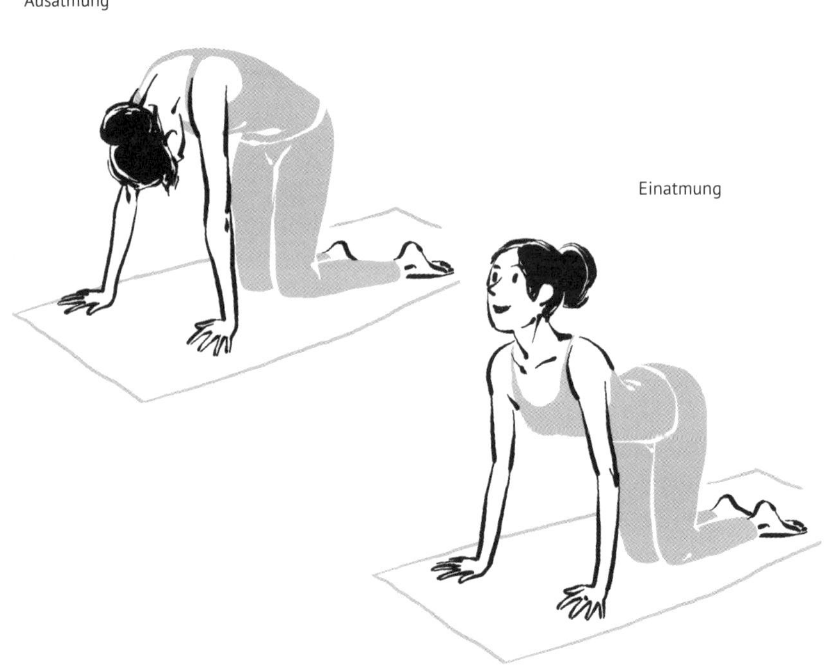

Wechseln Sie dann in die Pose *Heraufschauender Hund* und halten Sie diese 3 bis 4 Atemzüge lang.

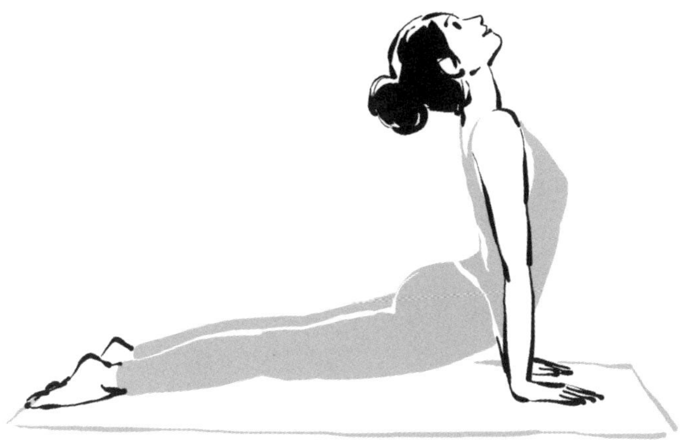

Kehren Sie 3 Atemzüge lang in die *Haltung des Kindes* zurück.

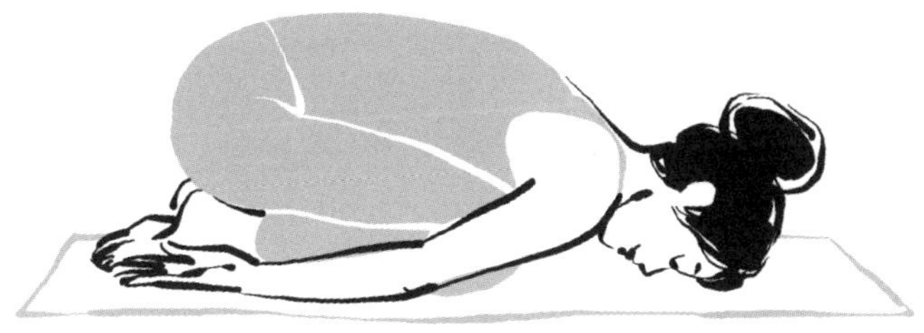

Frühstück

- Blumenbrot-Schnitten (Buchweizen-Schnitten)
- Mandelmus aus ganzen Mandeln (mit Schale)
- Grüner Tee oder zuckerfreies Heißgetränk

Snack

- 1 Kräutertee „YogiTea Frauenbalance“
- Ein Stück frisches saisonales Obst, wenn Sie hungrig sind

Mittagessen

♥ 5 Minuten Atmen in *Herzkohärenz*

- Salat aus geriebenen Möhren mit Rosinen und einem Schuss Arganöl
- Hühnerbrust mit Ingwer und Kurkuma (siehe Rezept auf S. 218)
- Ofen-Süßkartoffeln

Nachmittagssnack

♥ 5 Minuten Atmen in *Herzkohärenz*

- 1 Kräutertee „YogiTea Frauenbalance“
- Pochierte Birne mit Gewürzen und Walnüssen (siehe Rezept auf S. 218)

Abendessen

- 1 leckerer Salat: Rucola, Keimlinge, Radieschen, Avocado, Gomasio (siehe „Keimlinge ziehen“ in Anhang 3)
- 1 Schale Vollkornreis

Abends

Legen Sie sich nach dem Essen etwa 20 Minuten lang eine kleine Wärmflasche auf die Leber (rechts unterhalb Ihrer Brust). Die Wärme erweitert die Gefäße. So kann die Leber besser entgiften.

♥ 5 Minuten Atmen in *Herzkohärenz*

Wenn Sie Schwierigkeiten beim Einschlafen haben, können Sie eine Übung wiederholen oder die Nachmittagsübung im Bett machen.

- Um besser einschlafen zu können, vernebeln Sie mit einem Diffuser 15 Minuten lang 10 Tropfen Süßorangenöl in Ihrem Schlafzimmer, und zwar 30 Minuten vor dem Zubettgehen.

TAG 2

Nach dem Aufstehen

- Trinken Sie ein großes Glas zimmerwarmes Wasser.
  Sanguinikerinnen können im Frühling oder Sommer ein paar Tropfen Zitrone in ihr Wasser geben.

- ♥ 5 Minuten Atmen in *Herzkohärenz* (siehe S. 170)

- 5 Minuten Aufwärmen der Muskulatur

Wechseln Sie 10-mal hintereinander zwischen der *Katze*- und der *Kuh-Stellung*.

Ausatmung

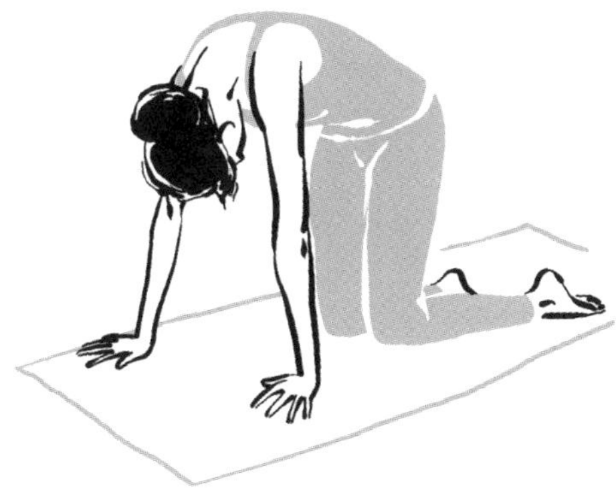

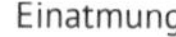

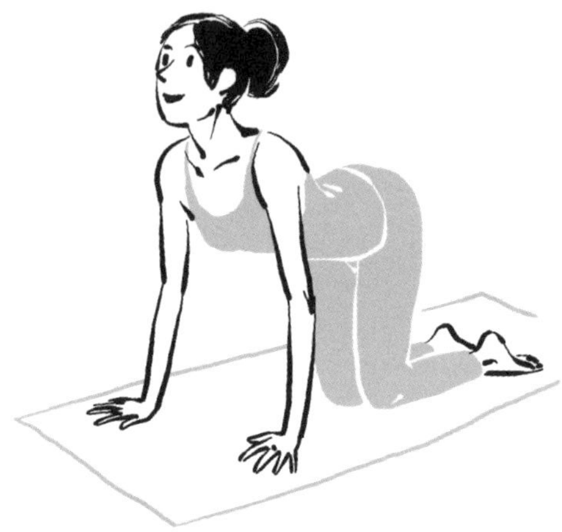

Wechseln Sie dann in die *Schulterbrücke* und halten Sie die Position 3 bis 4 Atemzüge lang.

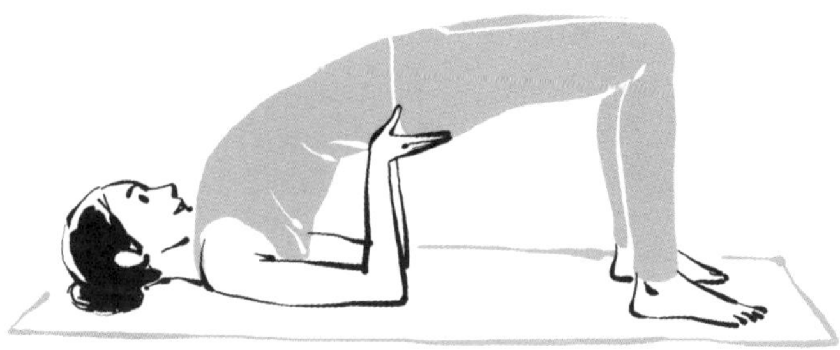

Kehren Sie 3 Atemzüge lang in die *Haltung des Kindes* zurück.

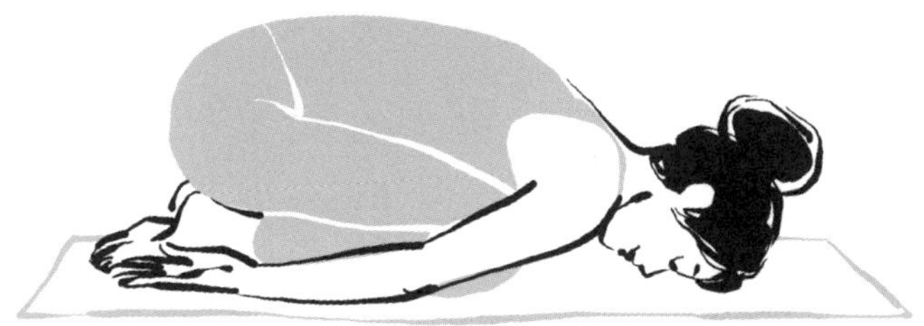

Frühstück

- 2–3 Scheiben glutenfreies Brot
- Cashew-Mus
- Grüner Tee

Snack

- 1 Kräutertee „YogiTea Frauenbalance"
- 1 Stück frisches Obst der Saison, wenn Sie hungrig sind

Mittagessen

♥ 5 Minuten Atmen in *Herzkohärenz*

- Rotkohlsalat mit Apfel und Walnüssen (siehe Rezept auf S. 219)
- In Backfolie gegartes Kabeljaufilet mit Kurkuma (siehe Rezept auf S. 219)
- Quinoa mit einem Schuss Sesamöl

Nachmittagssnack

♥ 5 Minuten Atmen in *Herzkohärenz*

1 Kräutertee „YogiTea Frauenbalance“
1 Handvoll Cashew-Nüsse
1 Stück Obst, wenn Sie hungrig sind

Abendessen

Saisonale Suppe
Fügen Sie klein gehackte Esskastanien hinzu.

Abends

Legen Sie sich nach dem Essen etwa 20 Minuten lang eine kleine Wärmflasche auf die Leber (rechts unterhalb Ihrer Brust). Die Wärme erweitert die Gefäße. So kann die Leber besser entgiften.

♥ 5 Minuten Atmen in *Herzkohärenz*

Wenn Sie Schwierigkeiten beim Einschlafen haben, können Sie eine Übung wiederholen oder die Nachmittagsübung im Bett machen.

Gönnen Sie sich ein Entspannungsbad, um abzuschalten: Geben Sie 2 Tropfen ätherisches Lavendel-Öl in 1 EL Badezusatz und verdünnen Sie beides in lauwarmem Wasser, bevor sie es in Ihr Badewasser geben. Übrigens können Sie die *Herzkohärenz-Atmung* auch in der Badewanne üben.

TAG 3

Nach dem Aufstehen

Trinken Sie ein großes Glas zimmerwarmes Wasser.

Sanguinikerinnen können im Frühling oder Sommer ein paar Tropfen Zitrone in ihr Wasser geben.

♥ 5 Minuten Atmen in *Herzkohärenz* (siehe S. 170)

5 Minuten Aufwärmen der Muskulatur

Wiederholen Sie 10-mal hintereinander die Sequenz „*Knie-Brust-Kinn-Position*" – *Katze.*

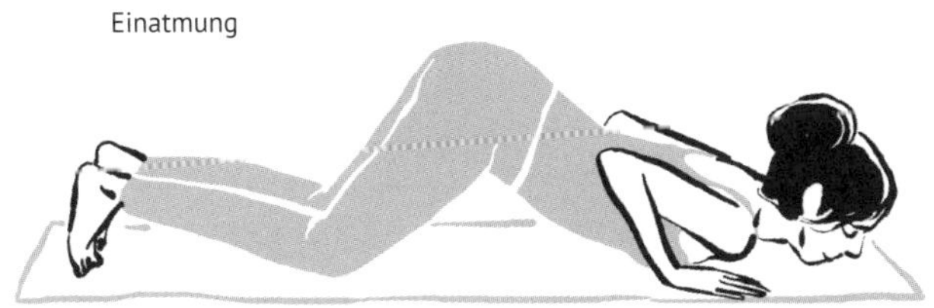

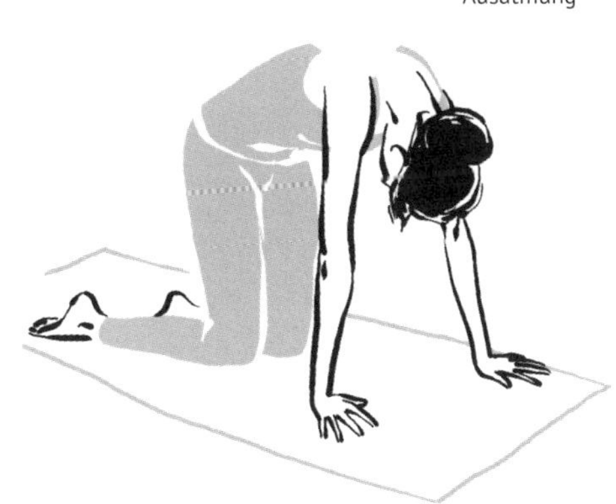

Wechseln Sie dann in die Stellung *Heraufschauender Hund* und halten Sie diese Position 3 bis 4 Atemzüge lang.

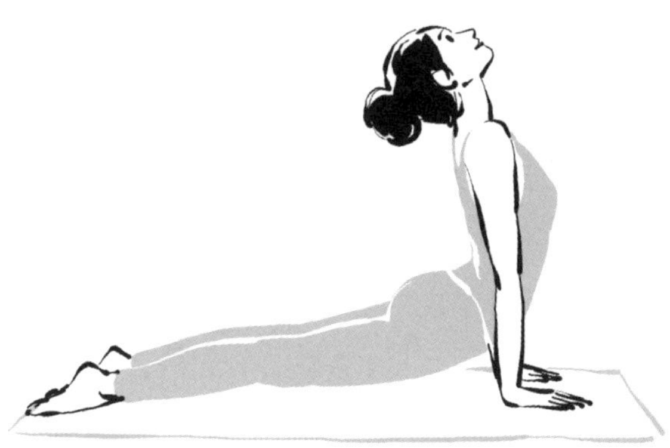

Kehren Sie 3 Atemzüge lang in die *Haltung des Kindes* zurück.

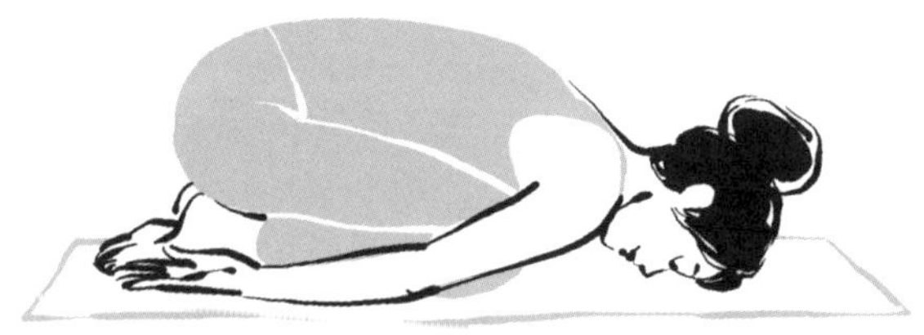

Frühstück

- 🍽 Glutenfreier Frühstücksbrei mit Datteln und Mandeln (siehe Rezept auf S. 220)
- ☕ Wahlweise grüner Tee oder Kräutertee

Snack

☕ 1 Kräutertee „YogiTea Frauenbalance“
🍽 1 Stück frisches Obst der Saison, wenn Sie hungrig sind

Mittagessen

♥ 5 Minuten Atmen in *Herzkohärenz*

🍽 Keimling-Salat
🍽 Omelette mit frischen Kräutern
🍽 Pilzpfanne (mit Steinpilzen, wenn sie Saison haben)

Nachmittagssnack

♥ 5 Minuten Atmen in *Herzkohärenz*

☕ 1 Kräutertee „YogiTea Frauenbalance“
🍽 1 Bratapfel mit Zimt

Abendessen

🍽 Mono-Diät (siehe Anhang 2)

Abends

Legen Sie sich nach dem Essen etwa 20 Minuten lang eine kleine Wärmflasche auf die Leber (rechts unterhalb Ihrer Brust). Die Wärme erweitert die Gefäße. So kann die Leber besser entgiften. Gehen Sie früh zu Bett, Ihr Körper braucht bei einer Mono-Diät Ruhe.

♥ 5 Minuten Atmen in *Herzkohärenz*

Wenn Sie Schwierigkeiten beim Einschlafen haben, können Sie eine Übung wiederholen oder die Nachmittagsübung im Bett machen.

- Wenn Sie Verspannungen in den Muskeln oder Gelenken haben, verdünnen Sie 4 Tropfen ätherisches Zitroneneukalyptusöl in 8 Tropfen pflanzlichem Arnika-Öl und reiben Sie damit die schmerzenden Stellen ein.

TAG 4

Nach dem Aufstehen

Trinken Sie ein großes Glas zimmerwarmes Wasser.

Sanguinikerinnen können im Frühling oder Sommer ein paar Tropfen Zitrone in ihr Wasser geben.

♥ 5 Minuten Atmen in *Herzkohärenz* (siehe S. 170)

5 Minuten Aufwärmen der Muskulatur

Wiederholen Sie 10-mal hintereinander die Sequenz *„Knie-Brust-Kinn-Position“ – Katze.*

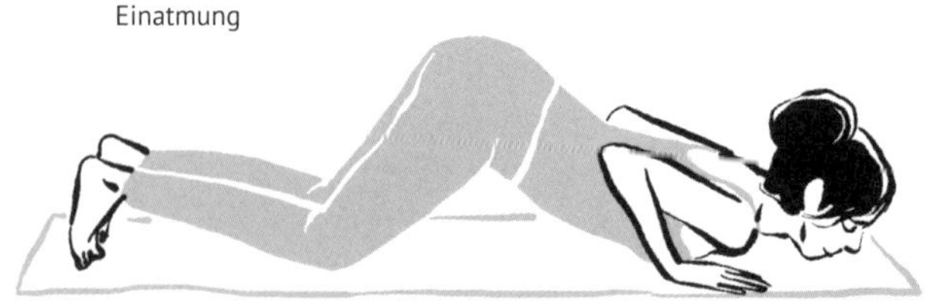

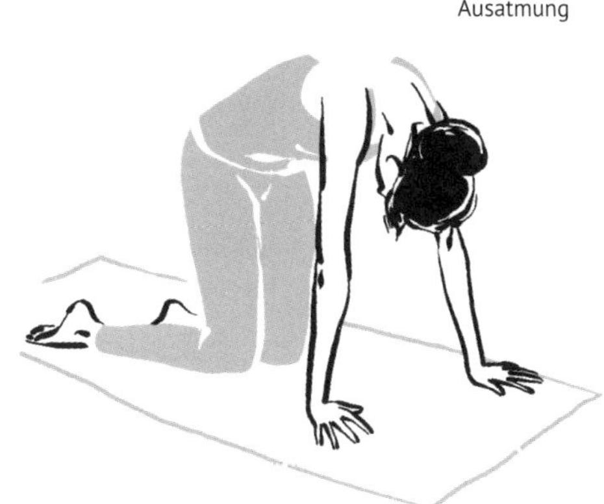

Wechseln Sie dann in die *Kopf-zum-Knie-Haltung* und halten Sie diese Position 3 bis 4 Atemzüge lang – zunächst auf der einen, dann auf der anderen Seite.

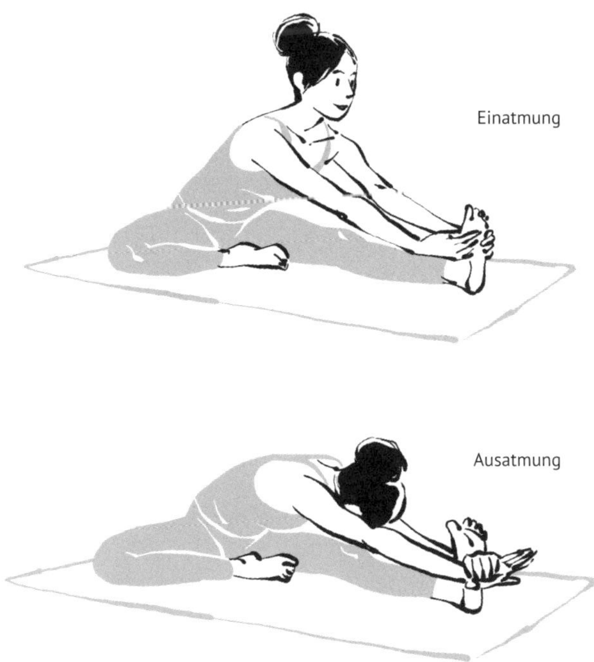

Kehren Sie 3 Atemzüge lang in die *Haltung des Kindes* zurück.

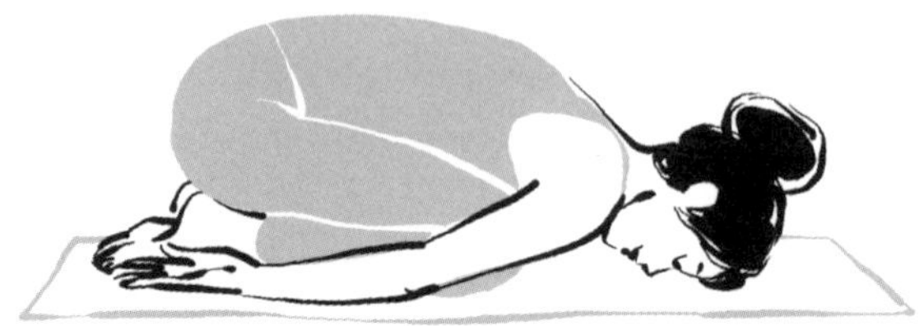

Frühstück

- Glutenfreie Blumenbrot-Scheiben
- Schafsfrischkäse oder Ölsaatenmus
- Grüner Tee oder Kräutertee

Snack

- 1 Kräutertee „YogiTea Frauenbalance"
- 1 Stück frisches Obst der Saison, wenn Sie hungrig sind

Mittagessen

♥ 5 Minuten Atmen in *Herzkohärenz*

- Ein schöner grüner Salat
- Hokkaido-Kürbis-Auflauf mit Hirse (siehe Rezept auf S. 220)

Nachmittagssnack

♥ 5 Minuten Atmen in *Herzkohärenz*

- 1 Kräutertee „YogiTea Frauenbalance"
- Bestreuen Sie 1 Banane mit Zimt und Mandelsplittern (wenn Sie hungrig sind)

Abendessen

- Gemüsepfanne
- Miso-Suppe (siehe Rezept auf S. 221)

Abends

Legen Sie sich nach dem Essen etwa 20 Minuten lang eine kleine Wärmflasche auf die Leber (rechts unterhalb Ihrer Brust). Die Wärme erweitert die Gefäße. So kann die Leber besser entgiften.

♥ 5 Minuten Atmen in *Herzkohärenz*

Wenn Sie Schwierigkeiten beim Einschlafen haben, können Sie eine Übung wiederholen oder die Nachmittagsübung im Bett machen.

- Um besser einschlafen zu können, vernebeln Sie 15 Minuten lang 10 Tropfen ätherisches Lavendelöl mit einem Diffuser in Ihrem Schlafzimmer, und zwar 30 Minuten vor dem Zubettgehen.

TAG 5

Nach dem Aufstehen

- Trinken Sie ein großes Glas zimmerwarmes Wasser.

Sanguinikerinnen können im Frühling oder Sommer ein paar Tropfen Zitrone in ihr Wasser geben.

♥ 5 Minuten Atmen in *Herzkohärenz* (siehe S. 170)

- 5 Minuten Aufwärmen der Muskulatur

Wechseln Sie 10-mal hintereinander zwischen der *Katze-* und der *Kuh-Stellung.*

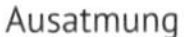

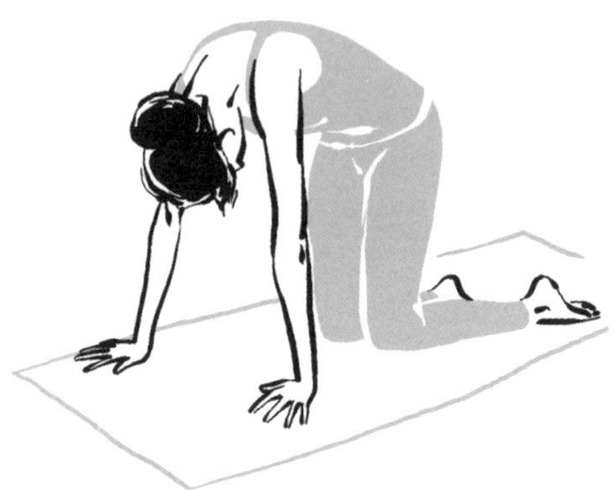

Einatmung

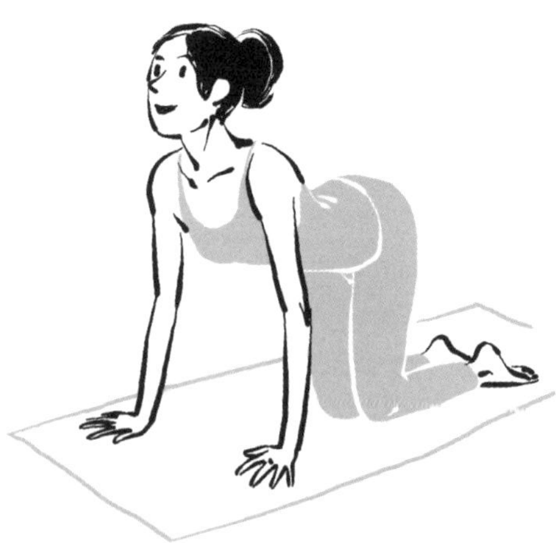

Wechseln Sie dann in die gedrehte Haltung des *Weisen Marichi* und halten Sie diese Position 3 bis 4 Atemzüge lang – zunächst auf der einen, dann auf der anderen Seite.

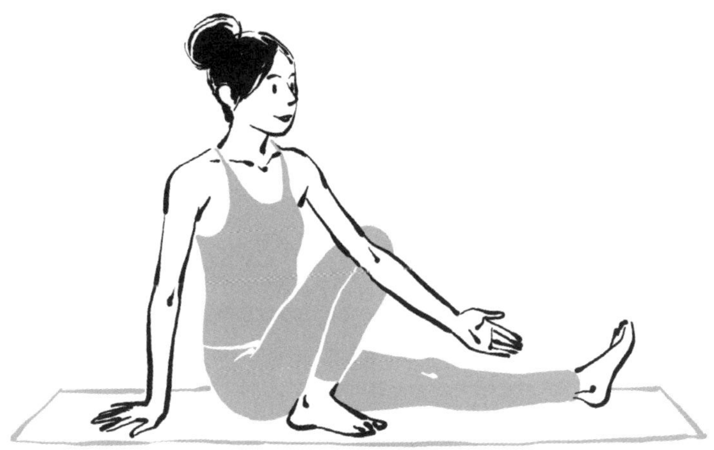

Kehren Sie 3 Atemzüge lang in die *Haltung des Kindes* zurück.

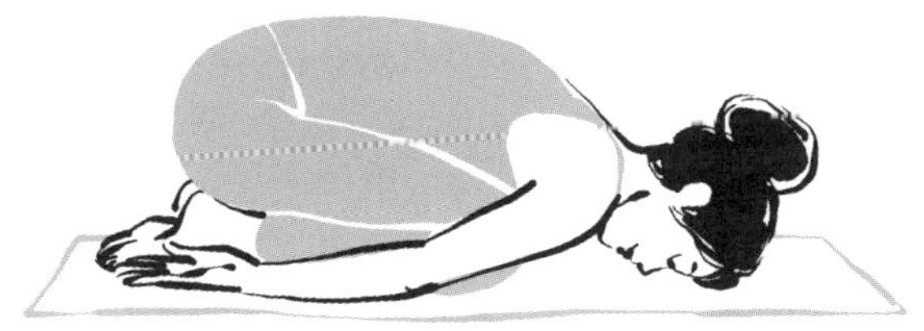

Frühstück

Spinat-Avocado-Bananen-Smoothie (siehe Rezept auf S. 221)

Snack

- 1 Kräutertee „YogiTea Frauenbalance“
- 1 Stück frisches Obst der Saison, wenn Sie hungrig sind

Mittagessen

- 5 Minuten Atmen in *Herzkohärenz*

- Wildlachssteak in Backfolie
- Zucchini-Tagliatelle (siehe Rezept auf S. 222)

Nachmittagssnack

- 5 Minuten Atmen in *Herzkohärenz*

- 1 Kräutertee „YogiTea Frauenbalance“
- 1 Handvoll Ölsaaten
- 1 Stück Obst, wenn Sie hungrig sind

Abendessen

- Keimling-Salat
- Korallenlinsen-Dhal (siehe Rezept auf S. 222)

Denken Sie daran, Ihren Chia-Pudding mit Mango für morgen früh vorzubereiten (siehe Rezept auf S. 223).

Abends

Legen Sie sich nach dem Essen etwa 20 Minuten lang eine kleine Wärmflasche auf die Leber (rechts unterhalb Ihrer Brust). Die Wärme erweitert die Gefäße. So kann die Leber besser entgiften.

- 5 Minuten Atmen in *Herzkohärenz*

Wenn Sie Schwierigkeiten beim Einschlafen haben, können Sie eine Übung wiederholen oder die Nachmittagsübung im Bett machen.

- Um besser einschlafen zu können, geben Sie 1 Tropfen ätherisches Lavendelöl auf Ihr Handgelenk und verreiben Sie es mit dem anderen Handgelenk. Danach halten Sie sich beide Handgelenke vor die Nase und nehmen Sie einen tiefen Atemzug.

TAG 6

Nach dem Aufstehen

- Trinken Sie ein großes Glas zimmerwarmes Wasser.

Sanguinikerinnen können im Frühling oder Sommer ein paar Tropfen Zitrone in ihr Wasser geben.

- 5 Minuten Atmen in *Herzkohärenz* (siehe S. 170)

- 5 Minuten Aufwärmen der Muskulatur

Wiederholen Sie 5-mal hintereinander die Sequenz *„Knie-Brust-Kinn-Position“ – Katze* und 5-mal hintereinander die Sequenz *„Knie-Brust-Kinn-Position“ – kleine Kobra – Katze.*

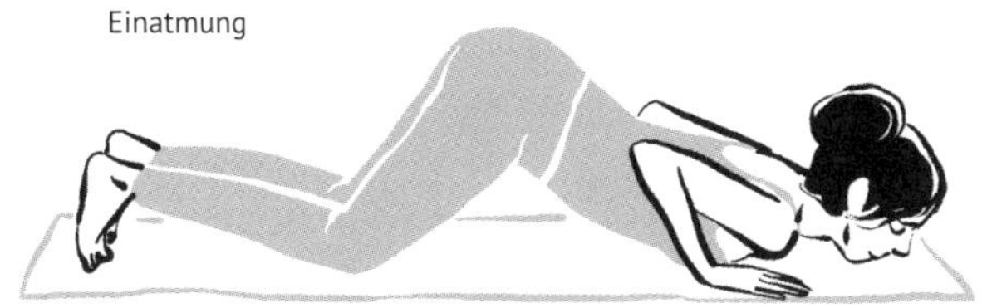

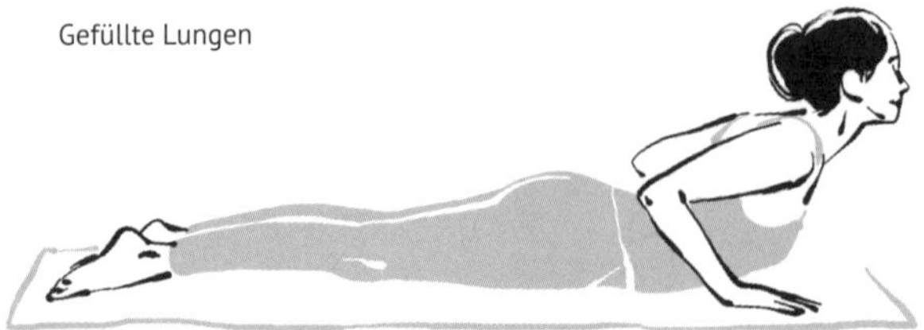

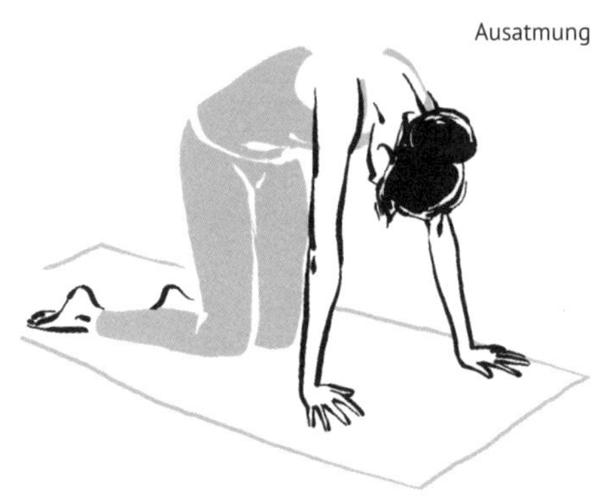

Wechseln Sie dann in die *Schmetterlingshaltung* und halten Sie diese Position 3 bis 4 Atemzüge lang.

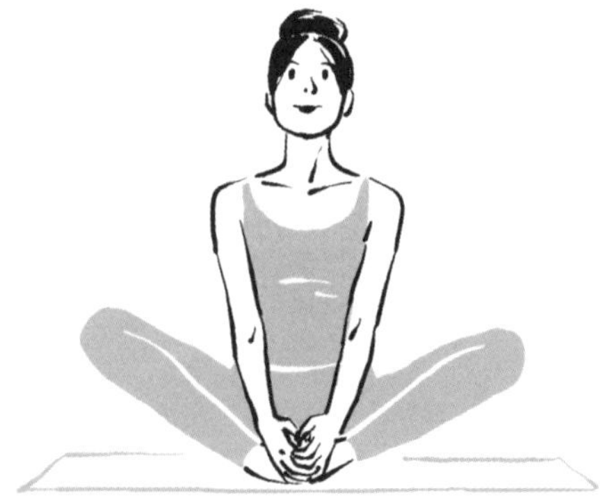

Kehren Sie 3 Atemzüge lang in die *Haltung des Kindes* zurück.

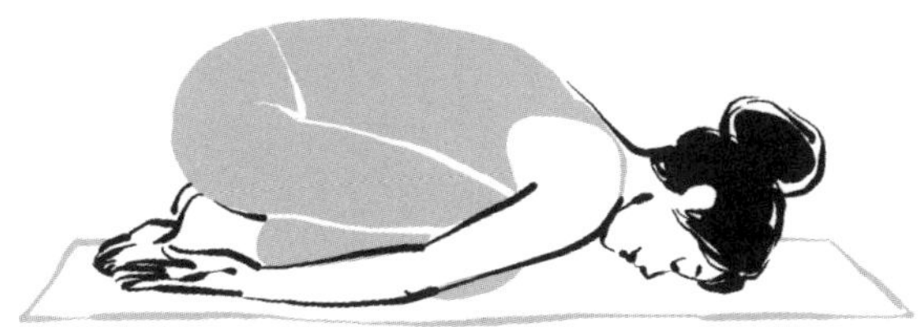

Frühstück

- Chia-Pudding mit Mango, am Vorabend zubereitet (siehe Rezept auf S. 223)
- Kräutertee oder grüner Tee

Snack

- 1 Kräutertee „YogiTea Frauenbalance"
- 1 Stück frisches Obst der Saison, wenn Sie hungrig sind

Mittagessen

- ♥ 5 Minuten Atmen in *Herzkohärenz*

- 1 Glas grüner Gemüsesaft (siehe Rezept auf S. 223)
- Putenbrust mit Kurkuma
- Ratatouille oder Gemüsepfanne

Nachmittagssnack

- ♥ 5 Minuten Atmen in *Herzkohärenz*

- 1 Kräutertee „YogiTea Frauenbalance"

🍽 1 Bratapfel mit Zimt (bei Hunger)

Abendessen

🍽 Mono-Diät (siehe Anhang 2, S. 261)

Abends

Legen Sie sich nach dem Essen etwa 20 Minuten lang eine kleine Wärmflasche auf die Leber (rechts unterhalb Ihrer Brust). Die Wärme erweitert die Gefäße. So kann die Leber besser entgiften.

♥ 5 Minuten Atmen in *Herzkohärenz*

Wenn Sie Schwierigkeiten beim Einschlafen haben, können Sie eine Übung wiederholen oder die Nachmittagsübung im Bett machen.

O Gönnen Sie sich ein Entspannungsbad, um abzuschalten: Geben Sie 2 Tropfen ätherisches Lavendelöl in 1 EL Badezusatz und verdünnen Sie beides in lauwarmem Wasser, bevor Sie es in Ihr Badewasser geben. Übrigens können Sie die *Herzkohärenz-Atmung* auch in der Badewanne üben.

TAG 7

Nach dem Aufstehen

Trinken Sie ein großes Glas zimmerwarmes Wasser.

Sanguinikerinnen können im Frühling oder Sommer ein paar Tropfen Zitrone in ihr Wasser geben.

♥ 5 Minuten Atmen in *Herzkohärenz* (siehe S. 170)

5 Minuten Aufwärmen der Muskulatur

Wiederholen Sie 5-mal hintereinander die Sequenz „*Knie-Brust-Kinn-Position*“ – *Katze* und 5-mal hintereinander die Sequenz „*Knie-Brust-Kinn-Position*“ – *kleine Kobra* – *Katze.*

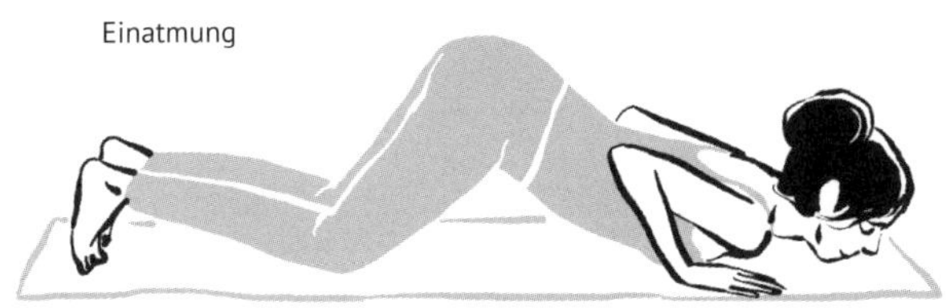

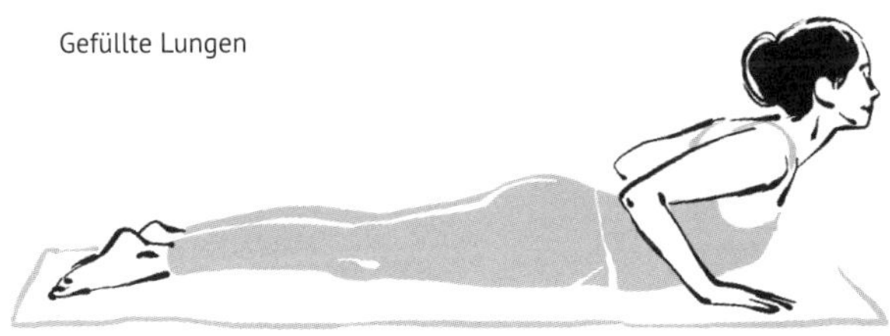

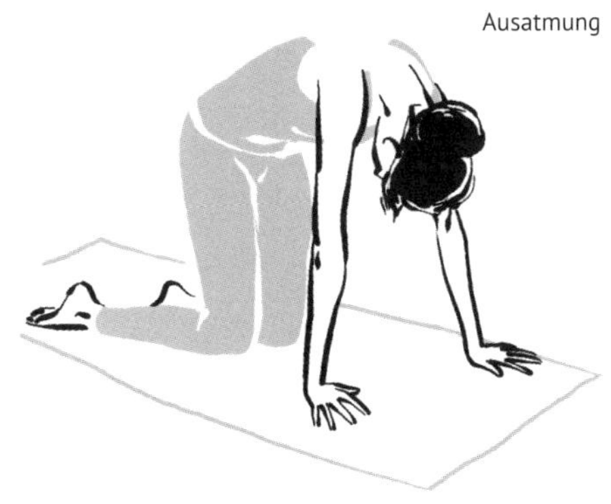

Wechseln Sie dann in die *liegende Grätsche* und halten Sie die Position 3 bis 4 Atemzüge lang.

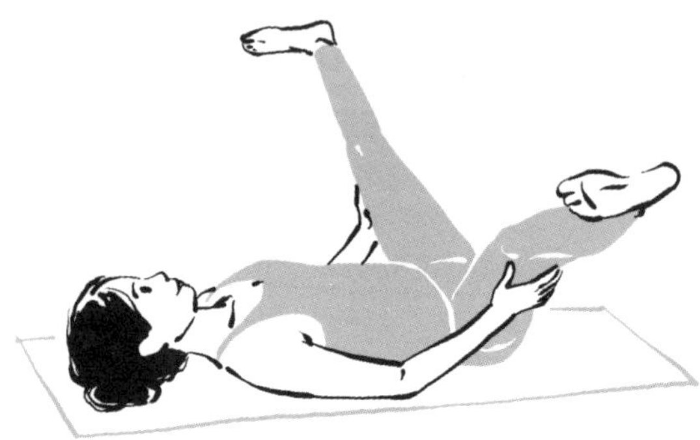

Kehren Sie 3 Atemzüge lang in die *Haltung des Kindes* zurück.

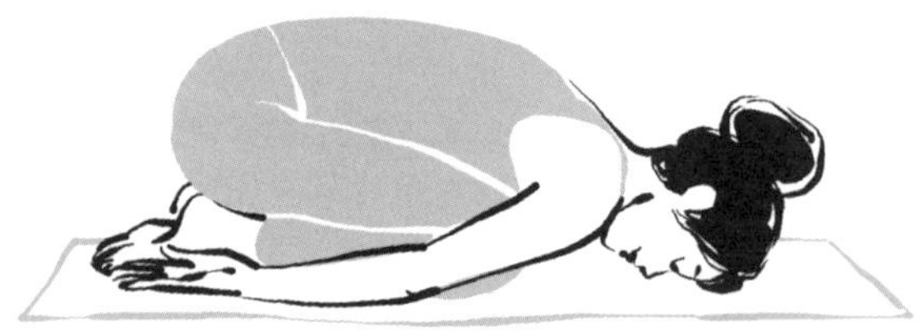

Frühstück

1 grüner Smoothie (siehe Rezept auf S. 224)

Snack

1 Kräutertee „YogiTea Frauenbalance"

1 Stück frisches Obst der Saison, wenn Sie hungrig sind

Mittagessen

♥ 5 Minuten Atmen in *Herzkohärenz*

🍽 Salat aus Keimlingen, Avocado, Nüssen
🍽 Gegrilltes Fischfilet oder Tofu-Bratling

Nachmittagssnack

♥ 5 Minuten Atmen in *Herzkohärenz*

☕ 1 Kräutertee „YogiTea Frauenbalance“
🍽 1 Bratapfel mit Zimt und Rosinen (siehe Rezept auf S. 225)

Abendessen

🍽 Kürbis-Süßkartoffeln-Tajine (siehe Rezept auf S. 225)

Abends

Legen Sie sich nach dem Essen etwa 20 Minuten lang eine kleine Wärmflasche auf die Leber (rechts unterhalb Ihrer Brust). Die Wärme erweitert die Gefäße. So kann die Leber besser entgiften.

♥ 5 Minuten Atmen in *Herzkohärenz*

Wenn Sie Schwierigkeiten beim Einschlafen haben, können Sie eine Übung wiederholen oder die Nachmittagsübung im Bett machen.

○ Um besser einschlafen zu können, vernebeln Sie mit einem Diffuser 15 Minuten lang 10 Tropfen Süßorangenöl in Ihrem Schlafzimmer, und zwar 30 Minuten vor dem Zubettgehen.

Detox-Rezeptsammlung für Woche 1

Tag 1

Hühnerbrust mit Ingwer und Kurkuma

Zutaten für 1 Person: 1 große Hühnerbrust vom Bio-Bauernhof, 1 TL frische Kurkuma (gerieben), 1 TL Ingwerpulver (oder frischer Ingwer), 5 cl Kokosmilch, 1 EL Olivenöl, ½ Zwiebel, Salz und Pfeffer.

1. Schneiden Sie die Hähnchenbrust in Würfel, fügen Sie die geriebene Kurkuma, den Ingwer, die geschälte und gehackte Zwiebel, Salz, Pfeffer und Olivenöl hinzu. Vermengen Sie alles gut und lassen Sie die Mischung mindestens 6 Stunden an einem kühlen Ort marinieren.
2. Braten Sie sie 20 Minuten in einer Pfanne goldbraun. Während des Bratvorgangs bepinseln Sie sie wiederholt mit der restlichen Marinade. Geben Sie kurz vor dem Ende der Garzeit die Kokosmilch hinzu. Fertig!

Pochierte Birne mit Gewürzen und Walnüssen

Zutaten für 1 Person: 1 feste Birne (150 g), 1 TL Zitronensaft, 50 ml Traubensaft ohne Zuckerzusatz, 50 ml Wasser, ¼ Zimtstange, ½ Sternanis, 1 Prise gemahlener Zimt, 1 Kardamomkapsel, 1 Prise Vanille, 3 Walnusskerne.

1. Schälen Sie die Birne, aber lassen Sie den Stiel dran. Damit sie an der Luft nicht braun wird, legen Sie sie umgehend in eine Schüssel mit kaltem Zitronenwasser.
2. Erhitzen Sie das Wasser zusammen mit Traubensaft, Zimt, Sternanis, Kardamom und Vanille auf kleiner Flamme in einem kleinen Topf (in den die Birne aufrecht hineinpasst). Fügen Sie die Birne hinzu und bringen Sie die Flüssigkeit zum Kochen.
3. Reduzieren Sie die Hitze (niedrige Stufe) und lassen Sie alles bei geschlossenem Deckel ca. 30 Minuten leicht köcheln, bis die Birne weich

ist. Nehmen Sie den Topf vom Herd und lassen Sie die Birne im Sud auskühlen. Anschließend stellen Sie diese auf einem Teller abgedeckt mindestens 6 Stunden kühl (am besten über Nacht). Falls noch ein Rest Sud vorhanden ist, bewahren Sie diesen auf.
4. Vor dem Verzehr richten Sie die Birne mit Walnusssplittern und Zimt an. Sie können auch 80-prozentige Zartbitterschokolade darüber raspeln.

Tag 2

Rotkohlsalat mit Apfel und Walnüssen

Zutaten für 1 Person: 100 g frischer Rotkohl, ½ Apfel, 3 frische Walnüsse, 1 Spritzer Zitronensaft, 1 EL Walnussöl, ¼ TL Akazienhonig, Salz und Pfeffer.

1. Waschen Sie den Rotkohl und schneiden Sie ihn in feine Streifen. Schälen Sie den Apfel und schneiden Sie ihn in Viertel. Knacken Sie die Walnüsse. Vermengen Sie in einer Schüssel den Kohl, den Apfel und die Walnüsse.
2. Das Dressing bereiten Sie aus Walnussöl, Zitronensaft und Honig zu. Geben Sie das Dressing hinzu und salzen und pfeffern Sie den Salat nach Belieben. Guten Appetit!

In Backfolie gegartes Kabeljaufilet mit Kurkuma

Zutaten für 1 Person: 1 Kabeljausteak, 1 Tomate, 1 EL Mandelmus, 1 TL frisch geriebene Kurkuma, Salz und Pfeffer.

1. Heizen Sie den Backofen auf 180 °C vor. Vermengen Sie das Mandelmus mit der Kurkuma, pfeffern und salzen Sie die Mischung.
2. Entkernen Sie die Tomate, schneiden Sie sie in Würfel und mischen Sie sie unter das Mus.
3. Legen Sie das Kabeljausteak auf ein ausreichend großes Stück Backfolie und geben Sie das Mus darüber. Verschließen Sie die Backfolie zu einem Beutel und lassen Sie ihn 15 Minuten im Ofen garen.

Tag 3

Glutenfreier Frühstücksbrei mit Datteln und Mandeln

Zutaten für 1 Person: 40 g glutenfreie Getreideflocken (z. B. Buchweizen, Hirse, Reis), 125 ml Mandel-Drink (= 250 g), 2 Medjool-Datteln, ein paar gehackte Mandeln, Vanillepulver.

1. Vermengen Sie die Flocken und den Mandel-Drink. Lassen Sie den Brei in einem Topf bei sehr niedriger Hitze etwa 10 Minuten lang kochen. Rühren Sie während des Kochens die Vanille unter.
2. Entsteinen Sie die Datteln und schneiden Sie sie in kleine Stücke. Mischen Sie sie zusammen mit den gehackten Mandeln unter den Brei.

   Hinweis: Je länger Sie den Brei kochen, desto fester wird er: Es liegt an Ihnen, die Zeit und die Temperatur an das gewünschte Ergebnis anzupassen. Fügen Sie etwas Mandel-Drink hinzu, wenn Sie das Ganze verflüssigen wollen. Sie können diesen Brei bereits am Vortag zubereiten.

Tag 4

Hokkaido-Kürbis-Auflauf mit Hirse

Zutaten für 1 Person: 100 g Hokkaido-Kürbis (oder Zucchini, je nach Saison), ½ Möhre, 25 g Hirse, 1 Ei, 10 cl Mandelmus, 20 g Feta, Semmelbrösel, 1 Schuss Olivenöl, ein paar Kürbiskerne, Salz und Pfeffer.

1. Lassen Sie die Hirse in einer geringen Menge kochendem Salzwasser zugedeckt 20 Minuten lang kochen. Gießen Sie sie ggf. ab. Raspeln Sie den Kürbis und die Möhre. Geben Sie die Hirse und das Gemüse in eine große Salatschüssel. Fügen Sie nun das verquirlte Ei und das Mandelmus hinzu. Vermengen Sie alles gut.

2. Rühren Sie den zerbröselten Feta, Salz und Pfeffer unter. Vermengen Sie alles erneut.
3. Fetten Sie eine Auflaufform ein und geben Sie die Mischung hinein. Bestreuen Sie alles großzügig mit Semmelbröseln und beträufeln Sie es gleichmäßig mit etwas Olivenöl. Streuen Sie die Kürbiskerne darüber.
4. Schieben Sie die Auflaufform für ca. 40 Minuten in den auf 200 °C vorgeheizten Backofen. Anschließend noch 5 Minuten mit der Grillfunktion fertig garen.

Miso-Suppe

Zutaten für 1 Person: 25 cl Wasser, 75 g Tofu, 25 g Miso (Würzpaste aus fermentierten Sojabohnen), 30 ml Dashi (Grundbrühe für Miso-Suppe), 5 Nori-Blätter (getrocknete Algen), 1 Champignon, 1 kleine Zwiebel, Pfeffer.

1. Füllen Sie Wasser in einen Topf, geben Sie Pfeffer hinein und bringen Sie es zum Kochen. Wenn das Wasser kocht, fügen Sie Dashi und Miso hinzu. Rühren Sie die Brühe gut um und lassen Sie sie 10 Minuten kochen.
2. Schneiden Sie den Tofu in kleine Würfel. Schälen Sie die Zwiebel und schneiden Sie sie klein. Schneiden Sie die Nori-Blätter in kleine Streifen. Geben Sie sie zusammen mit den Tofu-Würfeln und den Zwiebelstücken in die Brühe, rühren Sie alles gut um und lassen Sie es 15 Minuten lang auf kleiner Flamme köcheln. Gießen Sie die Suppe in ein Schälchen, fügen Sie den klein geschnittenen Champignon hinzu und lassen Sie es sich umgehend schmecken.

Tag 5

Spinat-Avocado-Bananen-Smoothie

Zutaten für 1 Person: 1 Schälchen roher Spinat, 1 Schälchen Wasser, 1 Avocado, 1 Banane.

1. Pürieren Sie zunächst den Spinat mit dem Wasser, um eine homogene Mischung ohne Stücke zu erhalten (Sie können frischen oder tiefgefrorenen Spinat verwenden).
2. Schälen Sie die Banane, schälen Sie die Avocado und entfernen Sie den Kern. Vierteln Sie die Banane und schneiden Sie die Avocado in zwei Hälften. Geben Sie alle Zutaten in den Mixer und vermengen Sie sie, bis der Smoothie homogen und sämig ist.

Zucchini-Tagliatelle

Zutaten für 1 Person: 2 Zucchini, ½ Zwiebel, 1 Schuss Olivenöl, ein paar Blätter frisches Basilikum, Salz und Pfeffer.

1. Waschen und schälen Sie die Zucchini. Schneiden Sie die Zucchini mit einem Gemüsehobel in Längsrichtung in dünne Streifen, wobei Sie den mittleren Teil, in dem sich die Samen befinden, aussparen.
2. Schälen und schneiden Sie die Zwiebel in kleine Würfel und braten Sie sie in etwas Olivenöl goldbraun an.
3. Fügen Sie die Zucchini-Tagliatelle hinzu. Salzen und pfeffern Sie die Tagliatelle und rühren Sie vorsichtig um. Lassen Sie alles bei schwacher Hitze und geschlossenem Deckel etwa 5 Minuten köcheln, wobei Sie gelegentlich umrühren. Würzen Sie die Tagliatelle mit etwas gehacktem Basilikum.

Korallenlinsen-Dhal

Zutaten für 1 Person: 50 g Korallenlinsen, ½ Tomate, ¼ Zwiebel, ½ Knoblauchzehe, 50 ml Kokosmilch, ½ gehäufter TL Currypulver, 1 Msp. Kreuzkümmelsamen, 1 Msp. Ingwerpulver, mehrere Blätter gehackte Petersilie, Olivenöl, Salz und Pfeffer.

1. Geben Sie die Korallenlinsen in einen Topf mit viel Wasser. Lassen Sie sie 10 bis 15 Minuten kochen. In der Zwischenzeit schälen Sie die Zwiebel und schneiden Sie sie klein. Geben Sie einen Schuss Olivenöl in einen Topf und braten Sie die Zwiebel darin an, bis sie glasig ist.

2. Tomate waschen, grünen Stilansatz entfernen, entkernen und sie in Würfelstücke schneiden. Schälen Sie den Knoblauch und hacken Sie ihn klein. Geben Sie die Tomate und den Knoblauch in den Topf. Fügen Sie dann die Gewürze und die gekochten und abgetropften Linsen hinzu. Vermengen Sie alles gut und lassen Sie es 5 Minuten kochen.
3. Gießen Sie die Kokosmilch hinzu und füllen Sie etwas Wasser nach. Lassen Sie alles 10 Minuten bei schwacher Hitze köcheln. Rühren Sie regelmäßig um. Schmecken Sie den Dhal mit Salz und Pfeffer ab und streuen Sie klein gehackte Petersilie darüber. Heiß servieren.

Tag 6

Chia-Pudding mit Mango

Zutaten für 1 Person: 20 cl Kokosmilch, 2,5 EL Chia-Samen, 1 reife Mango, ½ Limette, etwas Akazienhonig.

1. Am Vorabend vermengen Sie die Chia-Samen in einer Schüssel mit der Kokosmilch. Decken Sie die Schüssel mit Frischhaltefolie ab und stellen Sie sie in den Kühlschrank.
2. Am nächsten Tag schälen und halbieren Sie die Mango, entfernen Sie den Kern und schneiden Sie das Fruchtfleisch in kleine Würfel. Limette heiß abwaschen, trocknen und das Grüne der Schale mit einer Reibe abreiben. Schneiden Sie die Limette in zwei Hälften und pressen Sie sie aus. Geben Sie die Mangowürfel, den Limettensaft und etwas Honig in die Schüssel und verrühren Sie alles. Geben Sie die Mangowürfel in ein Glas.
3. Nehmen Sie die Chia-Kokos-Mischung aus dem Kühlschrank und verteilen Sie sie auf den Mangowürfeln. Bestreuen Sie Ihr Glas mit dem Limettenabrieb.

Grüner Gemüsesaft

Zutaten für 1 Person: 1 Blatt Grünkohl, ¼ Fenchel, ½ Apfel, ¼ Gurke, ½ Stängel Minze, 1 Schuss Zitronensaft.

1. Entfernen Sie den mittleren Strunk des Grünkohls und schneiden Sie das Gemüse und den Apfel in kleine Stücke.
2. Geben Sie alle Zutaten (außer dem Zitronensaft) in einen Entsafter und fügen Sie anschließend den Schuss Zitronensaft hinzu. Lassen Sie es sich schmecken!

Tag 7

Grüner Smoothie

1. Nehmen Sie einen Pflanzendrink ohne Zucker oder Kokoswasser bzw. Wasser.
2. Wählen Sie ein Gemüse (1 gute Handvoll): Spinat, Grünkohl (das Trendgemüse), das Grün (von z. B. Möhren, Rüben, Radieschen), Feldsalat, Wirsing, Blattkohl, Mangoldblätter, Stangensellerie. Ein grüner Smoothie sollte mindestens 60 Prozent Gemüse und 40 Prozent Obst enthalten.
3. Wählen Sie eine Frucht (gefroren oder frisch): Smoothies enthalten vielfach Bananen, denn sie machen den Saft schön sämig. Wir empfehlen Ihnen, Ihre ersten Smoothies mit Banane zuzubereiten. Sie können aber auch z. B. Mango, Himbeeren, Erdbeeren, Birne, Pfirsich, Melone, Apfel nehmen – ganz nach Ihrem Geschmack, Ihrem Appetit und natürlich der Jahreszeit.
4. So peppen Sie Ihren Smoothie auf: Verwenden Sie z. B. Chia-Samen, Sesamkörner, veganes Proteinpulver, Spirulina, Avocadomus, Kokosöl, Cashew-Mus, Mandelmus, Blütenpollen, Zimt, Ingwer (je 1 bis 2 TL). Damit bringen Sie Ihren Organismus so richtig auf Trab.
5. Fügen Sie ein „gesundes Süßungsmittel" hinzu (1 TL – bei Bedarf), wenn Ihnen der Sinn nach etwas Süßem steht: ein paar Datteln, Stevia, Akazienhonig (glykämischer Index von 35, also relativ gering für ein Süßungsmittel).
6. Schneiden Sie alle Zutaten in kleine Stücke und geben Sie alles zusammen in einen Mixer oder Entsafter. Einen frisch zubereiteten Smoothie sollten Sie sofort genießen!

Bratapfel mit Zimt und Rosinen

Zutaten für 1 Person: 1 Apfel, 1 EL Rosinen, 1 TL Kokosöl, 1 Prise Zimt oder Vanille, 1 TL Akazienhonig.

1. Entkernen Sie einen Apfel. Lassen Sie die Rosinen in lauwarmem Wasser quellen.
2. Legen Sie den Apfel in eine kleine Auflaufform und beträufeln Sie ihn mit Kokosöl. Geben Sie noch Zimt oder Vanille, Akazienhonig und Rosinen darüber.
3. Braten Sie ihn bei 180 °C je nach Festigkeit 30 bis 45 Minuten. Verzehren Sie ihn lauwarm.

Kürbis-Süßkartoffel-Tajine

Zutaten für 1 Person: 125 g Süßkartoffeln, 125 g Butternut-Kürbis, 10 g Cashew-Nüsse, ½ Zwiebel, 1 EL Kokosöl, Zimtpulver, frisch geriebene Kurkuma, frischer Koriander, Salz.

1. Schälen Sie zunächst die Süßkartoffeln und schneiden Sie sie in Würfel. Schneiden Sie den Butternut-Kürbis ebenfalls in Würfel. Schälen Sie die Zwiebel und schneiden Sie sie in Streifen.
2. Schwitzen Sie die Zwiebel im Kokosöl an. Fügen Sie die Süßkartoffeln und den Butternut-Kürbis hinzu, dann noch Zimt, Kurkuma und Salz. Kochen Sie das Gemüse zugedeckt 25 bis 30 Minuten unter gelegentlichem Rühren. Kontrollieren Sie, ob alles gar ist. Am Schluss fügen Sie noch den klein gehackten frischen Koriander und die zerkleinerten Cashew-Nüsse hinzu.

Woche 2: Revitalisierung

Ziele der Woche

- ▶ Bekämpfung von Müdigkeit und Stimmungstiefs
- ▶ Verzicht auf Nahrungsmittel, die Entzündungen begünstigen können
- ▶ Deckung des Tagesbedarfs an Vitaminen und Mineralstoffen
- ▶ Einführung einer ausgewogenen Ernährung, die langfristig beibehalten werden kann, ohne dass die Gefahr der Entwicklung von Mangelerscheinungen besteht

Was wird in Woche 2 vom Speiseplan gestrichen?

☹ Gluten von Zeit zu Zeit je nach Verträglichkeit
☹ Kuhmilch und Kuhmilchprodukte
☹ Kochen bei hohen Temperaturen (über 110 °C)
☹ Alle Produkte, die nicht bio sind
☹ Alle verarbeiteten und/oder industriell hergestellten Nahrungsmittel
☹ Raffinierter Zucker

Vorbereitung der Woche

- Machen Sie eine Kopie oder Foto Ihrer Einkaufsliste für die Woche (siehe nächste Seite).
- Bereiten Sie Ihre Mischungen aus ätherischen Ölen entsprechend Ihrer Problematik vor (siehe S. 60).
- Planen Sie Pausen für sich ein, in denen Sie die empfohlenen Übungen machen können.

Einkaufsliste für Woche 2

Die Rezepte sind für eine Person gedacht. Natürlich können Sie die Menge für Ihre Familie umrechnen, damit auch sie in den Genuss der Vorzüge kommt.

Im Vorratsschrank (die meisten dieser Lebensmittel finden Sie in Bioläden oder in der Bio-Abteilung großer Supermärkte)

- ❑ Mandelmus aus ganzen Mandeln (mit Schale): 1 Glas
- ❑ Cashew-Mus: 1 Glas
- ❑ Sesammus (Tahin) zu 50 Prozent aus Vollkornsesam: 1 Glas
- ❑ Blumenbrot-Scheiben: 1 Packung
- ❑ Buchweizen-, Quinoa- oder Amaranthflocken: 100 g
- ❑ Kandierte Zitrone: 25 g
- ❑ Mandel- oder Reismus: 3 kleine Tetrapaks oder Gläser
- ❑ Grüner Tee
- ❑ „YogiTea Frauenbalance"
- ❑ Olivenöl, Walnussöl, Rapsöl: 500-ml-Flasche
- ❑ Akazienhonig: 1 Glas (250 g)
- ❑ Maismehl: 20 g
- ❑ Buchweizenmehl: 20 g
- ❑ Gewürze: Muskat, Vanille, Zimt
- ❑ Zartbitterschokolade 70–80 Prozent: 100 g
- ❑ Vollkorn-Basmatireis: 125 g
- ❑ Quinoa: 100 g
- ❑ Chia-Samen
- ❑ Pflanzendrink (Soja- oder Mandel-Drink): 1 Liter
- ❑ Senf
- ❑ Gemüsebouillon
- ❑ Orangenblütenwasser (Vorsicht bei Orangenblütenaromen, nehmen Sie den echten Extrakt, der eher im Bioladen als im Supermarkt zu finden ist)
- ❑ Gekochte Kichererbsen im Glas: 125 g

- ❑ Körner zum Keimen lassen oder Keimlinge (Kühlregal): Sonnenblumen und/oder Buchweizen

Im Kühlschrank

- ❑ Rohes Sauerkraut (Wursttheke): 150 g
- ❑ Bio-Eier mit Qualitätssiegel (sofern erhältlich): 4

Obst und Nüsse

- ❑ Äpfel: 3
- ❑ Birnen: 1
- ❑ Zitronen: 4
- ❑ Mandeln: 100 g
- ❑ Mandelsplitter: 25 g
- ❑ Verschiedene Nüsse (Cashew-, Para-, Walnüsse): je 50 g
- ❑ Orangen: 1
- ❑ Datteln: 2

Gemüse

- ❑ Avocado: 2
- ❑ Auberginen: 1
- ❑ Zucchini: 1
- ❑ Rote Paprika: 1
- ❑ Möhren: 3
- ❑ Brokkoli: 300 g
- ❑ Frische Kurkuma: 1 Rhizom
- ❑ Frische Kräuter: Zitronenthymian, Koriander, Petersilie, Minze, Estragon, Lorbeerblätter
- ❑ Fenchel: ½
- ❑ Mangold 400 g
- ❑ Feldsalat: 250 g
- ❑ Rotkohl: 100 g
- ❑ Blumenkohl: 250 g
- ❑ Spinatsprossen: 500 g
- ❑ Champignons: 150 g
- ❑ Selleriestange: 1
- ❑ Rohe rote Bete: 1
- ❑ Chinakohl: ½
- ❑ Gurke: 1
- ❑ Knoblauch: 1 Knolle
- ❑ Schalotten: 1
- ❑ Kartoffeln: 2
- ❑ Tomaten (nur wenn sie gerade Saison haben): 1
- ❑ Zwiebeln: 2

Fleisch

- ❑ Hühnerbrust: 120 g

Fisch

- ❑ Bouchot-Miesmuscheln: 500 g
- ❑ Kabeljaufilet: 2 (zu je 120 g)
- ❑ Wildforelle: 120 g
- ❑ Makrelen: 120 g

Wenn Sie die Zutaten nicht in der Frischetheke finden, weil sie gerade nicht Saison haben, halten Sie einfach in der Bio-Tiefkühlabteilung nach ihnen Ausschau.

TAG 1

Nach dem Aufstehen

🥛 Trinken Sie ein großes Glas zimmerwarmes Wasser.

Sanguinikerinnen können im Frühling oder Sommer ein paar Tropfen Zitrone in ihr Wasser geben.

♥ 5 Minuten Atmen in *Herzkohärenz* (siehe S. 170)

🏃 5 Minuten Aufwärmen der Muskulatur

Wechseln Sie 10-mal hintereinander zwischen der *Katze-* und der *Kuh-Stellung* und koordinieren Sie die Bewegung mit Ihrer Atmung.

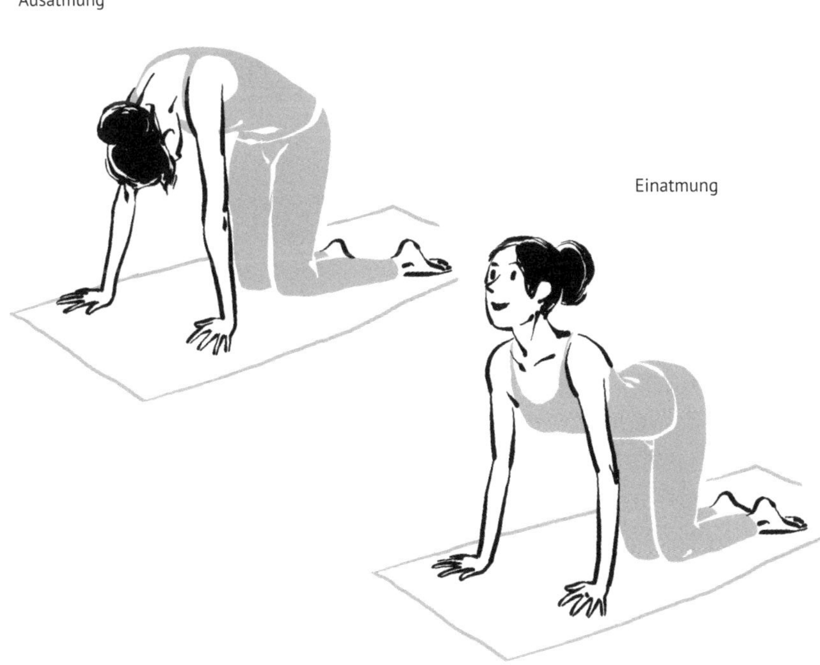

Wechseln Sie dann in die *Zange* und halten Sie diese Stellung 3 bis 4 Atemzüge lang.

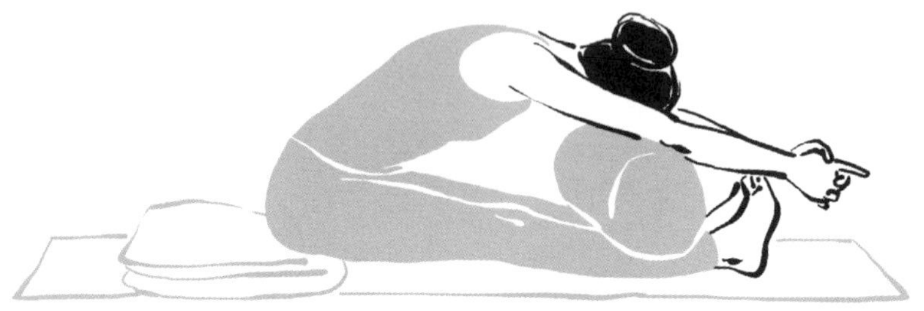

Kehren Sie 3 Atemzüge lang in die *Haltung des Kindes* zurück.

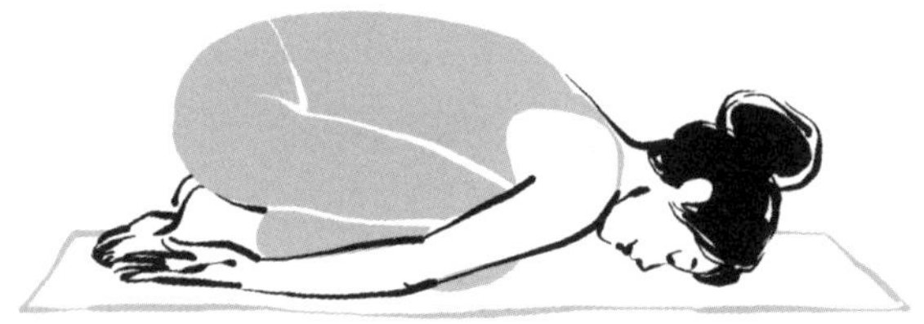

Frühstück

- 1 Spezialsaft „Antioxidantien" (siehe Rezept auf S. 253)
- Glutenfreie Blumenbrot-Scheiben (Buchweizen-Scheiben)
- Mandelmus aus ganzen Mandeln (mit Schale)

Snack

- 1 Kräutertee „YogiTea Frauenbalance"
- 1 Stück frisches Obst der Saison, wenn Sie hungrig sind

Mittagessen

♥ 5 Minuten Atmen in *Herzkohärenz*
🍽 Zitronenhähnchen (siehe Rezept auf S. 253)
🍽 Mangold mit heller Sauce

Helle Soße: Erhitzen Sie 250 ml Mandel- oder Reisdrink. Verdünnen Sie 2 TL Maismehl mit etwas Wasser und geben Sie es mit Salz, Pfeffer und geriebenem Muskat in die Flüssigkeit. Lassen Sie die Soße unter ständigem Rühren eindicken und gießen Sie sie über das lauwarme Gemüse. Sie können etwas Schafs- oder Ziegenkäse darüber reiben.

Nachmittagssnack

♥ 5 Minuten Atmen in *Herzkohärenz*

☕ 1 Kräutertee „YogiTea Frauenbalance"
🍽 1 Handvoll Ölsaaten
🍽 1 Stück 70-prozentige Zartbitterschokolade (wenn Sie hungrig sind)

Abendessen

🍽 Gedämpfter Brokkoli an Mandelmus
🍽 1 Schale Vollkornreis

Abends

Legen Sie sich nach dem Essen etwa 20 Minuten lang eine kleine Wärmflasche auf die Leber (rechts unterhalb Ihrer Brust). Die Wärme erweitert die Gefäße. So kann die Leber besser entgiften.

♥ 5 Minuten Atmen in *Herzkohärenz*

Wenn Sie Schwierigkeiten beim Einschlafen haben, können Sie eine Übung wiederholen oder die Nachmittagsübung im Bett machen.

- Bei Verspannungen in den Muskeln oder Gelenken verdünnen Sie 4 Tropfen ätherisches Zitroneneukalyptusöl in 8 Tropfen pflanzlichem Arnikaöl und reiben Sie damit die schmerzenden Stellen ein.

Tag 2

Nach dem Aufstehen

- Trinken Sie ein großes Glas zimmerwarmes Wasser.

Sanguinikerinnen können im Frühling oder Sommer ein paar Tropfen Zitrone in ihr Wasser geben.

- 5 Minuten Atmen in *Herzkohärenz* (siehe S. 170)

- 5 Minuten Aufwärmen der Muskulatur

Wiederholen Sie 10-mal hintereinander die Sequenz *„Knie-Brust-Kinn-Position“ – Katze.*

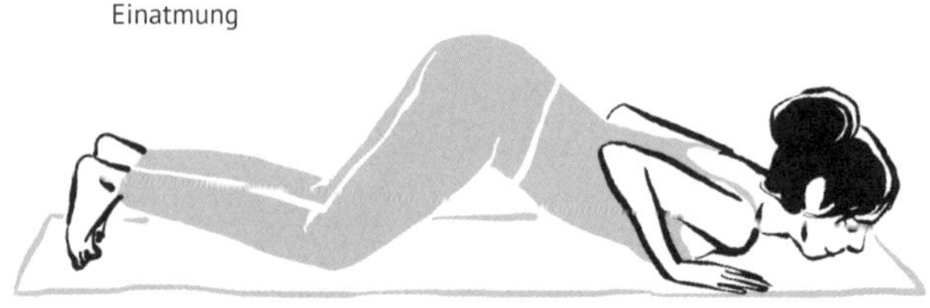

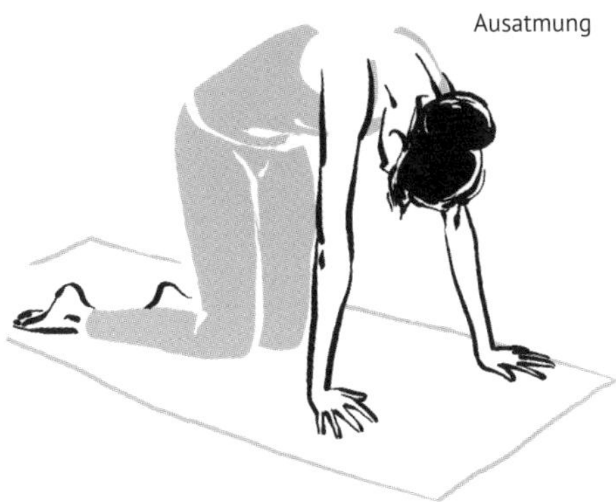

Wechseln Sie dann in die Stellung *Heraufschauender Hund* und halten Sie diese 3 bis 4 Atemzüge lang.

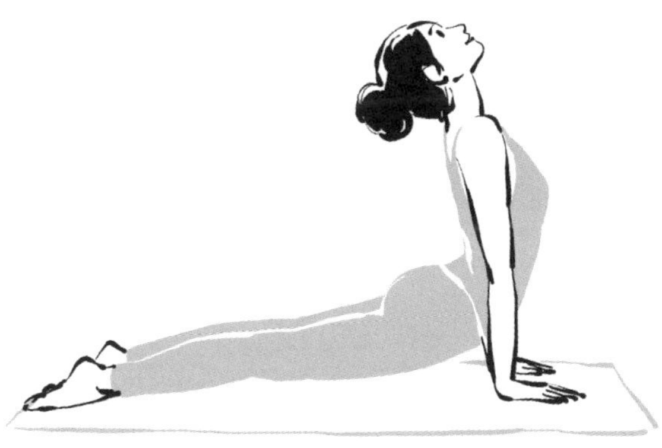

Kehren Sie 3 Atemzüge lang in die *Haltung des Kindes* zurück.

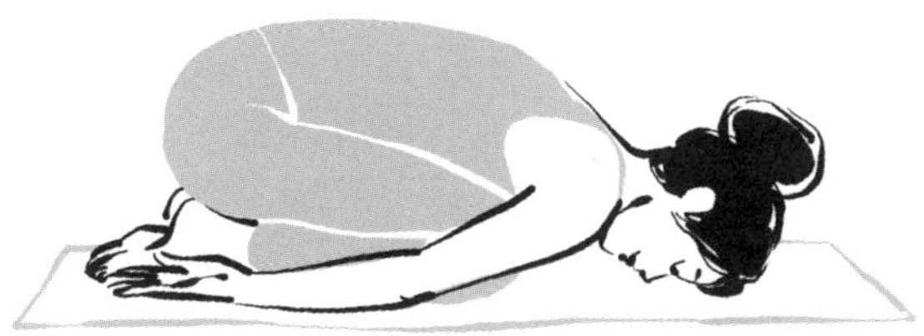

Frühstück

- 2 bis 3 Scheiben Blumenbrot (Buchweizen-Scheiben)
- Mandelmus aus ganzen Mandeln (mit Schale)
- Grüner Tee

Snack

- 1 Kräutertee „YogiTea Frauenbalance“
- 1 Stück frisches Obst der Saison, wenn Sie hungrig sind

Mittagessen

- ♥ 5 Minuten Atmen in *Herzkohärenz*

- Rotkohlsalat mit Apfel und Walnüssen (siehe Rezept auf S. 219)
- In Backfolie gegartes Kabeljaufilet mit Kurkuma (siehe Rezept auf S. 219)

Nachmittagssnack

- ♥ 5 Minuten Atmen in *Herzkohärenz*

- 1 Kräutertee „YogiTea Frauenbalance“
- 1 pochierte Birne mit Mandelsplittern
- 1 Stück 70-prozentige Zartbitterschokolade (wenn Sie hungrig sind)

Abendessen

- Rohkostsuppe (oder Gemüsesuppe im Winter) (siehe Rezept auf S. 254)
- Quinoa mit einem Schuss Sesamöl

Abends

Das Auflegen einer kleinen Wärmflasche auf die Leber (für etwa 20 Minuten) hilft dieser bei der Entgiftung.

♥ 5 Minuten Atmen in *Herzkohärenz*

Wenn Sie Schwierigkeiten beim Einschlafen haben, können Sie eine Übung wiederholen oder die Nachmittagsübung im Bett machen.

- Um besser einschlafen zu können, vernebeln Sie 15 Minuten lang 10 Tropfen ätherisches Lavendelöl mit einem Diffuser in Ihrem Schlafzimmer, und zwar 30 Minuten vor dem Zubettgehen.

TAG 3

Nach dem Aufstehen

- Trinken Sie ein großes Glas zimmerwarmes Wasser.

Sanguinikerinnen können im Frühling oder Sommer ein paar Tropfen Zitrone in ihr Wasser geben.

♥ 5 Minuten Atmen in *Herzkohärenz* (siehe S. 170)

- 5 Minuten Aufwärmen der Muskulatur

Wiederholen Sie 5-mal hintereinander die Sequenz *„Knie-Brust-Kinn-Position“ - Katze* und 5-mal hintereinander die Sequenz *„Knie-Brust-Kinn-Position“ - kleine Kobra - Katze.*

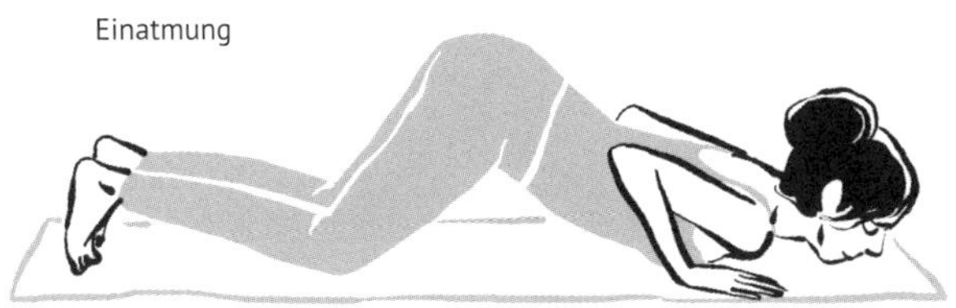

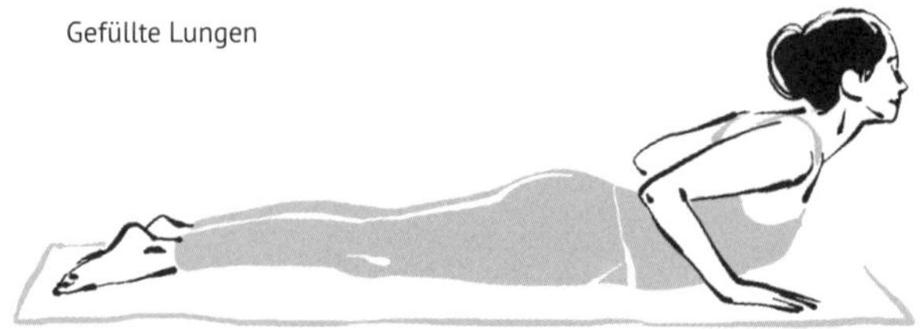

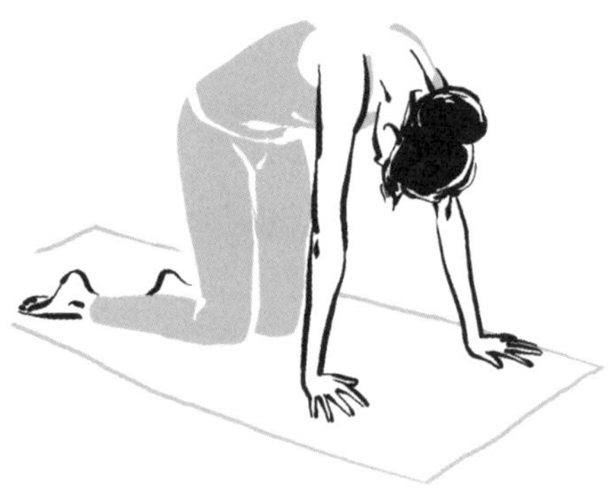

Wechseln Sie dann in die *Fischhaltung* und halten Sie diese 3 bis 4 Atemzüge lang.

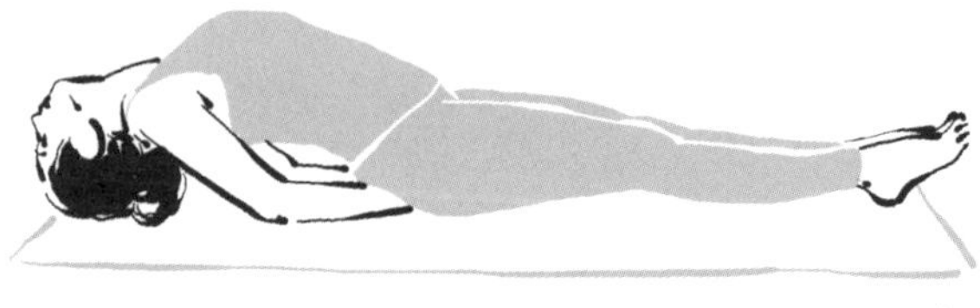

Kehren Sie 3 Atemzüge lang in die *Haltung des Kindes* zurück.

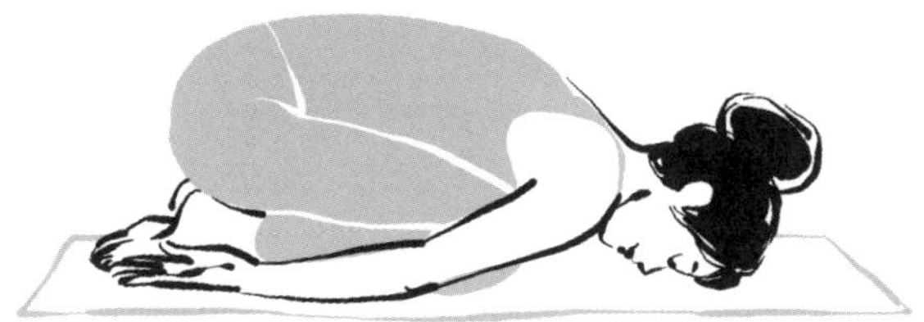

Frühstück

🍽 Chia-Pudding mit Früchten (siehe Rezept S. 254)
☕ Grüner Tee

Snack

☕ 1 Kräutertee „YogiTea Frauenbalance"
🍽 1 Stück frisches Obst der Saison (wenn Sie hungrig sind)

Mittagessen

♥ 5 Minuten Atmen in *Herzkohärenz*

🍽 Weich gekochte Eier
🍽 Spinat mit Reismehl

Nachmittagssnack

♥ 5 Minuten Atmen in *Herzkohärenz*

☕ 1 Kräutertee „YogiTea Frauenbalance"
🍽 1 Handvoll Ölsaaten
🍽 1 Stück 70-prozentige Zartbitterschokolade (wenn Sie hungrig sind)

Abendessen

🍽 Auberginenkaviar (siehe Rezept S. 255) auf geröstetem Körnertoastbrot

Abends

Legen Sie sich nach dem Essen etwa 20 Minuten lang eine kleine Wärmflasche auf die Leber (rechts unterhalb Ihrer Brust). Die Wärme erweitert die Gefäße. So kann die Leber besser entgiften.

♥ 5 Minuten Atmen in *Herzkohärenz*

Wenn Sie Schwierigkeiten beim Einschlafen haben, können Sie eine Übung wiederholen oder die Nachmittagsübung im Bett machen.

Um besser einschlafen zu können, geben Sie 1 Tropfen ätherisches Lavendelöl auf Ihr Handgelenk und massieren Sie es mit dem anderen Handgelenk. Danach halten Sie sich beide Handgelenke vor die Nase und nehmen einen tiefen Atemzug.

TAG 4

Nach dem Aufstehen

Trinken Sie ein großes Glas zimmerwarmes Wasser.

Sanguinikerinnen können im Frühling oder Sommer ein paar Tropfen Zitrone in ihr Wasser geben.

♥ 5 Minuten Atmen in *Herzkohärenz* (siehe S. 170)

5 Minuten Aufwärmen der Muskulatur

Wechseln Sie 10-mal hintereinander zwischen der *Katze*- und der *Kuh-Stellung*.

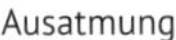

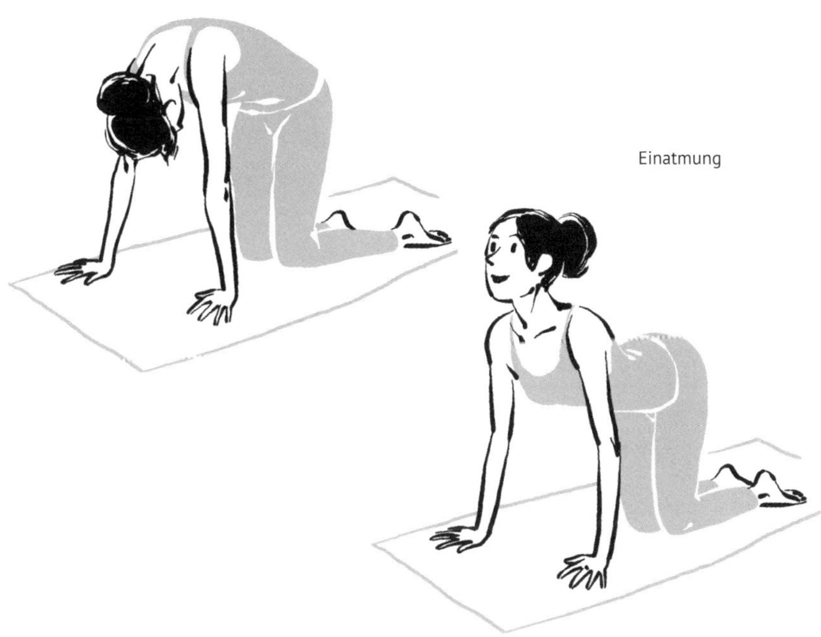

Wechseln Sie dann in den *tiefen Ausfallschritt* und halten Sie ihn 3 bis 4 Atemzüge lang zunächst auf der einen, dann auf der anderen Seite.

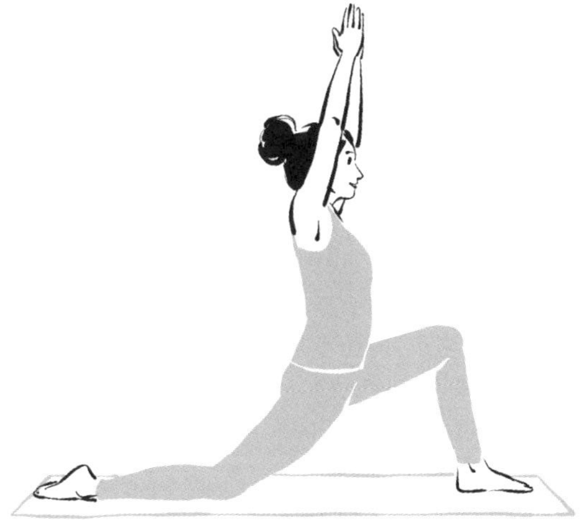

Kehren Sie 3 Atemzüge lang in die *Haltung des Kindes* zurück.

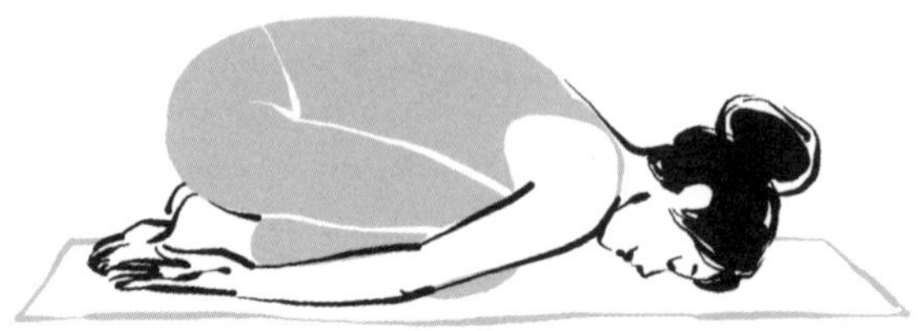

Frühstück

- Blumenbrot-Scheiben (Buchweizen-Scheiben)
- Schafsfrischkäse oder Ölsaatenmus
- Grüner Tee

Snack

- 1 Kräutertee „YogiTea Frauenbalance“
- 1 Stück frisches Obst der Saison, wenn Sie hungrig sind

Mittagessen

♥ 5 Minuten Atmen in *Herzkohärenz*

- Tonisierender Rote-Bete-Salat (siehe Rezept auf S. 255)
- Miesmuscheln mit Estragon (siehe Rezept auf S. 256)

Nachmittagssnack

♥ 5 Minuten Atmen in *Herzkohärenz*

- 1 Kräutertee „YogiTea Frauenbalance“
- 1 Handvoll Ölsaaten
- 1 Stück 70-prozentige Zartbitterschokolade (wenn Sie hungrig sind)

Abendessen

🍽 Blumenkohl mit Mandelmus
🍽 Wildreis mit einem Schuss Sesamöl

Abends

Legen Sie sich nach dem Essen etwa 20 Minuten lang eine kleine Wärmflasche auf die Leber (rechts unterhalb Ihrer Brust). Die Wärme erweitert die Gefäße. So kann die Leber besser entgiften.

♥ 5 Minuten Atmen in *Herzkohärenz*

Wenn Sie Schwierigkeiten beim Einschlafen haben, können Sie eine Übung wiederholen oder die Nachmittagsübung im Bett machen.

O Gönnen Sie sich ein Entspannungsbad, um abzuschalten: Geben Sie 2 Tropfen ätherisches Lavendelöl in 1 EL Badezusatz und verdünnen Sie beides in lauwarmem Wasser, bevor Sie es in Ihr Badewasser geben. Übrigens können Sie die Herzkohärenz-Atmung auch in der Badewanne üben.

TAG 5

Nach dem Aufstehen

Trinken Sie ein großes Glas zimmerwarmes Wasser.

Sanguinikerinnen können im Frühling oder Sommer ein paar Tropfen Zitrone in ihr Wasser geben.

♥ 5 Minuten Atmen in *Herzkohärenz* (siehe S. 170)

5 Minuten Aufwärmen der Muskulatur
Wiederholen Sie 10-mal die Sequenz „*Knie-Brust-Kinn-Position*“ – *Katze.*

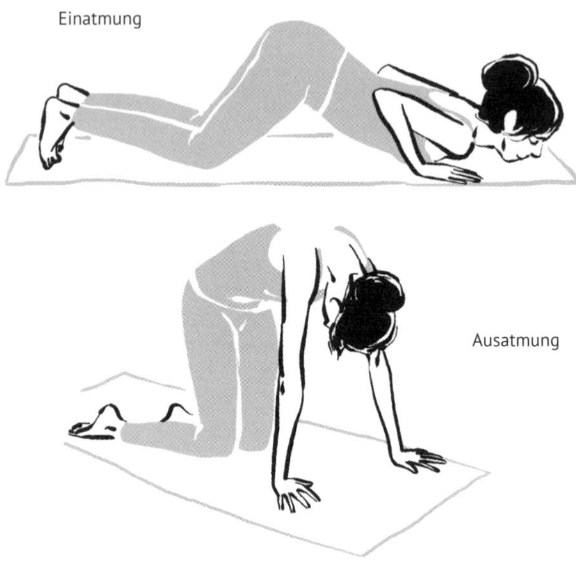

Wechseln Sie dann in die Haltung des *Kriegers II* und halten Sie diese Pose 3 bis 4 Atemzüge lang zunächst auf der einen, dann auf der anderen Seite.

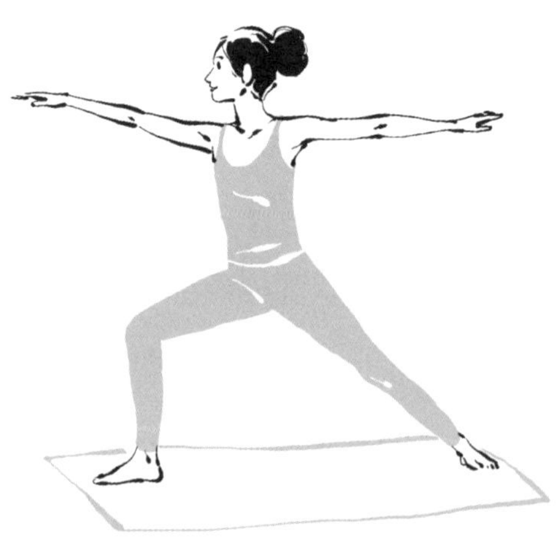

Kehren Sie 3 Atemzüge lang in die *Haltung des Kindes* zurück.

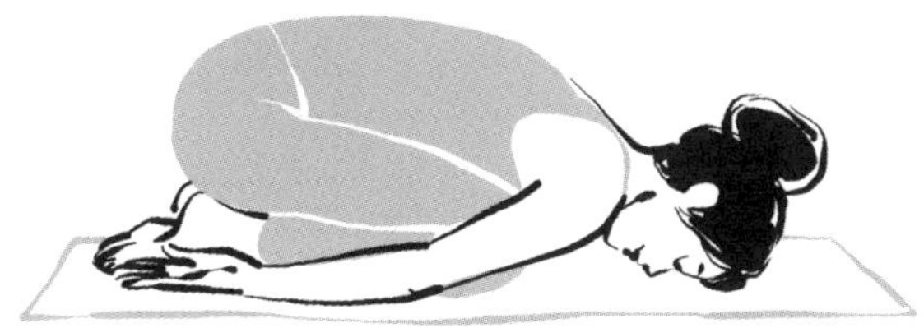

Frühstück

- Spinat-Avocado-Bananen-Smoothie (siehe Rezept auf S. 221)
- Wahlweise grüner Tee oder Kräutertee

Snack

- 1 Kräutertee „YogiTea Frauenbalance“
- 1 Stück frisches Obst der Saison, wenn Sie hungrig sind

Mittagessen

♥ 5 Minuten Atmen in *Herzkohärenz*

- Blattsalat mit Keimlingen
- Makrelen in Backfolie

Garnieren Sie die Makrelen mit Tomaten (falls sie Saison haben), Zwiebeln, Thymian und Lorbeerblättern auf einem Stück Backfolie. Verschließen Sie die Backfolie zu einem Beutel und lassen Sie alles 20 Minuten im Ofen garen.

Nachmittagssnack

♥ 5 Minuten Atmen in *Herzkohärenz*

1 Kräutertee „YogiTea Frauenbalance“
Orange auf orientalische Art

Schälen Sie 1 Orange und schneiden Sie sie in Scheiben. Beträufeln Sie die Scheiben gleichmäßig mit Orangenblütenwasser und streuen Sie Zimt darauf. Schneiden Sie 2 Datteln und 2 Walnusskerne in kleine Stücke und streuen Sie sie über die Orangenscheiben. Wenn Ihnen Orangen nicht bekommen, können Sie stattdessen auch eine Mango nehmen.

Abendessen

Mangold-Keimling-Bratlinge (siehe Rezept auf S. 256)

Abends

Legen Sie sich nach dem Essen etwa 20 Minuten lang eine kleine Wärmflasche auf die Leber (rechts unterhalb Ihrer Brust). Die Wärme erweitert die Gefäße. So kann die Leber besser entgiften.

♥ 5 Minuten Atmen in *Herzkohärenz*

Wenn Sie Schwierigkeiten beim Einschlafen haben, können Sie eine Übung wiederholen oder die Nachmittagsübung im Bett machen.

Um besser einschlafen zu können, vernebeln Sie mit einem Diffuser 15 Minuten lang 10 Tropfen Süßorangenöl in Ihrem Schlafzimmer, und zwar 30 Minuten vor dem Zubettgehen.

TAG 6

Nach dem Aufstehen

Trinken Sie ein großes Glas zimmerwarmes Wasser.

Sanguinikerinnen können im Frühling oder Sommer ein paar Tropfen Zitrone in ihr Wasser geben.

♥ 5 Minuten Atmen in *Herzkohärenz* (siehe S. 170)

5 Minuten Aufwärmen der Muskulatur

Wiederholen Sie 5-mal hintereinander die Sequenz *„Knie-Brust-Kinn-Position“* – *Katze* und 5-mal hintereinander die Sequenz *„Knie-Brust-Kinn-Position“ – kleine Kobra – Katze.*

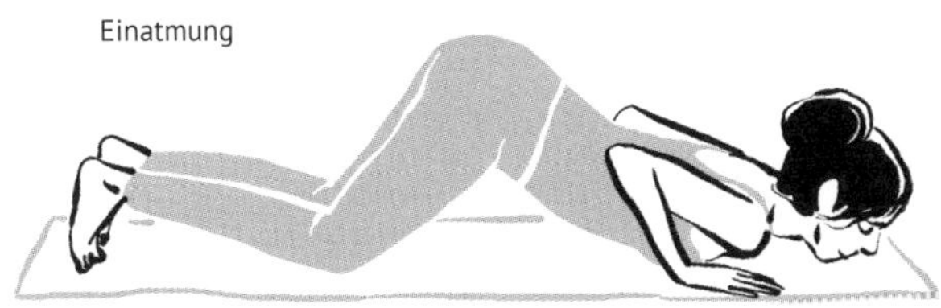

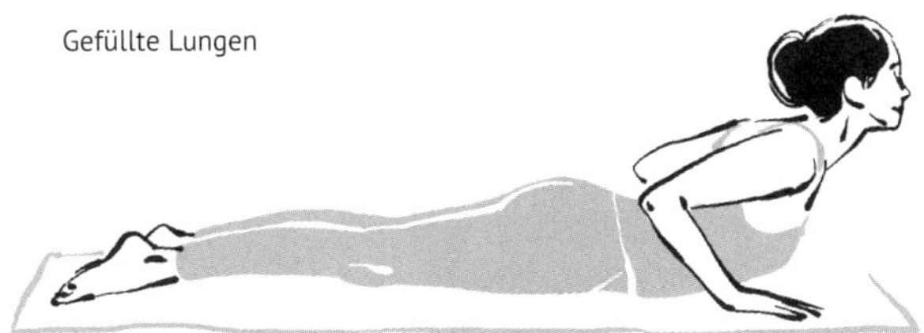

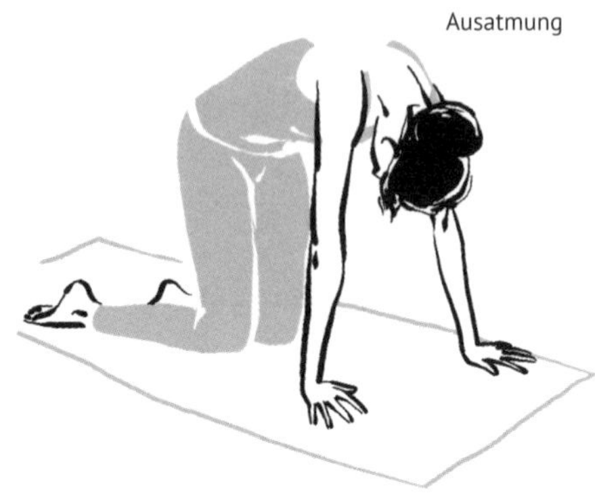

Wechseln Sie dann in die *liegende Grätsche* und halten Sie die Pose 3 bis 4 Atemzüge lang.

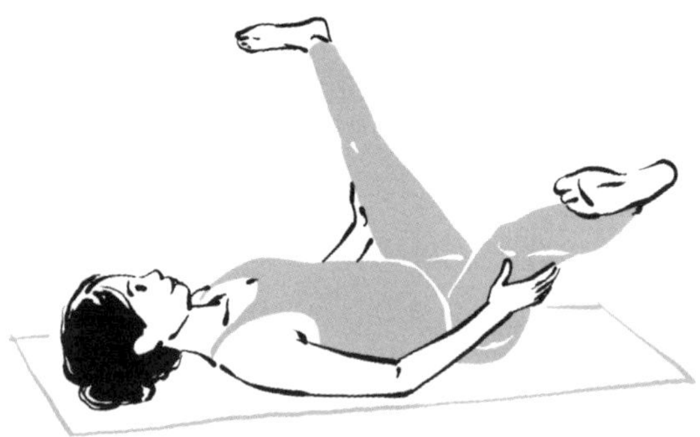

Kehren Sie 3 Atemzüge lang in die *Haltung des Kindes* zurück.

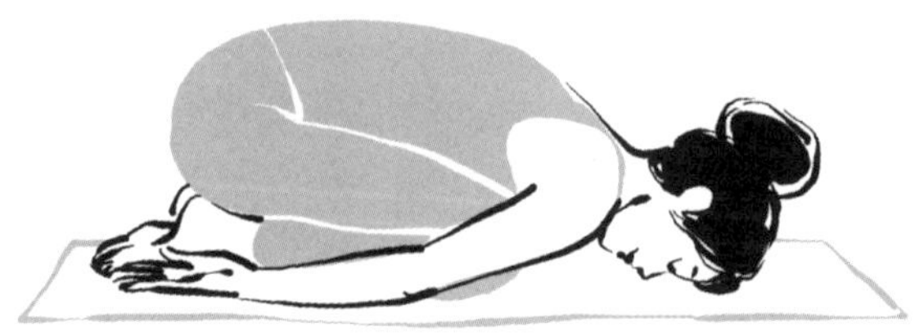

Frühstück

Goldene Milch (siehe Rezept auf S. 257)

Snack

1 Kräutertee „YogiTea Frauenbalance“
1 Stück frisches Obst der Saison, wenn Sie hungrig sind

Mittagessen

5 Minuten Atmen in *Herzkohärenz*

Sauerkraut mit Fisch (siehe Rezept auf S. 257)

Nachmittagssnack

5 Minuten Atmen in *Herzkohärenz*

1 Kräutertee „YogiTea Frauenbalance“
1 Handvoll Ölsaaten
1 Stück 70-prozentige Zartbitterschokolade (wenn Sie hungrig sind)

Abendessen

Champignonrahmsuppe

1 Zwiebel in einem Schuss Olivenöl anschwitzen. Geben Sie 150 g frische Champignons hinzu und gießen Sie alles mit Gemüsebrühe auf. Lassen Sie es 10 Minuten garen. Am Ende pürieren Sie die Suppe und bestreuen Sie sie mit gerösteten Sesamkörnern.

Chia-Pudding mit Früchten (siehe Rezept S. 254)

Abends

Legen Sie sich nach dem Essen etwa 20 Minuten lang eine kleine Wärmflasche auf die Leber (rechts unterhalb Ihrer Brust). Die Wärme erweitert die Gefäße. So kann die Leber besser entgiften.

♥ 5 Minuten Atmen in *Herzkohärenz*

Wenn Sie Schwierigkeiten beim Einschlafen haben, können Sie eine Übung wiederholen oder die Nachmittagsübung im Bett machen.

Um besser einschlafen zu können, vernebeln Sie mit einem Diffuser 15 Minuten lang 10 Tropfen ätherisches Lavendelöl in Ihrem Schlafzimmer, und zwar 30 Minuten vor dem Zubettgehen.

TAG 7

Nach dem Aufstehen

Trinken Sie ein großes Glas zimmerwarmes Wasser.

Sanguinikerinnen können im Frühling oder Sommer ein paar Tropfen Zitrone in ihr Wasser geben.

♥ 5 Minuten Atmen in *Herzkohärenz* (siehe S. 170)

5 Minuten Aufwärmen der Muskulatur

Wiederholen Sie 5-mal hintereinander die Sequenz *„Knie-Brust-Kinn-Position“ – Katze* und 5-mal hintereinander die Sequenz *„Knie-Brust-Kinn-Position“ – kleine Kobra – Katze.*

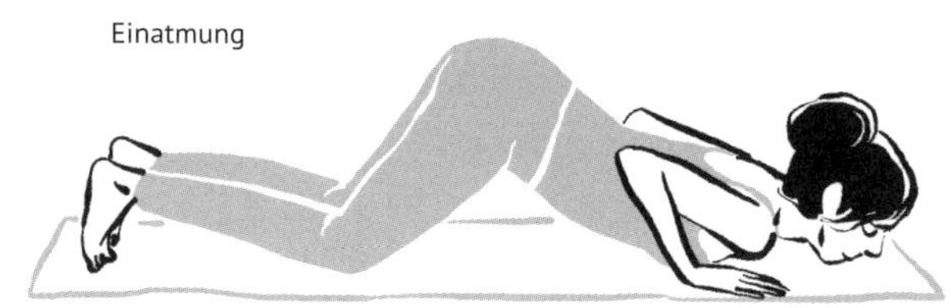

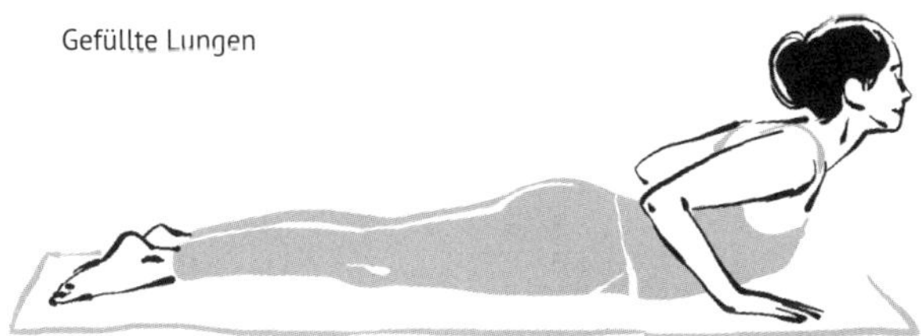

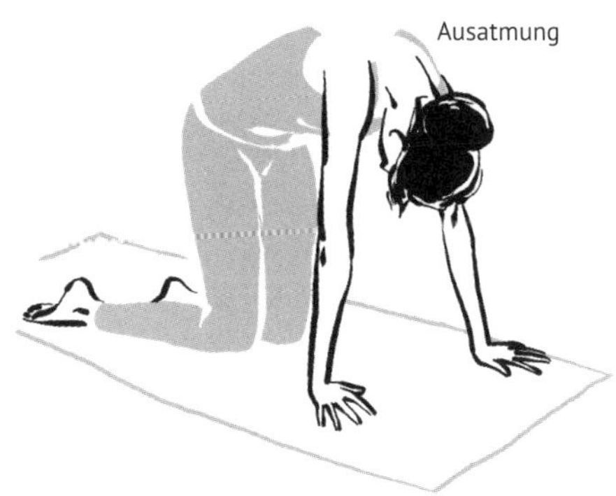

Wechseln Sie dann in die gegrätschte stehende Vorbeuge mit Drehung (*Prasarita Padottanasana Twist*) und halten Sie sie 3 bis 4 Atemzüge lang zunächst auf der einen, dann auf der anderen Seite.

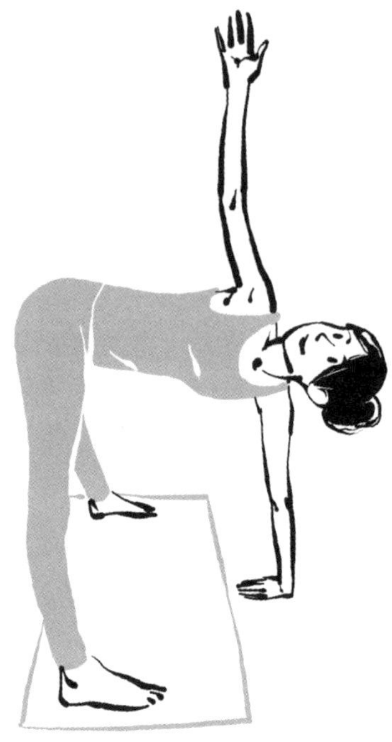

Kehren Sie 3 Atemzüge lang in die *Haltung des Kindes* zurück.

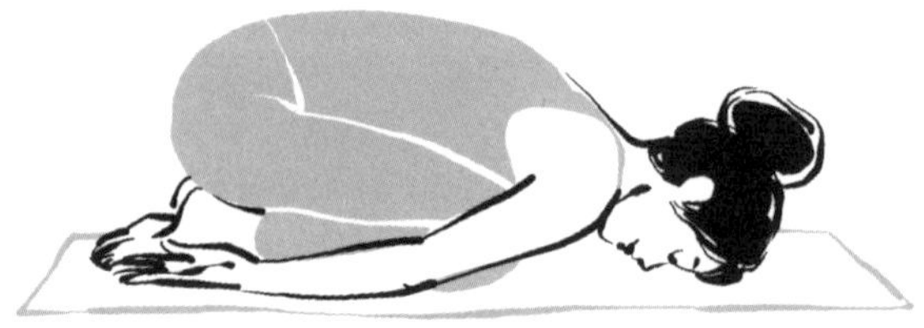

Frühstück

- 1 großes Glas Mandel-Drink
- Buchweizenflocken (oder Quinoa-, Amaranthflocken)
- 1 Handvoll zerkleinerte Ölsaaten

Snack

- 1 Kräutertee „YogiTea Frauenbalance“
- 1 Stück frisches Obst der Saison, wenn Sie hungrig sind

Mittagessen

♥ 5 Minuten Atmen in *Herzkohärenz*

- Forelle in Backfolie (siehe Rezept auf S. 258)
- Brokkoli-Püree

Nachmittagssnack

♥ 5 Minuten Atmen in *Herzkohärenz*

- 1 Kräutertee „YogiTea Frauenbalance“
- 1 Handvoll Ölsaaten
- 1 Stück 70-prozentige Zartbitterschokolade (wenn Sie hungrig sind)

Abendessen

- Vital-Bowl (siehe Rezept S. 258)

Abends

Legen Sie sich nach dem Essen etwa 20 Minuten lang eine kleine Wärmflasche auf die Leber (rechts unterhalb Ihrer Brust). Die Wärme erweitert die Gefäße. So kann die Leber besser entgiften.

♥ 5 Minuten Atmen in *Herzkohärenz*

Wenn Sie Schwierigkeiten beim Einschlafen haben, können Sie eine Übung wiederholen oder die Nachmittagsübung im Bett machen.

○ Um besser einschlafen zu können, tragen Sie 1 Tropfen ätherisches Lavendelöl hinter Ihren Ohren auf und massieren Sie den Bereich mit dem Zeigefinger, fünfmal im Uhrzeigersinn und fünfmal gegen den Uhrzeigersinn.

Sammlung revitalisierender Rezepte für Woche 2

Tag 1

Spezialsaft „Antioxidantien"

Zutaten für 1 Person: ½ Gurke (oder Sellerie, je nach Saison), 1 Zucchini, 1 Möhre, 1 rote Paprika, 1 Handvoll junge Brokkolisprossen, 1 Stück frische Kurkuma, 1 Stängel Zitronenthymian.

1. Schneiden Sie die Zutaten in kleine Stücke und geben Sie sie in einen Entsafter.
2. Lassen Sie sich den Saft unmittelbar nach der Zubereitung schmecken.

Zitronenhähnchen

Zutaten für 1 Person: 1 Hähnchenbrust, in feine Streifen geschnitten, Saft von ½ Bio-Zitrone, ¼ kandierte Zitrone, 1 Stück einer frischen Kurkuma, ein ¼ einer Zwiebel, 1 Stängel frischer Koriander, 1 Schuss Olivenöl, Salz und Pfeffer.

1. Verrühren Sie am Vorabend oder zumindest mehrere Stunden vorher etwas Olivenöl mit Salz, Pfeffer, geriebener Kurkuma und einer in ganz kleine Würfel geschnittenen kandierten Zitrone zu einer Marinade. Ziehen Sie die Hähnchenstreifen hindurch und stellen Sie sie beiseite.
2. In einer Pfanne braten Sie die klein geschnittene Zwiebel mit den Hähnchenstreifen goldbraun an. Wenn das Hähnchen goldbraun und gar ist, geben Sie einen Spritzer Zitronensaft und den gehackten Koriander hinzu. Fertig!

Tag 2

Rohkost-Suppe

Zutaten für 1 Person: 1 Möhre, 25 g Spinat, ½ Stange Sellerie, 25 g gekeimte Sonnenblumenkerne, ¼ Avocado, 1 Stängel Petersilie, ½ Stängel Basilikum, ½ kleine Knoblauchzehe, 1 Prise Salz oder 1 TL Bio-Tamari, 250 ml Wasser.

1. Schneiden Sie alles in kleine Stücke und pürieren Sie es. Achten Sie darauf, dass Sie einen hochwertigen Mixer oder Pürierstab verwenden.
2. Verzehren Sie die Suppe baldmöglichst, damit die Nährstoffe erhalten bleiben und nicht durch Luftkontakt verloren gehen.

Tag 3

Chia-Pudding mit Früchten

Zutaten für 2 Personen: 100 g Obst der Saison, 25 cl Pflanzendrink (z. B. Mandel, Kokos, Reis), 20 g Chia-Samen, 1 TL Akazienhonig, Vanillepulver oder Zimt nach Belieben.

1. Gießen Sie den Pflanzendrink in ein großes Gefäß. Geben Sie die Chia-Samen, den Akazienhonig und die Vanille (oder den Zimt) hinzu. Pürieren Sie alles 3-mal im Abstand von 5 Minuten, um die Samen gleichmäßig zu verteilen und zu verhindern, dass sie verklumpen.
2. Verteilen Sie die Mischung auf zwei große Gläser. Stellen Sie sie mindestens 1 Stunde in den Kühlschrank.
3. Geben Sie das gewürfelte Obst erst kurz vor dem Verzehr hinzu.

Dieser Pudding kann am Vorabend zubereitet werden, wenn Sie ihn am nächsten Tag zum Frühstück verzehren möchten.

Auberginenkaviar

Zutaten für 1 kleine Schüssel: 1 Aubergine, 15 g ungesalzene Cashew-Nüsse, ½ Knoblauchzehe, 1 TL Zitronensaft, 1 EL Olivenöl, 1 EL Sesammus (zu 50 Prozent aus Vollkornsesam), 1 EL Petersilie, 1 EL Minze, Salz und Pfeffer.

1. Heizen Sie den Backofen auf 180 °C vor. Waschen Sie die Aubergine und tupfen Sie sie trocken. Halbieren Sie die Aubergine in Längsrichtung und bestreuen Sie sie mit grobem Salz. 20 Minuten ziehen lassen, dann spülen Sie das Salz ab und tupfen Sie die Hälften trocken. Legen Sie die Hälften mit der Hautseite nach unten auf ein gefettetes Backblech. Garen Sie die Hälften ca. 20 Minuten und prüfen Sie dann mit einer Messerspitze, ob das Fleisch weich ist.
2. Während die Aubergine gart, rösten Sie die Cashew-Nüsse mehrere Minuten in einer beschichteten Pfanne und mahlen Sie sie dann fein. Waschen und trocknen Sie die Petersilie und die Minze und schälen Sie den Knoblauch.
3. Wenn die Aubergine gar ist, entfernen Sie die Haut und geben Sie das Fleisch in die Rührschüssel Ihrer Küchenmaschine. Geben Sie den geschälten Knoblauch, den Zitronensaft, das Sesammus, die gemahlenen Cashew-Nüsse, die Hälfte der Kräuter und das Olivenöl hinzu. Rühren Sie, bis eine cremige Masse entsteht, salzen und pfeffern Sie.
4. Kühl stellen. Vor dem Verzehr schneiden Sie den Rest der Petersilie und der Minze klein und bestreuen damit den Auberginenkaviar.

Tag 4

Tonisierender Rote-Bete-Salat

Zutaten für 1 Person: ½ Kopf Chinakohl zerkleinert, 1 geriebene rohe rote Bete, ½ große Fenchelknolle zerkleinert, ½ Gurke in kleinen Würfeln, 1 Schuss Orangensaft, 1 TL frischer Zitronensaft, ½ TL Dijonsenf, ½ TL gehackte frische Minze, 1 Handvoll Walnüsse.

1. Geben Sie den Kohl, den Fenchel, die Rote Bete und die Gurke in eine große Schüssel.
2. Verrühren Sie den Orangensaft, den Zitronensaft, den Senf und die Minze mit dem Schneebesen. Gießen Sie das Dressing über das Gemüse und vermengen Sie alles. Dann geben Sie noch die Walnüsse hinzu. Lassen Sie sich den Salat sofort nach Zubereitung schmecken, solange noch alle Nährstoffe voll enthalten sind.

Miesmuscheln mit Estragon

Zutaten für 1 Person: 500 g Bouchot-Muscheln, 5 cl Gemüsebrühe, 1 Stängel frischer Estragon, 1 EL Olivenöl, 1 Schalotte, Salz und Pfeffer.

1. Säubern Sie die Muscheln. Braten Sie die gehackte Schalotte in Olivenöl an, salzen Sie sie leicht, aber sparen Sie nicht mit dem Pfeffer.
2. Geben Sie die Muscheln hinein und übergießen Sie sie mit der Gemüsebrühe. Wenn die Muscheln offen sind, lassen Sie sie abtropfen und streuen Sie den gehackten Estragon darüber. Heiß servieren.

Tag 5

Mangold-Keimling-Bratlinge

Zutaten für 4 kleine Bratlinge: 3 EL Buchweizenmehl, 50 g Sonnenblumenkerne zum Keimen, 120 g Buchweizenkörner zum Keimen, 2 Eier, 1 Schüssel gedämpfter Mangold, gehackte Petersilie, Salz.

ACHTUNG: Für dieses Rezept müssen Sie 50 g Sonnenblumenkerne und 120 g Buchweizenkörner mehrere Tage im Voraus keimen lassen (siehe Anhang 3, S. 264).

1. Verquirlen Sie die Eier gut, geben Sie alle Zutaten hinzu und rühren Sie alles gut unter.
2. Formen Sie die Bratlinge mit der Hand und legen Sie diese in eine Pfanne mit Öl. Alternativ können Sie auch Ausstechformen verwenden, um gleich große Bratlinge zu erhalten. Lassen Sie die Bratlinge zugedeckt 5 bis 6 Minuten garen, bis sie sich mit einem Pfannenwender leicht wenden lassen. Wenn die erste Seite durchgegart ist, drehen Sie jeden Bratling um und garen Sie die andere Seite noch mehrere Minuten.

Tag 6

Goldene Milch

Für 1 große Tasse: 250 ml Reisdrink, 1 gestrichener TL frisch geriebene Kurkuma (oder Kurkumapaste), 1 TL Kokosöl, 1 TL Akazienhonig.

1. Erhitzen Sie den Reisdrink in einem Topf bei schwacher Hitze.
2. In der Zwischenzeit vermischen Sie Kurkuma und Kokosöl in einer Tasse zu einer Paste. Gießen Sie den heißen Reisdrink in die Tasse und rühren Sie gut um. Sie können die „Milch" nach Belieben mit Honig süßen und weitere Gewürze nach Belieben hinzufügen (½ TL Ingwer und/oder Zimt).

Sauerkraut mit Fisch

Zutaten für 1 Person: 150 g rohes Sauerkraut, 2 gekochte Kartoffeln, 1 Kabeljausteak, Saft einer ½ Zitrone, Salz und Pfeffer.

1. Geben Sie das Sauerkraut, die Kartoffeln und das Kabeljausteak in einen Dampfgarer. Beträufeln Sie den Fisch mit dem Zitronensaft.

2. Salzen und pfeffern Sie alles und lassen sie es 10 Minuten garen. Legen Sie alles schön auf einen Teller und servieren Sie es heiß.

Tag 7

Forelle in Backfolie

Zutaten für 1 Person: 1 ausgenommene Forelle, ½ Zwiebel, 1 Bio-Zitrone, Thymian, Lorbeerblatt, Salz und Pfeffer.

1. Legen Sie die Forelle auf ein Blatt Backpapier auf einem Blech. Geben Sie die klein geschnittene Zwiebel, den Thymian und das Lorbeerblatt hinzu. Salzen und pfeffern Sie den Fisch und legen Sie die Zitronenscheiben darauf. Formen Sie aus dem Backpapier einen Beutel, damit der Dampf nicht entweichen kann.
2. Schieben Sie das Blech bei 180 °C in den Ofen und lassen Sie die Forelle 15 Minuten lang garen.

Sie können die Forelle auch im Dampfgarer zubereiten.

Vital-Bowl

Der „Vital-Bowl" ist eine ausgewogene Mischung aus absolut allem, was Sie zum Mittag- oder Abendessen brauchen. Dieses Gericht eignet sich hervorragend für die Beimischung von Keimlingen. Die Grundzutaten sind immer gleich: gekochtes oder rohes Gemüse, eine Getreideart oder Hülsenfrüchte, Körner, ein Dressing und fertig ist die Speise.

Zutaten für 1 Person: 75 g gekochter Halbvollkornreis, 15 g gekochte Kichererbsen, ½ Avocado, 1 Handvoll Feldsalat, ½ Tomate oder eine geraspelte Möhre (je nach Saison), 1 großzügige Handvoll Keimlinge, 2 EL Rapsöl, ½ Zitrone (oder 1 EL Essig Ihrer Wahl), 1 TL Akazienhonig, 1 Prise Kreuzkümmel, Salz und Pfeffer.

1. In diesem Rezept dient der Halbvollkornreis als Basis. Geben Sie ihn (kalt oder warm, ganz nach Belieben) als Erstes in die Schüssel. Die Kichererbsen braten Sie ein paar Minuten in der Pfanne in etwas Olivenöl an, bevor Sie sie hinzufügen. Oder Sie zerdrücken sie zu einem Hummus-ähnlichen Mus. Schneiden Sie die Avocadohälfte in dünne Scheiben und legen Sie diese neben die Kichererbsen. Darüber kommen noch der Feldsalat, die halbe Tomate sowie die Keimlinge.
2. Für das Dressing verquirlen Sie das Rapsöl, den Saft der halben Zitrone (oder Essig), den Akazienhonig, den Kreuzkümmel sowie Salz und Pfeffer.

Anhänge

Anhang 1: Bin ich Melancholikerin oder Sanguinikerin?

Im französischen Original wurde hier eine Unterscheidung zwischen ausschließlich zwei Temperamenten – den Neuroarthritikern und den Blutplethorikern – nach der Lehre des französischen Heilpraktikers Marchesseau vorgenommen. Diese Lehre ist im deutschsprachigen Raum gänzlich unbekannt. Daher wurde eine Anpassung an die vier Temperamente umfassende Temperamentenlehre nach Hippokrates vorgenommen und zwischen Sanguinikern (Blutplethoriker) und Melancholikern (Neuroarthritiker) unterschieden. Die zugeordneten Eigenschaften sind identisch, nur die Bezeichnung des Typus ist eine andere.

ICH BIN SANGUINIKERIN	ICH BIN MELANCHOLIKERIN
Mir ist schnell zu warm, ich mag Kälte.	Ich friere schnell und mag Wärme.
Ich habe oft einen roten Teint.	Ich habe oft kalte Hände und/oder Füße und ich habe einen blassen Teint.
Ich schwitze leicht.	Ich schwitze kaum.
Ich bin lebenslustig, optimistisch.	Ich bin unruhig, gestresst.
Ich bin eher rundlich, stämmig, neige zu Übergewicht.	Ich habe lange Gliedmaßen und nehme nur schwer zu.
Ich esse gerne und kann alles gut verdauen.	Ich bin eine schlechte Esserin und verdaue große Mahlzeiten nur schwer.
Ich neige zu Cholesterin, Diabetes und Bluthochdruck.	Ich neige zu Gelenkschmerzen, Rheuma, Ekzemen, Spasmophilie.
Ich neige zu Verdauungsproblemen, Gicht.	Ich neige zu Atemwegserkrankungen (z. B. Sinusitis, Allergien).

Anhang 2: Mono-Diät

Das Ziel einer Mono-Diät ist es, Ihrem Körper bei der Entschlackung zu helfen, indem er Nahrungsmittel ausscheidet, die den Körper belasten könnten, und gleichzeitig die Entgiftungsorgane bei ihrer Arbeit zu unterstützen. Bei einer Mono-Diät wird ein Nahrungsmittel oder eine Nahrungsgruppe, zum Beispiel Gemüse und Obst, während mindestens einer Mahlzeit verzehrt.

Warum nur ein Nahrungsmittel? Ganz einfach, um Ihr Verdauungssystem zu schonen. Eigentlich ist eine Mono-Diät eine verkappte Form des Fastens – allerdings wird der Organismus nicht so stark beansprucht wie beim Fasten und außerdem muss man keinen Hunger fürchten.

Wählen Sie das Schema, das Ihnen zusagt!

Sie können entweder einen Tag pro Woche auswählen oder nur beim Abendessen eine Woche im Monat eine Mono-Diät durchführen oder drei Tage eine strenge Mono-Diät (keinesfalls länger!) während der Übergangsjahreszeiten (Herbst und Frühjahr) halten. Entscheiden Sie sich für ein Schema, das Ihren Möglichkeiten und Ihrem Lebensstil entgegenkommt. Wenn Sie noch nie eine Mono-Diät gemacht haben, sollten Sie mit einer Mahlzeit (am besten dem Abendessen) beginnen, wie im Ernährungsplan empfohlen. Das können Sie dann auf mehrere Abende ausdehnen und vielleicht später sogar einen ganz Tag lang versuchen einzuhalten. Wenn Sie sich für eine strenge Mono-Diät entscheiden, darf diese niemals länger als drei Tage dauern. Wählen Sie den Zeitpunkt sorgfältig aus, um zusätzlichen Stress zu umgehen (vermeiden Sie Zeiten, in denen es u. a. zu beruflicher Überbelastung oder familiären Krisen kommen kann).

Im Laufe der Jahreszeiten

- *Im Frühling, Sommer und Frühherbst*: Setzen Sie auf Gemüsesäfte oder Kuren mit saisonalem Obst.
- *Im Herbst*: Essen Sie Weintrauben, wann immer Sie hungrig sind (bis zu 4 kg pro Tag). Geben Sie hellen Weintrauben den Vorzug: Sie sind leichter verdaulich. Und es müssen Bio-Weintrauben sein. Die beim Traubenanbau verwendeten Pestizide können nämlich bei übermäßigem Verzehr Gastritis oder Ösophagitis verursachen. Weintrauben wirken blutreinigend und entwässernd und sie lassen hartnäckiges Fett schmelzen. Bei Diabetes wird allerdings von ihrem übermäßigen Verzehr abgeraten.
  - ▶ Wenn Sie keine Weintrauben mögen oder Ihr Organismus Schwierigkeiten hat, sie zu verwerten, nehmen Sie stattdessen Äpfel. Äpfel greifen den Darm nicht so sehr an und sie stimulieren und entschlacken die Leber. Sie können jede beliebige Apfelsorte wählen.

- *Im Winter*: Gemüsesuppen oder Getreideprodukte sind ideal. Ob gemischt oder pur, sie wirken ausgleichend auf den Säure-Basen-Haushalt und versorgen uns mit ausreichend Energie, um gut durch den Winter zu kommen. Sie können alle Gemüsesorten mischen, die Sie mögen.
  - ▶ Die Getreide-Mono-Diät ist energiereich und nahrhaft. Sie empfiehlt sich besonders für geschwächte Personen, die schnell frieren und von Unruhe geplagt werden. Mit ihr wird das Verdauungssystem entgiftet, ohne dass man hungern muss.
  - ▶ Geben Sie glutenfreiem Getreide wie Halbvollkornreis den Vorzug. Vermeiden Sie Vollkornreis, weil er stark reizend wirkt, und weißen Reis, weil er zu schnell vom Körper aufgenommen wird und einen Großteil seiner Nährstoffe bereits eingebüßt hat. Sie können es mit Buchweizen, Hirse und Hafer versuchen, sofern sie als „glutenfrei“ gekennzeichnet sind.
  - ▶ Für mehr Schmackhaftigkeit fügen Sie Kräuter und milde Gewürze hinzu.

Denken Sie immer daran, Ihre Nahrung gut zu kauen und viel Wasser und Kräutertees zu trinken. Wenn Sie bereits einen empfindlichen Darm haben, entscheiden Sie sich für Halbvollkornreis oder gekochte Äpfel, die beide den Darm nicht so belasten.

Welche Menge?

Es gibt keine Mengenvorgaben. Essen Sie, bis Sie satt sind. Wenn Sie sich für Äpfel entscheiden, können Sie durchaus 2 kg oder mehr davon in jeder beliebigen Form essen: gekocht oder roh. Wichtig ist, dass Sie auf Ihren Körper hören und nichts anderes als dieses Nahrungsmittel zu sich nehmen.

Denken Sie daran, dass es bei einer Mono-Diät nicht darum geht, zu hungern, sondern darum, einen Großteil des Verdauungssystems für die Dauer einer Mahlzeit oder gar drei Tage lang zu schonen. Mit dieser Schonzeit wird die Entgiftungskraft des Organismus gestärkt. Ihre Ausscheidungsorgane arbeiten anschließend deutlich effektiver.

Anhang 3: Keimlinge ziehen

Das Vorkeimen

Im ersten Schritt werden die Samen über Nacht eingeweicht. Schütten Sie Ihre Samen in ein Gefäß (der Boden darf nur dünn bedeckt sein) und bedecken Sie sie mit der doppelten Menge reinem Wasser. Das Einweichen muss unbedingt am Abend erfolgen, denn die Samen müssen in dieser Phase dunkel stehen.

Das Abspülen der Samen

Am ersten Morgen sollte das Gefäß mit einem Gaze-Tuch abgedeckt werden. Fixieren Sie das Tuch mit einem Gummiband. Gießen Sie anschließend das Einweichwasser ab und spülen Sie die Samen 3-mal hintereinander unter kaltem Leitungswasser ab. Lassen Sie die Samen danach gut abtropfen. Stellen Sie beispielsweise das Gefäß schräg auf eine Unterlage, sodass das Wasser abfließen und die Luft zirkulieren kann, zum Beispiel auf den Griff eines Holzlöffels. Setzen Sie die Samen keiner prallen Sonne aus; sie benötigen Halbschatten, aber keine Dunkelheit. Wiederholen Sie diesen Vorgang am Abend unter denselben Bedingungen wie am Morgen. Für eine harmonische Entwicklung ist es absolut entscheidend, die Samen morgens und abends abzuspülen.

Das Keimen

Die Keimzeit beträgt etwa vier Tage, von einigen Ausnahmen einmal abgesehen. Bei Getreide reichen 2 bis 3 Tage. Sie werden deutlich erkennen, wie sich ein kleiner weißer Keim herausbildet. Bei Hülsenfrüchten ist die Keimzeit unterschiedlich lang und beträgt 3 bis 6 Tage. Sie sollten die Gefäße die gesamte Keimzeit über in den dunkelsten Bereich Ihrer Küche stellen. Nach etwa vier Tagen (bei den meisten Samen, mit einigen Ausnahmen) stellen Sie sie an einen helleren Ort, damit sich Chlorophyll bilden kann. In diesem Stadium verwandeln sich die Keimlinge in junge Sprossen und enthalten die meisten Vitamine und Mineralstoffe. Es ist an der Zeit, sie zu verzehren.

Die Aufbewahrung der Keimlinge

Wenn Sie die Samen länger als fünf Tage spülen, werden sich kleine Blätter entwickeln. Dies kommt vom Chlorophyll und geht zu Lasten der Mikronährstoffe. Falls Sie die Keimung stoppen möchten, stellen Sie das Gefäß einfach in den Kühlschrank. Sie können die Keimlinge noch maximal zwei bis drei Tage verzehren: Danach büßen sie Vitalstoffe ein und schmecken anders.

Anhang 4: Top 9 der Nahrungsmittel mit mittlerem und niedrigem Glykämischen Index (GI)

Der glykämische Index von Nahrungsmitteln gibt darüber Auskunft, wie stark der Blutzuckerspiegel nach deren Verzehr ansteigt. Nahrungsmittel mit einem niedrigen glykämischen Index (GI unter 50) lassen den Blutzuckerspiegel also beim Verzehr und der Verdauung nur geringfügig nach oben gehen. Hierbei handelt es sich in der Regel um minimal verarbeitete Lebensmittel, die sehr reich an Ballaststoffen mit blutzuckersenkender Wirkung sind. Wir möchten Ihnen hier ein paar Beispiele nennen.

1. Grünes Gemüse

Die meisten grünen Gemüsesorten haben einen glykämischen Index von 15: Endivien, Brokkoli, Kohl, Fenchel, Spinat, Zucchini, Lauch, Stangenbohnen. Avocados haben sogar nur einen GI von 10, während Flageolettbohnen einen GI von 25 und grüne Bohnen einen GI von 30 aufweisen.

2. Ölsaaten

Mandeln, Walnüsse, Cashew-Nüsse und Pinienkerne rangieren hier mit ihrem niedrigen glykämischen Index von 15 an erster Stelle, dicht gefolgt von Haselnüssen und Pistazien mit einem GI von 20. Gut zu wissen: Dieser Wert ist für Mandel- und Haselnussmus gleich.

3. Obst, aber nicht alle Sorten

Obst ist reich an Ballaststoffen und Antioxidantien, aber sein glykämischer Index wird von seinem Fruktosegehalt beeinflusst (Fruchtzucker ist zwar natürlich, aber trotzdem Zucker) und kann daher stark variieren.

Zum Obst mit dem niedrigsten glykämischen Index zählen Rhabarber (GI von 15) ebenso wie schwarze Johannisbeeren und Stachelbeeren. Zitronen haben einen GI von 20. Erdbeeren, Himbeeren, Brombeeren und Heidelbeeren haben einen GI von 25. Äpfel und Birnen haben einen durchschnittlichen GI von 38.

Kiwis, Aprikosen, Ananas, Kirschen und Mangos liegen dagegen bei 60, während es Melonen und Wassermelonen auf 72 und frische Datteln auf 100 bringen. Deshalb müssen Sie aber noch lange nicht auf sie verzichten. Kombinieren Sie sie mit Ölsaaten, um den GI zu senken. Mit Walnüssen gefüllte Datteln sind köstlich!

4. Trockenobst

Genau wie frisches Obst haben auch einige Trockenfrüchte einen niedrigen bis moderaten glykämischen Index. Bemerkenswert sind Backpflaumen mit einem GI von 29 und getrocknete Aprikosen mit einem GI von 30.

5. Keimlinge

Getreide- und Körnerkeimlinge sowie Weizenkeime haben einen sehr niedrigen glykämischen Index: 15! Sie sind reich an Ballaststoffen und Mineralstoffen und eignen sich vorzüglich zum Aufpeppen von Salaten oder Müslis.

6. Akazienhonig, Stevia, Birkenzucker (Xylit)

- *Akazienhonig* ist der Honig mit dem niedrigsten GI (um die 35), weil er eine höhere Konzentration an Fruktose als an Glukose aufweist. Es handelt sich jedoch trotzdem um Zucker, er sollte daher sparsam verwendet werden.
- *Stevia* ist ein natürlich vorkommendes Süßungsmittel, das aus den Blättern der gleichnamigen Pflanze gewonnen wird und einen GI von 0 hat. Damit lässt sich alles süßen, ohne den Zuckergehalt zu beeinflussen. Aufgrund seiner Temperaturbeständigkeit kann Stevia sowohl in warmen als auch in kalten Gerichten verwendet werden. Allerdings ist es nicht geschmacksneutral: Es hat einen leicht bitteren lakritzartigen Beigeschmack. Seine Süßkraft ist 300-mal höher als die von raffiniertem weißem Zucker. Es sollte daher nur in äußerst geringen Mengen verwendet werden.
- *Xylit* ist ebenfalls ein natürlich vorkommendes Süßungsmittel und ein sogenannter Zuckeraustauschstoff. Seine industrielle Produktion u. a. aus der Rinde von Birken ist derart aufwendig, dass man nicht mehr von einem natürlich Zuckerersatz sprechen kann. Er hat einen GI von 7 und kann sowohl in kalten als auch in warmen Speisen verwendet werden, denn er büßt beim Kochen nicht seinen Nährwert ein. Allerdings nimmt seine Süßkraft beim Kochen zu. Aber Vorsicht: Birkenzucker kann in Mengen ab circa 30 Gramm bei empfindlichen Personen zu Verdauungsproblemen führen.

▶ Sie finden diese Produkte in Bioläden und Reformhäusern.

7. Nudeln al dente

Die Garzeit von Nudeln bestimmt ihren glykämischen Index. Bei Nudeln *al dente* ist der GI niedrig (40). Je länger die Nudeln gekocht werden, desto höher steigt er. Spaghetti und Makkaroni weisen die höchsten Werte beim glykämischen Index auf. Vollkornnudeln haben unter anderem wegen ihres Ballaststoffgehalts einen niedrigen GI.

8. Vollkorngetreide und Basmatireis

Vollkorngetreide, egal ob mit oder ohne Gluten, erreicht einen GI von 45 – ganz im Gegensatz zu raffiniertem Getreide und Mehl. Bei klassischem Vollkornbrot oder noch besser bei mit unraffiniertem Mehl hergestelltem Vollkornbrot ist der GI halb so hoch wie bei Weißbrot. Übrigens: Basmatireis, selbst weißer Reis, hat einen GI von höchstens 50.

9. Fisch, Meeresfrüchte, Fleisch, Eier, Milchprodukte

Diese Lebensmittel haben alle den niedrigsten glykämischen Index: genau 0. Sie enthalten nämlich keine Kohlenhydrate. Aber während Fisch und Meeresfrüchte viele Mineralstoffe und Omega-3-Fettsäuren enthalten, sind Fleisch, Eier und Milchprodukte reich an gesättigten Fettsäuren, vor denen man sich hüten sollte, wenn man eine ausgewogene Ernährung anstrebt, selbst wenn ihr GI niedrig ist.

Anhang 5: Versteckten Zucker aufspüren

Zutatenverzeichnis auf Verpackungen entschlüsseln

Die Reihenfolge der Inhaltsstoffe auf der Verpackung bzw. dem Etikett ist sehr wichtig, denn sie werden in absteigender Reihenfolge ihres Gewichtsanteils aufgelistet. Konkret bedeutet dies, dass der erste Inhaltsstoff auf der Liste den größten Anteil am Nahrungsmittel hat und der letzte den geringsten.

Zunächst gilt es nachzuschauen, ob Zucker im Zutatenverzeichnis aufgeführt wird

Zucker steht nicht immer explizit im Zutatenverzeichnis, sondern kann sich hinter vielen Begriffen verstecken: alles, was auf -ose endet wie Maltose, Laktose, Dextrose, Fruktose, Saccharose, Galaktose.

- Alle Sirup- und Dicksaft-Sorten: Malz-, Reis-, Rohrzucker-, Sorghum , Johannisbrot-, Dattel- und Agavensirup bzw. -dicksaft sowie Maissirup, der gern auch als „Glukose-Fruktose-Sirup" oder „Isoglukose" daherkommt.
- Malzextrakt, modifizierte Stärke, Dextrin, Dextran, Maltodextrin, Diastase und Diastasemalz.
- Und die Liste geht noch weiter: Dextran, Gerstenmalz, Zuckerrohrsaft, getrockneter Zuckerrohrsaft, Fruchtsaftkonzentrat, Kristalle des Zuckerrohrsafts.

Die verschiedenen Angaben

- „*Zucker*" (im Singular) bedeutet, dass „Saccharose" enthalten ist, die auch als Haushaltszucker bezeichnet wird.
- „*Ohne Zuckerzusatz*" bedeutet, dass das Produkt keine Saccharose enthält, es kann jedoch natürliche Zuckerarten wie die in Obst enthaltene Fruktose beinhalten.
- „*Zuckerfrei*" bedeutet, dass das Produkt keinen Einfachzucker enthält: weder Saccharose noch Fruktose, Glukose oder Laktose. Trotzdem können synthetische Süßstoffe enthalten sein. Passen Sie also auf!

Anhang 6: Liste der Nachtschattengewächse

- Tomaten (alle Sorten, auch die kleinen)
- Kartoffeln (alle Sorten)
- Auberginen
- Okraschoten
- Paprikaschoten (z. B. alle Sorten wie Spitzpaprika, grüne, gelbe und rote Paprika, helle Peperoni, rote Peperoni „De Cayenne“)
- Goji-Beeren
- Sauerampfer
- Preiselbeeren und Blaubeeren (enthalten entzündungsfördernde Alkaloide)
- Johannisbeeren
- Tabak

Weitere Inhaltsstoffe/Produkte, die vermieden werden sollten

- Homöopathische Mittel, die *Belladonna* (bekannt unter dem Namen Tollkirsche) enthalten.
- Medikamente, die Kartoffelstärke als Füllmittel enthalten.
- Essbare Blumen: Petunien, Goldkelch, Sommerjasmin, Engels- und Teufelstrompeten.
- Atropin und Scopolamin (sind in Schlafmitteln enthalten).
- Cremes für Sportler, die Pfeffer oder Chili *(Capsicum)* enthalten und zur Vorbereitung der Muskeln und zur Linderung von Schmerzen verwendet werden.
- Viele Backpulversorten enthalten Kartoffelstärke.
- Lecken Sie nicht an Briefumschlägen: viele Klebstoffe enthalten Kartoffelstärke.
- Wodka (zur Herstellung werden Kartoffeln verwendet).

Anhang 7: Koffeinhaltige Nahrungsmittel

Koffein ist eine stimulierende Substanz, die aus Kaffeebohnen gewonnen wird. Hierbei handelt es sich um ein Alkaloid, das auf den Stoffwechsel einwirkt. Aber Koffein ist nicht nur in Kaffee enthalten, sondern auch in Tee (einschließlich grünem Tee), Energydrinks, Cola-Getränken, aber auch in Pflanzen wie z. B. Mate, Guarana, Kakao. Ein Umstieg von Kaffee auf Tee ist wenig hilfreich, da einige Teesorten (vor allem schwarzer Tee) genauso viel Koffein enthalten können wie Kaffee. Der Koffeingehalt hängt größtenteils von der Kaffee- bzw. Teesorte und der Art der Zubereitung ab. Hier ein paar Zahlen:

- Espresso: 1.660–2.270 mg/l
- Zartbitterschokolade: ca. 720 mg/kg
- Filterkaffee: 575–875 mg/l
- Gemahlener Kaffee: 400–675 mg/l
- Energydrink: ca. 320 mg/l
- Schwarzer Tee: ca. 280 mg/l
- Grüner Tee: ca. 170 mg/l
- Cola-Getränk: 102 mg/l
- Cola-Light-Getränk: ca. 137 mg/l
- Koffeinfreier Kaffee: ca. 25 mg/l
- Tee-Erfrischungsgetränk: 34 mg/l

Anhang 8: Lebensmittelzusatzstoffe

Zusatzstoffe lassen sich leicht anhand der Codes auf den Lebensmittelverpackungen erkennen.

- E1**: Farbstoffe
- E2**: Konservierungsstoffe
- E3**: Antioxidationsmittel (und bestimmte Säuerungsmittel)
- E4**: Emulgatoren
- E5**: Säuerungsmittel und Rieselhilfen

- E6**: Geschmacksverstärker
- E7**: Antibiotika
- E9**: Süßungsmittel und Diverse

Anhang 9a: Übersicht der Mikronährstoffe

ENTZÜNDUNGEN LINDERN

Omega-3-Fettsäuren:
- 500–1 000 mg EPA und DHA pro Tag

Kurkumin
- Nergecuma forte LEPV: bis zu 2 Tabletten pro Tag
- oder Curminal von Lee Stum: 3 Kapseln täglich

MIT ANTIOXIDANTIEN OXIDATIVEN STRESS ABBAUEN

N-Acetyl-L-Cystein (NAC)
- N-Acetyl-Cystein 600 mg von Nutrixeal hat den Vorteil, dass es Magnesiumglycerophosphat enthält – eine Form von Magnesium, die vom Körper sehr gut aufgenommen wird: 600 mg einmal täglich über 7 Tage, 600 mg zweimal täglich über 7 Tage und dann 600 mg dreimal täglich über 3 Monate.

Resveratrol
- Procyavit Resvera+ von LPEV: 1 Kapsel täglich

Pycnogenol®
- Pycnogenol und OPC aus Trauben von Nutrixeal: 2 Kapseln täglich

Indol-3-Carbinol

• Brocosulf®: Brokkoli-Extrakt, der eine hohe Dosis an aktivem und stabilisiertem Sulforaphan und Glucosinolaten garantiert, von Nutrixeal: 1–2 Kapseln täglich.

EGCG oder Grüntee-Extrakt

• Grüntee-Polyphenole von Nutrixeal: 1 Kapsel täglich morgens auf nüchternen Magen oder 30 Minuten vor dem Essen.

Magnesium

D-Stress von Synergia: 4 Tabletten täglich als 3-Monats-Kur.

Anhang 9b: Phytotherapie-Empfehlungen

UNTERSTÜTZUNG DER LEBER BEI DER ENTGIFTUNG

• *Im Frühling:* Quantis Artischocke/Mariendistel/Kurkuma von LPEV: 5 ml zweimal täglich über vier Wochen.
• *Im Herbst:* Lindenrinde, als Abkochung (35–40 g Lindenrinde pro Liter Wasser, auf drei Viertel reduzieren lassen). Der Sud kann warm oder kalt zu jeder Tageszeit getrunken werden. Sie können auch Lindenrinde in Form von Trinkampullen einnehmen: 1 Ampulle/Tag über 1 Monat.

UNTERSTÜTZUNG DES DARMS

• *Flohsamenschalen:* Um Blähungen oder Unwohlsein zu vermeiden, empfiehlt es sich, 2 bis 3 Tage lang mit 1 Teelöffel 1-mal täglich in einem Glas Wasser oder Saft oder in einer Suppe, einem Kompott oder einer anderen ausreichend wässrigen Zubereitung zu beginnen, da Flohsamenschalen bei Kontakt mit Wasser aufquellen. Umrühren und trinken.
Nach 2 oder 3 Tagen auf 2-mal täglich erhöhen.
Nach 2 oder 3 Tagen auf 3-mal täglich erhöhen.
Danach können Sie 1 Esslöffel nehmen und die Dosis wie oben über 6 bis 10 Tage erhöhen: 1 Esslöffel 1-mal täglich, dann 2-mal täglich, dann 3-mal täglich. Achten Sie darauf, dass Sie nach der Einnahme immer ein großes Glas Wasser trinken.

• *Probiotika + L-Glutamin:* Permea+ von Therascience: 1 Beutel, 1 Kapsel und 2 Tabletten täglich über 20 Tage. Gegebenenfalls wiederholen.
Dieses Nahrungsergänzungsmittel ist besonders wertvoll, denn es enthält 10 Milliarden KBE (KBE = kolonienbildende Einheit) aus 7 probiotischen Bakterienstämmen für eine ausgeglichene Darmflora, Kurkuma zur Entzündungshemmung, Selen, Vitamin E und Vitamin C sowie Zink, die alle zum Schutz der Zellen vor oxidativem Stress beitragen, Selen, Vitamin B9 und Vitamin C, die alle die Immunabwehr gut unterstützen, N-Acetyl-Cystein, Quercetin, Weihrauch, Glutamin, Taurin und Granatapfel.

HORMONHAUSHALT INS GLEICHGEWICHT BRINGEN

• *Mönchspfeffer:* als Tinktur jeden Morgen 30 Tropfen oder 1 Kapsel Mönchspfeffer von LPEV.
• *Frauenmantel:* Quantis von LPEV: 5 ml 2-mal täglich in einem Glas Wasser.

DURCHBLUTUNGSVERHÄLTNISSE IM KLEINEN BECKEN REGULIEREN

- *Schafgarbe:* als Tee, 6 bis 8 Gramm der getrockneten Pflanze pro 200-ml-Tasse, 2 Tassen pro Tag. Abdecken und 10 Minuten ziehen lassen. Sollte 2 Tage vor dem erwarteten Einsetzen der Menstruation getrunken werden.
- Phytomance Schafgarbe von Therascience, 3 Kapseln pro Tag.

SCHMERZEN LINDERN

- *Ingwer:* 500 mg Ingwerwurzelpulver 3-mal täglich.
- *Echte Kamille als Kräutertee:* 10 Gramm Blüten auf 1 Liter Wasser 10 Minuten lang ziehen lassen, über den Tag verteilt trinken.

UNTERLEIBSKRÄMPFE LINDERN

- *Schneeballbaumrinde:* als Absud 2 Esslöffel auf 1 Liter Wasser. 10 Minuten kochen lassen, dann abseihen und trinken. Eine Tasse alle zwei Stunden bei Krämpfen.

BLUTUNGEN STOPPEN

- *Hirtentäschel:* als Tinktur von frischen Pflanzen 30 Tropfen in etwas Wasser, idealerweise auf nüchternen Magen. Bei dickflüssigen Regelblutungen 4- bis 5-mal täglich anwenden, solange die Blutungen nicht aufhören.

ENTGIFTUNG DES KÖRPERS NACH EINEM CHIRURGISCHEN EINGRIFF

- *Quantis Desmodium von LPEV:* 10 ml morgens auf nüchternen Magen 30 Tage lang.

Anhang 10: Den eigenen Therapieplan erstellen

Es stehen Ihnen viele Möglichkeiten offen, aber es gilt herauszufinden, was Ihnen persönlich hilft, Ihre Schmerzen zu lindern. Hierzu müssen Sie schrittweise vorgehen und Ihre persönlichen Vorlieben, Ihre aktuellen Symptome und das Krankheitsstadium berücksichtigen.

Probieren Sie einen Therapieplan zunächst einmal aus, denn im Vorhinein kann man nie wissen, was am besten ist. Außerdem gibt es nicht den einen Therapieplan, der allen hilft, sondern mehrere und deren Varianten.

Eine Regel: Wenn Sie sich einmal für einen Therapieplan entschieden haben, befolgen Sie ihn 2 bis 3 Zyklen lang. Denn so lange kann es dauern, bis Sie erste positive oder negative Auswirkungen spüren. Falls Sie schneller Änderungen feststellen, können Sie den Therapieplan auch anpassen.

Es gibt Nahrungsergänzungsmittel, die Sie vorrangig einnehmen sollten, andere je nach Bedarf.

Bei den hier aufgeführten Produkten handelt es sich nur um Empfehlungen. Wir sind an keinem der genannten Labore finanziell beteiligt. Wir führen sie nur auf, um Ihnen zu helfen, damit Sie Produkte kaufen, die sich unserer Meinung nach gut dosieren lassen und vertrauenswürdige Rezepturen aufweisen.

Diese Therapiepläne können und sollen Ihre derzeitige schulmedizinische Behandlung nicht ersetzen. Wenn Sie Zweifel an einem von uns erwähnten Produkt haben, senden Sie uns eine E-Mail (naturopathie82@gmail.com) mit Ihrer Frage oder bitten Sie Ihren Heilpraktiker, Apotheker oder Arzt um Rat.

Therapieplan 1

Sie sind körperlich und geistig vital und es ist Frühling; Sie leiden während Ihrer Menstruation unter krampfartigen, diffusen Schmerzen.

- Leberreinigung mit Quantis Artischocke / Mariendistel / Kurkuma (Kapitel 5).
- Permea+ von Therascience zur Unterstützung des Darms (Kapitel 5).
- Knospen von Himbeere + Weinrebe + schwarze Johannisbeere (Kapitel 3).
- EGCG oder Grüntee-Extrakt von Nutrixeal: 1 Kapsel pro Tag auf nüchternen Magen, nach dem Aufstehen oder 30 Minuten vor dem Essen einnehmen (Kapitel 4).
- Pycnogenol® von Nutrixeal: 1 Kapsel täglich (Kapitel 4).
- Bei Krämpfen: Schneeballbaumrinden-Tee, 1 Tasse alle zwei Stunden (Kapitel 3).
- Mischung ätherischer Öle zum Auftragen auf die schmerzenden Stellen (Kapitel 3).
- Hilfsmittel gegen Schmerzen: z. B. Wärmflasche, Herzkohärenz-Atmung (Kapitel 2 und 7).

Therapieplan 2

Sie fühlen sich müde, erschöpft und es ist Herbst. Sie leiden während Ihrer Menstruation unter starken Blutungen.

- Lindenrinde (Kapitel 3).

- Mönchspfeffer *(Vitex agnus-castus)*: als Tinktur jeden Morgen 30 Tropfen oder 1 Kapsel Mönchspfeffer von LPEV (Kapitel 3).
- Frauenmantel Quantis von LPEV: 5 ml, 2-mal täglich in einem Glas Wasser (Kapitel 3).
- N-Acetyl-Cystein: 600 mg dreimal täglich (gehen Sie schrittweise vor, wie in Kapitel 4 beschrieben).
- Pycnogenol® von Nutrixeal: 1 Kapsel täglich (Kapitel 4).
- Kräutertee aus Echter Kamille: 10 g Blüten auf 1 Liter Wasser 10 Minuten lang ziehen lassen und über den Tag verteilt trinken (Kapitel 3).
- Hirtentäschel: als Tinktur von frischen Pflanzen 30 Tropfen in etwas Wasser, idealerweise auf nüchternen Magen, 4- bis 5-mal täglich, solange die Blutungen nicht aufhören (Kapitel 3).

Sie sollten Ihre körperlichen Reaktionen detailliert festhalten und den Therapieplan ggf. anpassen, d.h. bestimmte Pflanzen oder Nahrungsergänzungsmittel weglassen und stattdessen andere einnehmen, wenn Sie keine zufriedenstellenden Ergebnisse erzielen. Es handelt sich hier um einen langwierigen Prozess, der sich über mehrere Monate hinziehen kann. Wenn Sie Geduld haben und Durchhaltevermögen beweisen, sind Sie auf dem richtigen Weg.

Natürlich können Sie auch einen naturheilkundlichen Arzt oder Heilpraktiker aufsuchen, damit er Sie berät und Ihnen einen Therapieplan vorschlägt, der auf Ihren Allgemeinzustand und das Krankheitsstadium zugeschnitten ist.

Quellenverzeichnis

1 *Idées reçues sur l'endométriose,* Verlag Le Cavalier Bleu/Endofrance 2020.

2 Chapron, Ch. / Candau, Y.: *Idées reçues sur l'endométriose,* Verlag Le Cavalier Bleu/Endofrance 2020.

3 *American Journal of Obstetrics and Gynecology* 2018.

4 https://www.ncbi.nlm.nih.gov/pubmed/26777300

5 Milewicz, A. / Sworen, H. / Gejdel, E. / Schmitz, H.: „Vitex agnuscastus extract in the treatment of luteal phase defects due to latent hyperprolactinemia. Results of a randomized placebo-controlled double-blind study“, in: *Arzneimittelforschung* 43 (7) (Juli 1993), S. 752–756.

6 Aside, R. / Khakpour, S. / Borzoie, M. / Mahmudi, F. / Fallahi, S.: „Matricaria Chamomile: Prevention of Abdominal Adhesions“, in: *International Electronic Journal of Medicine* (IEJM), Band 2, /1, S. 3–10.

7 Rahnama, P. / Montazeri, A. / Fallah Huseini, H. / Kianbakht, S. / Naseri, M.: „Effect of Zingiber officinale R. rhizomes (ginger) on pain relief in primary dysmenorrhea: a placebo randomized trial“, in: *BMC Complementary and Alternative Medicine* (10. Juli 2012).

8 Ozgoli, G. / Goli, M. / Moattar, F.: „Comparison of effects of ginger, mefenamic acid, and ibuprofen on pain in women with primary dysmenorrhea“, in: *Journal of Alternative and Complementary Medicine* 15 (2) (Februar 2009), S. 129–132.

9 François, C. / Fares, M. / Baiocchi, C. / Maixent, J. M.: „Safety of Desmodium adscendens extract on hepatocytes and renal cells. Protective effect against oxidative stress“, in: *Journal of intercultural ethnoparmacology* November 2014).

10 Aside, R. / Khakpour, S. / Borzoie, M. / Mahmudi, F. / Fallahi, S.: „Matricaria Chamomile: Prevention of Abdominal Adhesions“, in: *International Electronic Journal of Medicine* (IEJM) 2/1, S. 3–10.

11 Marziali, M. / Venza, M. / Lazzaro, S. / Lazzaro, A. / Micossi, C. / Stolfi, V. M.: „Gluten-free diet: a new strategy for management of painful endometriosis related symptoms?“ in: *Minerva Chirurgica* 67 (6) (Dezember 2012), S. 499–504.

12 Parazzini, F. / Vigano, P. / Candiani, M. / Fedele, L.: „Diet and endometriosis risk: a literature review“, in: *Reproductive Biomedicine Online,* 26 (4) (April 2013), S. 323–336.

13 Kobayashi, H. / Yamada, Y. / Kanayama, S. / Furukawa, N. / Noguchi, T. / Haruta, S. / Yoshida, S. / Sakata, M. / Sado T. / Oi, H.: „The role of iron in the pathogenesis of endometriosis“, in: *Gynecological Endocrinology* 25/1 (Januar 2009), S. 39–52.

14 Spreadbury, I.: „Comparison with ancestral diets suggests dense acellular carbohydrates promote an inflammatory microbiota, and may be the primary dietary cause of leptin resistance and obesity“, in: *Diabetes, Metabolic Syndrome and Obesity* 5 (2012), S. 175–189.

15 Buyken, A. E., et al.: „Carbohydrate nutrition and inflammatory disease mortality in older adults“, in: *The American Journal of Clinical Nutrition* 92/3 (September 2010), S. 634–643.

16 http://myhealthmaven.com/link-nightshades-chronic-pain-inflammation

17 Parvez, S. / Malik, K. A. / Ah Kang, S. / Kim, H.-Y.: „Probiotics and their fermented food products are beneficial for health“, in: *Journal of Applied Microbiology* 100/6 (Juli 2006), S. 1171–1185.

18 Jurenka, J. S.: „Anti-inflammatory properties of curcumin, a major constituent of curcuma longa; a review of preclinical and clinical research“, in: *Alternative Medicine Review* 14/2 (Juni 2009), S. 141–153.

[19] Arablou, T. / Kolahdouz-Mohammadi, R.: „Curcumin and endometriosis: Review on potential roles and molecular mechanisms“, in: *Biomed Pharmacother* 97 (Januar 2018), S. 91–97.

[20] Yin, K. / Agrawal, D. K.: „Vitamin D and inflammatory diseases“, in: *Journal of Inflammation Research* 7 (2014), S. 69–87.

[21] Pendaya, L. / Creaven, P. J.: „Pharmacokinetic and pharmacodynamic studies of Nacetylcysteine, a potential chemopreventive agent during a phase 1 trial“, in: *Cancer Epidemiology Biomarkers and Prevention* 4/3 (1995), S. 245–251.

[22] Harris, H. R. / Chavarro, J. E. / Malspeis, S. / Willett, W. C. / Missmer, S. A.: „Dairy-Food, Calcium, Magnesium, and Vitamin D Intake and Endometriosis: A Prospective Cohort Study“, in: *American Journal of Epidemiology* 177/5 (1. März 2013), S. 420–430.

[23] Ziaei, S. / Faghihzadeh, S. / Sohrabvand, F. / Lamyian, M. / Emamgholy, T.: „A randomised placebo-controlled trial to determine the effect of vitamin E in treatment of primary dysmenorrhoea“, in: *BJOG* 108/11 (November 2001), S. 1181–1183.

[24] Messalli, E. M. / Schettino, M. T. / Mainini, G. / Ercolano, S. / Fuschillo, G. / Falcone, F. / Esposito, E. / Di Donna, M. C. / De Franciscis, P. / Torella, M.: „The possible role of zinc in the etiopathogenesis of endometriosis“, in: *Clinical and Experimental Obstetrics Gynecology* 41/5 (2014), S. 541–546.

[25] De Amicis, F. / Russo, A. / Avena, P. / Santoro, M. / Vivacqua, A. / Bonofiglio, D. / Mauro, L. / Aquila, S. / Tramontano, D. / Fuqua, S. AW / Andò S.: „In vitro mechanism for downregulation of ER-α expression by epigallocatechin gallate in ER+/PR+ human breast cancer cells“, in: *Molecular Nutrition Food Research* 57/5 (Mai 2013), S. 840–853.

[26] Michnovicz J. J. / Adlercreutz, H. / Bradlow, H. L.: „Changes in levels of urinary estrogen metabolites after oral indole-3carbinol treatment in humans“, in: *Journal of the National Cancer Institute* 89/10 (21. Mai 1997), S. 718–723.

[27] Kohama, T. / Herai, K. / Inoue, M.: „Effect of French maritime pine bark extract on endometriosis as compared with leuprorelin acetate“, in: *Journal of Reproductive Medicine* 52/8 (August 2007), S. 703–708.

[28] Yin, K. / Agrawal, D. K.: „Vitamin D and inflammatory diseases“, in: *Journal of Inflammation Research* 7 (2014), S. 69–87.

[29] Harris, H. R. / Chavarro, J. E. / Malspeis S. / Willett, W. C. / Missmer, S. A.: „Dairy-Food, Calcium, Magnesium, and Vitamin D Intake and Endometriosis: A Prospective Cohort Study“, in: *American Journal of Epidemiology* 177 /5 (1. März 2013), S. 420–430.

[30] Bruner-Tran, K. L. / Osteen, K. G. / Taylor, H. S. / Sokalska, A. / Haines, K. / Duleba, A. J.: „Resveratrol inhibits development of experimental endometriosis in vivo and reduces endometrial stromal cell invasiveness in vitro“, in: *Biology of Reproduction* 84/1 (Januar 2011), S. 106–112.

[31] Pittaluga, E. / Costa, G. / Krasnowska, E., et al.: „Plus qu'un antioxydant: la N-acétyl-L-cystéine dans un modèle murin ou une endométriose", in: *Fertility and Sterility* 94/7 (Dezember 2010), S. 2905–2908.

[32] https://www.ncbi.nlm.nih.gov/pmc/articles/PMC3662115/

[33] Dubray, C. / Alloui, A. / Bardin, L. / Rock, E. / Mazur, A. / Rayssiguier, Y. / Eschalier, A. / Lavarenne, J.: „Magnesium deficiency induces an hyperalgesia reversed by the NMDA receptor antagonist MK801", in: *NeuroReport* 8/6 (April 1997), S. 1383–1386. PubMed PMID9172140.

[34] Rogan, E. G.: „The natural chemopreventive compound indole-3carbinol: state of the science", in: *In Vivo* 20/2 (Marz 2006), S. 221–228.

[35] McCraty, Rollin / Zayas, Maria A.: „Cardiac Coherence, Self-Regulation, Autonomic Stability, and Psychosocial WellBeing", in: *Frontiers in Psychology* 5 (2014).

[36] Koenig, J. / Jarczok, M. N. / Ellis, R. J. / Hillecke, T. K. / Thayer, J. F. (2014): „Heart rate variability and experimentally induced pain in healthy adults: A systematic review", in: *EJP* 18, S. 301–314, doi: 10.1002/j.1532-2149.2013.00379.x

Rezeptverzeichnis

Stichwortverzeichnis

W

Y

Z

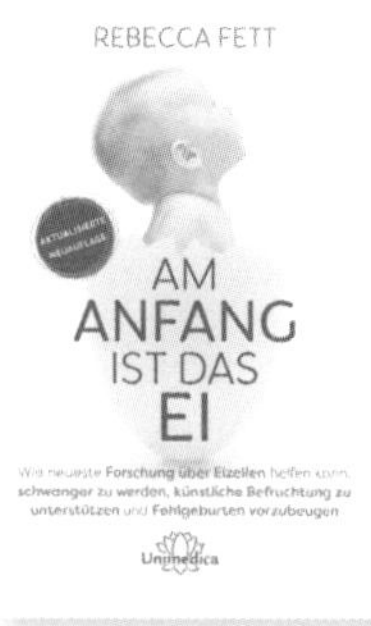

Rebecca Fett

Am Anfang ist das Ei

Wie neuste Forschung über Eizellen helfen kann, schwanger zu werden, künstliche Befruchtung zu unterstützen und Fehlgeburten vorzubeugen.

368 S., geb., € 24,80

Die neuesten wissenschaftlichen Erkenntnisse verändern die Art und Weise, wie wir über Fruchtbarkeit denken. Rebecca Fett präsentiert einen bahnbrechenden neuen Ansatz zur Verbesserung der Eiqualität und Fruchtbarkeit:

- Minimierung der Exposition gegenüber Toxinen wie BPA und Phthalaten
- Ernährungsplan mit den entscheidenden Lebensmitteln
- Auswahl der passenden Vitamine und Nahrungsergänzungsmittel

Mit einem 3-Stufen-Aktionsplan bietet die Autorin praktische Lösungen, um schneller schwanger zu werden und ein gesundes Baby zur Welt bringen. Dazu erklärt sie auch komplexe biologische und biochemische Prozesse in einer leicht verständlichen Sprache.

Am Anfang ist das Ei gibt auch Frauen Hoffnung, die sich auf dem langen Weg von Fruchtbarkeitsbehandlungen und fehlgeschlagenen In-vitro-Fertilisationen (IVF) befinden oder bereits mehrere Fehlgeburten erlitten haben. Speziell geht die Autorin auf das polyzystische Ovarialsyndrom (PCOS) ein, das die häufigste Ursache für Unfruchtbarkeit ist.
Die 3. Auflage wurde auf den neuesten Stand der Forschung gebracht und liefert die aktuellsten Erkenntnisse u. a. zu den Themen Endometriose, Belastung durch Toxine, Verbesserung der Spermienqualität und gibt ausführliche Tipps zur optimalen Babywunsch-Ernährung.

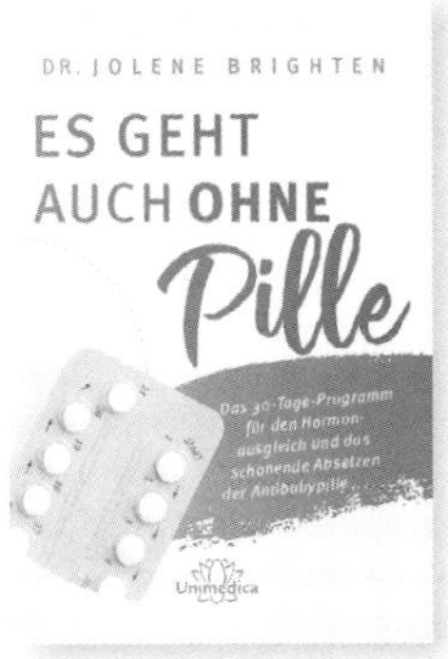

Dr. Jolene Brighten

Es geht auch ohne Pille

Das 30-Tage-Programm für den Hormonausgleich und das schonende Absetzen der Antibabypille

400 S., kart., € 23,80

Von weltweit 100 Millionen Frauen – alleine in Deutschland sind das 7 Millionen – nehmen etwa 60 Prozent die Antibabypille nicht zur Verhütung ein. In vielen Fällen wird „die Pille" zur Bekämpfung von Symptomen wie schmerzhafter Regelblutung oder sogar Akne verschrieben.

Doch was viele nicht wissen: Das beliebte Verhütungsmittel kann schwere gesundheitliche Folgen haben. Die Liste ist lang. Wussten Sie etwa vom erhöhten Risiko für Herzinfarkte, Schilddrüsen-, Nieren- und Autoimmunerkrankungen, Brust- und Gebärmutterhalskrebs, Haarausfall, chronische Infektionen oder extreme Müdigkeit?

Dr. Jolene Brighten, spezialisiert auf die Behandlung von durch die Antibabypille verursachte Hormonstörungen, legt mit *Es geht auch ohne Pille* ihr bewährtes 30-Tage-Programm der breiten Öffentlichkeit vor. Damit lassen sich die Nebenwirkungen spielend leicht umkehren und dem Post-Pill-Syndrom nach dem Absetzen erfolgreich entgegenwirken. Brightens Aufklärungsratgeber ist eine echte Pionierarbeit und ein sehr umfassendes Buch, das neueste wissenschaftliche Erkenntnisse mit einem klaren Behandlungsplan kombiniert.

Dieses Buch umfasst:

- Das innovative 30-Tage-Programm – mit einem leicht umsetzbaren Ernährungsprogramm und begleitenden Nahrungsergänzungsmitteln.
- Mehr als 30 hormonausgleichende Rezepte, um das 30-Tage-Programm direkt umsetzen zu können.
- Einfache Lösungen zur Entgiftung der Organe und zur Verbesserung von Libido, Menstruationszyklen und Fruchtbarkeit sowie detaillierte Informationen zu alternativen Verhütungsmitteln.
- Mit Dr. Brightens Hilfe bringen Sie wieder Ordnung in das hormonelle Chaos und finden zurück zu innerer Balance und zu einem stabilen Organismus.

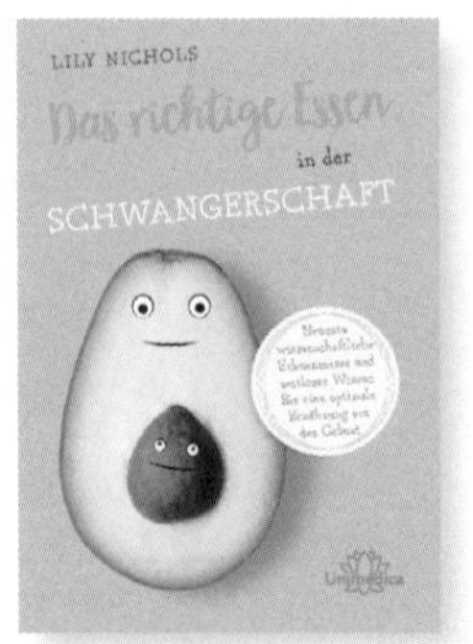

Lily Nichols

Das richtige Essen in der Schwangerschaft

Über neueste wissenschaftliche Erkenntnisse und zeitloses Wissen für eine optimale Ernährung vor der Geburt

440 S., kart., € 25,80

Mehr als ein Ernährungsleitfaden für Schwangere und Mütter:

Es gibt nur wenige Autoren, die sich mit dem Thema „Das richtige Essen in der Schwangerschaft" so intensiv auseinandergesetzt haben wie Lily Nichols. In den USA ist das Buch bereits ein Dauerbrenner.

Es gibt wohl kaum einen so umfassenden Ratgeber, der viele Ernährungsmythen, wie z. B. die von der Industrie über viele Jahre propagierte fettarme Kost, entkräftet und zeitloses Wissen mit den neuesten ernährungswissenschaftlichen Erkenntnissen verbindet. Einen ganz besonderen Stellenwert räumt die Autorin den Mikronährstoffen (Mineralien, Vitamine, Spurenelemente etc.) ein, sie erwähnt potentielle Risiken durch Toxine jeglicher Art (Schwer- und Leichtmetalle etc.) und wie man diese im Alltag vermeiden kann.

Mit den Grundsätzen der Autorin lassen sich die typischen Schwangerschaftsbeschwerden wie Heißhungerattacken, Übelkeit, Erbrechen, Schwangerschaftsdiabetes, Sodbrennen, Reflux oder Völlegefühl deutlich reduzieren. Zudem bietet sie Lösungen für die Herausforderungen bei einer vegetarischen Ernährung.

Dieser Begleiter für Sie und die Gesundheit Ihres Babys bietet:

- umfangreiches Basiswissen zur Ernährung in Schwangerschaft und Stillzeit
- sinnvolle Nahrungsergänzungsmittel
- Empfehlungen zur Vermeidung von Toxinen und Giftstoffen im Alltag
- die Kombinationen der wichtigsten Nährstoffquellen
- Tipps & Übungen für achtsames Essen, Sport und mentale Gesundheit
- einen 7-Tage-Menüplan für echte Ernährung

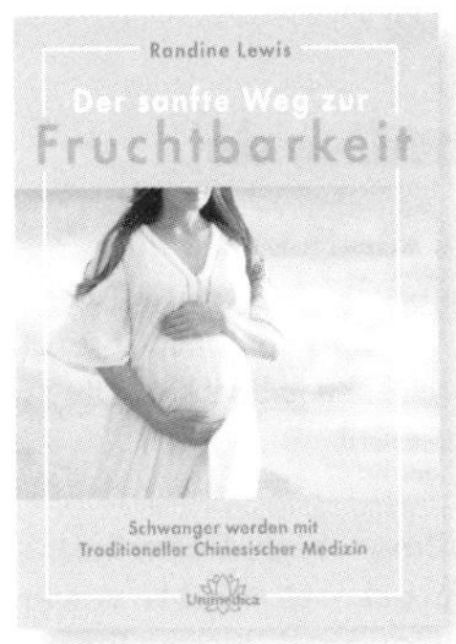

Randine Lewis

Der sanfte Weg zur Fruchtbarkeit

Schwanger werden mit Traditioneller Chinesischer Medizin

320 S., kart., € 24,90

Unfruchtbarkeit war gestern

Neue Hoffnung für Frauen und Paare mit Kinderwunsch! Blieb Ihr sehnlicher Wunsch nach einem Baby bisher unerfüllt, obwohl Sie schon so viel versucht haben? Vertrauen Sie auf die Traditionelle Chinesische Medizin (TCM)! Dr. Randine Lewis, eine der führenden Expertinnen für die Behandlung von Unfruchtbarkeit, öffnet Ihnen mit diesem verständlich geschriebenen, umfangreichen Ratgeber die Tür in das Reich der TCM – sei es für die natürliche Empfängnis oder eine erfolgreiche künstliche Befruchtung.

Bringen Sie Ihr reproduktives System wieder ins Gleichgewicht und bereiten Sie Ihren Körper ganzheitlich auf eine Schwangerschaft vor. Die Autorin zeigt, wie Frauen in fast jedem Alter ihre Fruchtbarkeit wirksam verbessern können – mit und ohne professionelle Hilfe. Von Monatszyklus, Hormonsystem, Lutealphasendefekt, PCOS, Eileiterverschluss und Endometriose bis hin zur Fruchtbarkeit des Mannes geht sie umfassend auf alle blockierenden Faktoren ein, die es zu lösen gilt.

Diese einzigartige Kombination aus fernöstlicher und westlicher Medizin richtet sich sowohl an Patientinnen als auch an Therapeuten und bietet

- ausführliche Empfehlungen für Ernährung und Kräutertherapie,

- Erläuterungen zur Anwendung von Akupunktur und Akupressur,

- Anleitungen für Bewegung, Entspannung und Massage,

- Erfahrungsberichte und Praxisbeispiele von Paaren, die mithilfe der TCM ihren Kinderwunsch erfüllen konnten, so z. B. durch eine Verbesserung der Schilddrüsenfunktion oder Beseitigung von Myomen bei der Frau.